娄江医学医案医话丛书　　彭志坚　封以生　总主编

戴安伟医案医话集

戴安伟　陆琼　主　编

学苑出版社

图书在版编目（CIP）数据

戴安伟医案医话集/戴安伟，陆琼主编. --北京：学苑出版社，2025.5. --（娄江医学医案医话丛书/彭志坚，封以生总主编）. --ISBN 978-7-5077-7217-3

Ⅰ.R249.7

中国国家版本馆 CIP 数据核字第 202561Y9W0 号

出 版 人：洪文雄
责任编辑：黄小龙
出版发行：学苑出版社
社　　址：北京市丰台区南方庄2号院1号楼
邮政编码：100079
网　　址：www.book001.com
电子邮箱：xueyuanpress@163.com
联系电话：010-67601101（营销部）、010-67603091（总编室）
印 刷 厂：北京建宏印刷有限公司
开本尺寸：880 mm×1230 mm　1/32
印　　张：9.5
字　　数：228千字
版　　次：2025年5月第1版
印　　次：2025年5月第1次印刷
定　　价：78.00元

总主编简介

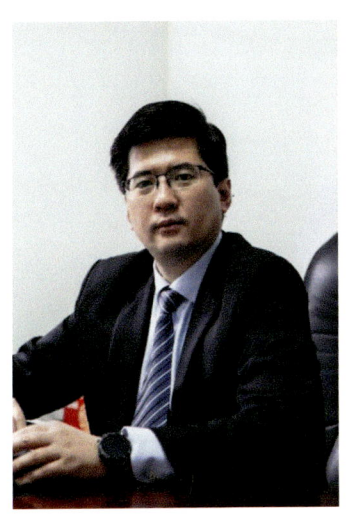

彭志坚,副主任医师,现任江苏省昆山市中医医院党委书记。

担任中国康复医学会居家康复专业委副主任委员、健康伦理工作委员会副主任委员、江苏省中医药学会外科专业委员会副主任委员、江苏省医学会物理医学与康复学专业委委员,苏州市康复医学会副会长。

主持《火针烙洞排脓加祛腐生肌药线引流治疗乳痈成脓期的随机对照研究》《淫羊藿来源的外泌体样纳米囊泡抗骨髓间充质干细胞衰老治疗绝经后骨质疏松症的机制研究》《基于生物信息学分析二仙汤治疗膝关节骨性关节炎合并骨质疏松症的机制》等多项科研课题,发表《超声引导下麦默通微创旋切系统在治疗乳腺良性肿块中的应用》《穴位敷贴联合消癖煎治疗乳腺增生病疗效观察》《耳穴埋籽联合消癖煎治疗乳腺增生病46例临床观察》《骨质疏松骨折人群跌倒风险、骨密度、肌力和体脂的相关性》等多篇核心期刊论文,主编《医海览胜:娄江医学》《社区康复适宜技术》两书。

先后获得县域医疗榜样力量"党建领军人物奖"、第三届市县医院杰出管理人物"杰出引领"奖等荣誉。

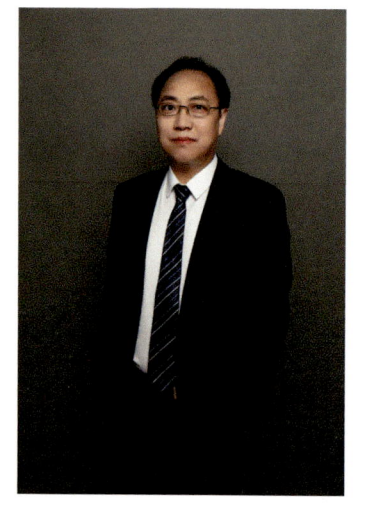

封以生，中医主任医师，硕士研究生，现任江苏省昆山市中医医院院长。他从事临床和管理工作20余年。采用中西医结合方法诊治混合痔、肛瘘、肛裂、肛周脓肿等常见病、多发病，尤其擅长对口引流挂线方法治疗复杂性肛周脓肿、高位肛瘘，齿形结扎治疗重度环状痔。

担任世界中医药学会联合会大肠肛门病委员会委员、江苏省中西结合学会大肠肛门病委员会常务委员、苏州市中西医结合学会副主任委员，昆山市中医药学会副会长。

主持多项新技术科研项目，并获得攻关杯"双杯奖"等，在《中医药管理杂志》等期刊上发表论文20余篇。

曾到新疆阿图什市人民医院对口支援挂职三年，荣获苏州市道德模范，江苏好人，中国好人称号。

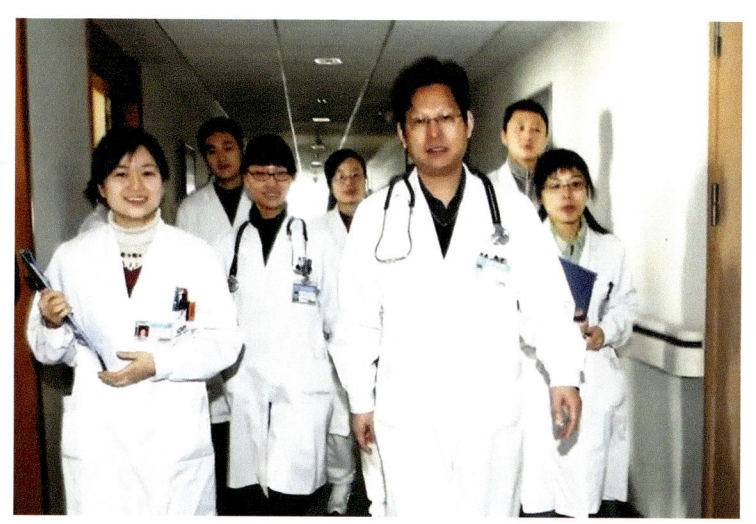

图1　2007年戴安伟（前右）在老院区查房

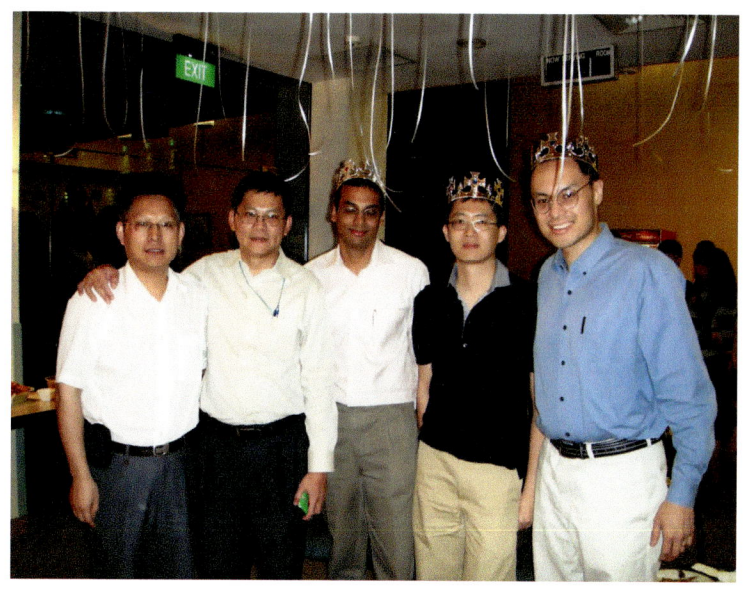

图2　2008年戴安伟（左一）在新加坡国大医院和中外医生合影

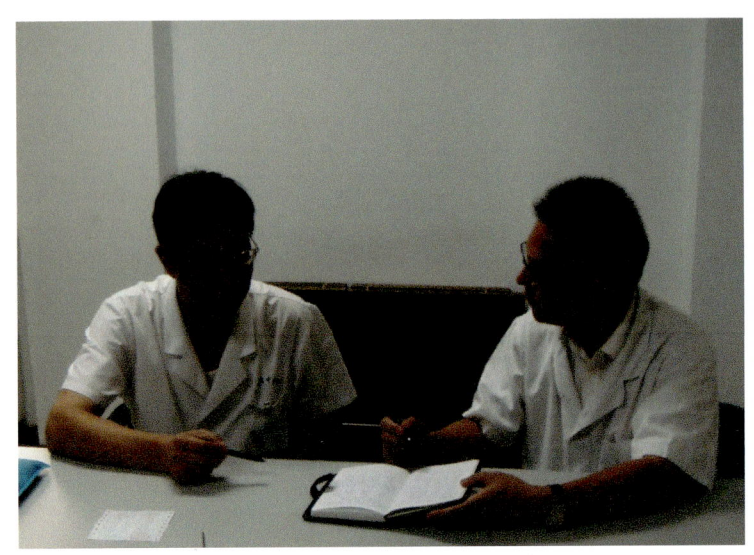

图3　2009年戴安伟（右）跟师刘沈林教授（左）

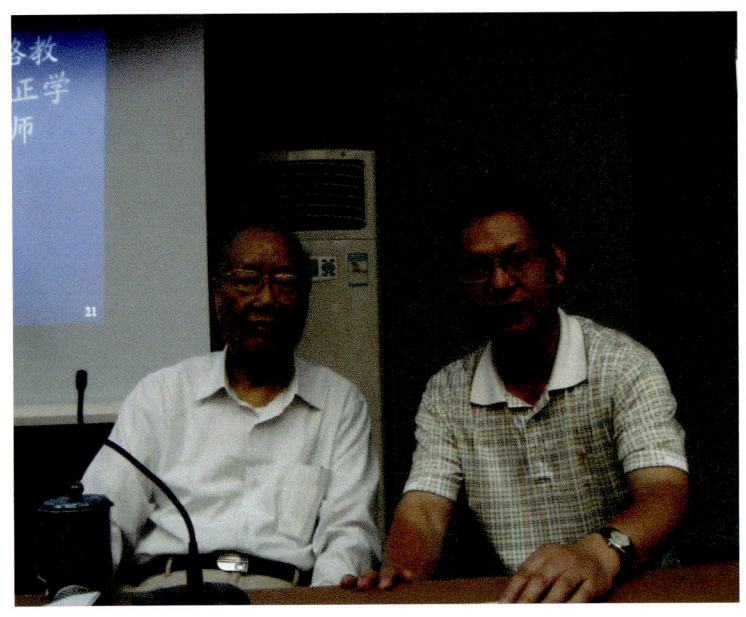

图4　2010年戴安伟（右）和国医大师朱良春（左）

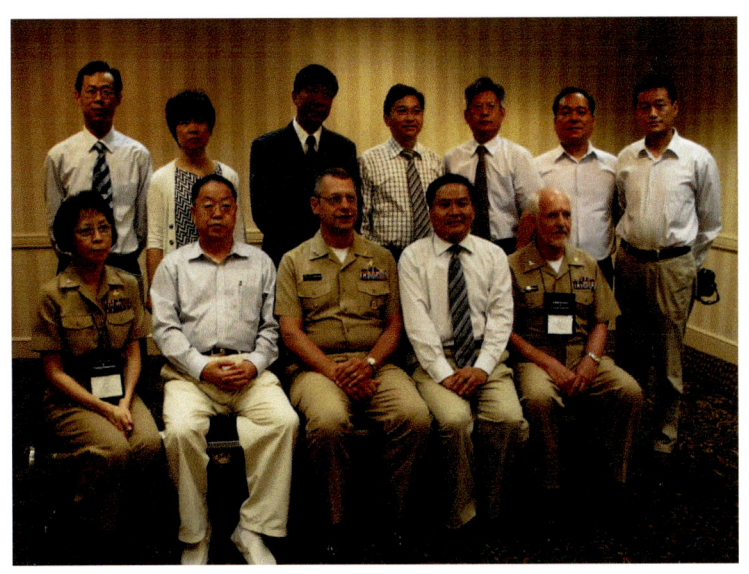

图5 2011年戴安伟（后排右三）赴美交流

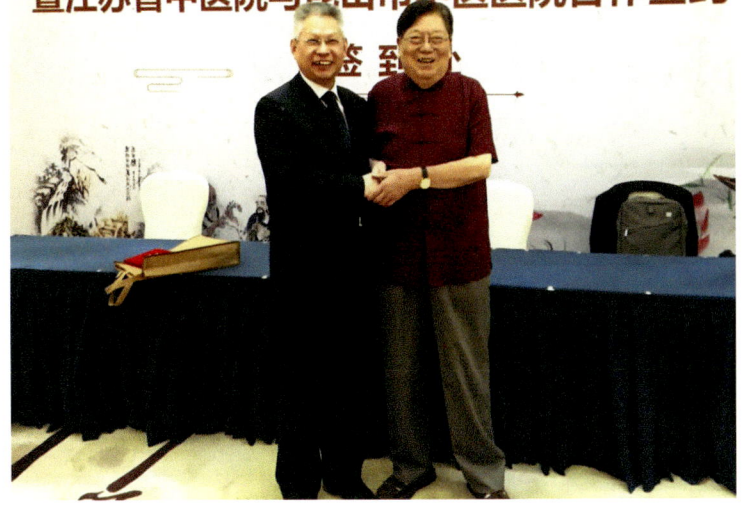

图6 2017年戴安伟（左）和全国名中医单兆伟教授（右）

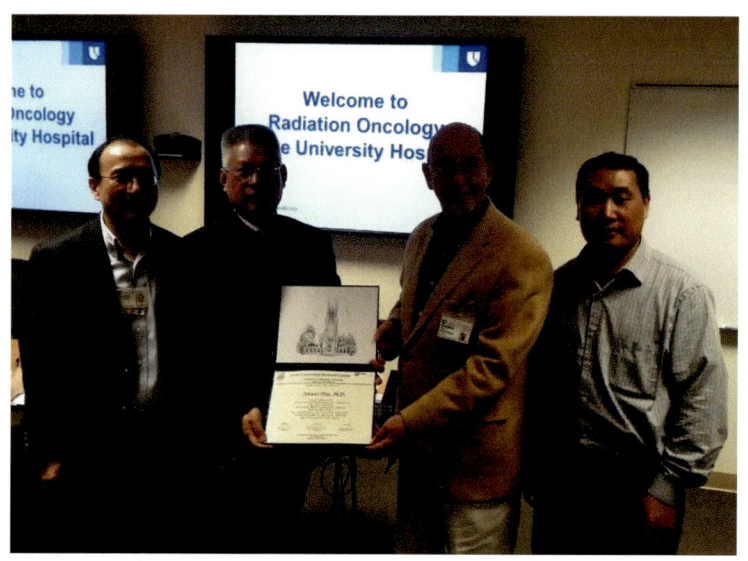

图7 2018年戴安伟(左二)被美国杜克大学授予培训证书

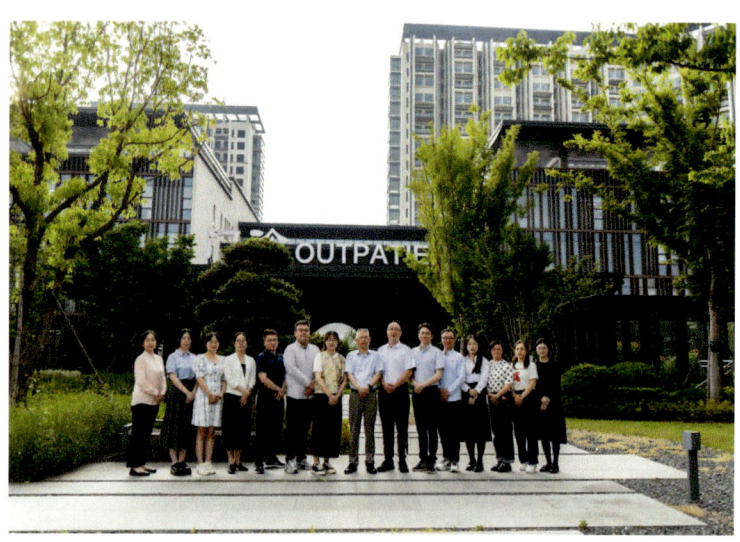

图8 编者合影(中为戴安伟)

编委会

主　编　戴安伟　陆　琼

副主编　杨文娟　张　莉　姜建东

编　委　（按姓氏笔画排序）

丁尧光　马伟伟　王晨希　毛佳蕾

仇雅岚　李　琪　李张艳　杨文娟

沈婧钰　张　丽　张　莉　陆　琼

姜建东　顾　曦　顾展丞　钱丽君

黄辰羊　潘晓葶　戴安伟

《娄江医学医案医话丛书》 总序

娄江医学，是根植于娄江流域几千年医学文化生态而发展起来的一种带有鲜明昆山地域特色的医学流派。从昆山远古文明开端，渊源甚早，源流甚深，经过唐宋元明清几千年的发展，形成了医理精湛、医著富赡、医家众多的繁盛境况，有"吴中医学甲天下，娄江医学半吴中"的说法。娄江医学蕴育的"温病学奠基者"王履、从宋代延续至今的八百年"郑氏女科"、从清代延续至今的二百年"闵氏伤科"，都是娄江医学中的杰出代表。

根据约略统计，娄江医学有文字记录在册的医学著作，就有89部，内容丰富，包含诸多的医理阐述、医案医话和本草医药学论著，涉及各门类、各分科的医学思想。这些医学著述最能体现娄江医学的科学水平，也反映出娄江医学对外的非凡影响力。如著名医家王履的"温病学说"，成为整个"吴门医派"里最有科技含量和地方特色的医学精髓；《一隅本草》则是清代昆山名医孙兆蕙对云南地方中医药草的总结。王履的《医经溯洄集》《百病钩玄》等传播到朝鲜和日本，成为朝鲜王室珍藏的医书；顾鼎臣的《医眼方》也传入朝鲜，并在明朝时期在朝鲜刊刻发行。这样丰富沉厚的医学文化积淀，使得娄江医学不仅仅是一种地域特色鲜明的地方医学，更是一个影响整个吴门医派，乃至整个传统医学的医学流派。

根深则苗壮，壤厚则木高。深厚的娄江医学文化积淀，滋养了新时代的中医学发展。昆山市中医医院娄江医学学术传承工作室的当代医家，有江苏省名中医，有江苏省重点专科的学科带头人。这些名老中医有的创立了特定专科卓实有效的中医理论，有的针对江南特定人群的体质健康，创制了新的中医药煎剂、膏方，提升了中医药在各种疾病治疗中的疗效。他们学有渊源，医理精湛，又有丰富的临床诊疗实践经验，他们的医案医话，既凝聚了娄江医学的传统经验，又蕴含了中医药学当代发展的最新成果，对于昆山中医学的保存和发展来说弥足宝贵。

《娄江医学医案医话丛书》从不同医科门类，展示了几位当代老中医专家的医学思想、专业技能和用药特色，是娄江医学科学研究成果的当代呈现。这项昆山当代的中医学成果，承续了娄江医学的医脉，展现了娄江医学的当代风貌，也必将造福于后世中医学者。

作为书稿的总主编，我组织并亲历了这套丛书从初始到成稿的编撰过程，对这一套医案医话系列著述的出版感到无比喜悦。更感到欣慰的，是能够通过这套丛书，看到娄江医脉的代代相传，名家辈出；通过这套书的出版，也能提升昆山当代的中医学水平，壮大昆山当代的中医学实力。医者仁心，能够裨益于当代昆山医学事业发展，并为这片桑梓沃土上的民众提供健康护佑，这真是一项令人愉快的神圣事业。

乐为之序。

昆山市中医医院党委书记　彭志坚
昆山市中医医院院长　封以生
2025 年 3 月

序

恶性肿瘤难治难愈,是严重危害人类健康的大敌。在我国,肿瘤新发病例有逐年增高的趋势。在一些大中城市,癌症已成为第一位的死亡原因。近二三十年来,尽管肿瘤在基础研究方面不断进展,肿瘤治疗的新药物、新技术、新疗法不断涌现,但医学领域仍然面临着诸多挑战。如何预防肿瘤的发生、降低术后复发转移率、改善晚期患者的生存状态,依然是临床需要解决的难点问题。中医学对肿瘤的认识源远流长,历代医家在长期的治疗实践中,积累了丰富的理论和防治经验。时下,在现代医学的背景下,充分发挥中医药的特色,中西医相互协同,是提高肿瘤防治水平的有益途径,十分必要。

戴安伟教授是江苏省名中医,江苏省中医肿瘤专业学科带头人之一。他躬身杏林,坚守临床近四十年。在学术上勤奋刻苦,博采中西之长,推崇吴门、孟河医派的学术成就,精读细研历代名医案典,善于学习借鉴前人的治法经验,形成了自己的遣方用药风格。在肿瘤扶正祛邪的治则运用上,强调中医整体观念,注重人体"正气不足"与"癌毒留着"在治法上的平衡,疗效显著。同时,在长期的临床实践中,善于总结,提出了自己宝贵的用药特色和学术观点，为我们开拓了临床研究的思路，实为可喜。在《戴安伟医案医话集》一书付梓之际，乐之为序，谨呈共勉。

2024年6月2日

注：序作者刘沈林为全国名老中医药专家学术经验继承指导老师。

前言

为庆祝昆山市中医医院建院 40 周年，娄江医学每个传承工作室，要编辑出版一本医案医话集。这和我们近年的想法不谋而合。本人从医近四十年，一直在临床一线工作，曾向沪苏两地的多位名医名家学习，特别是师从首届全国名中医刘沈林教授以后，临证思路开阔了，临床疗效提高了。如果说取得了些许成绩，也是老师们指导教诲的结果。在学术方面，受吴门医派和孟河医派的影响较大，尤其推崇对历代名医典籍的学习与研究，感悟大家学者遣方用药的思想撷菁，品尝古方化裁运用于现代社会的实际效果。在肿瘤的治疗上，突出中医整体观念，认为肿瘤的病因病机是：整体属虚——脏腑功能失调，局部为实——癌毒留着，并随着病程的变化而消长转化。临床上注重扶正与祛邪的平衡、辨证与辨病的结合，灵活运用"养正积自除""邪祛正自安"的中医治疗肿瘤理念，取得了良好的临床疗效。创立了"放射线为火热毒邪，易于耗气伤阴"的中医理论，开展"益气养阴解毒法"对肿瘤放射治疗减毒增效的基础和临床研究，在放疗毒副反应治疗领域提出了新方法新思路。曾先后在复旦大学附属肿瘤医院和新加坡国立大学肿瘤中心研修，两次去美国作短期交流学习，形成了中西汇通治疗肿瘤的特色。对肿瘤化疗、靶向药和免疫治疗（免疫检测点抑制剂）引起的毒副反应，根据传统中医理论，采用中医药辨证施治，也取得了预期的疗效。本书主要分为医案、医话两个篇章，上篇为医案篇，通过真实的临床案例，详细载录有关肿瘤疾病、内科杂病方面的验案资料，并通过"按语"分析选方用药的辨证思维，反映了作者在疾病治疗过程中的辨证思路和选方用药特色；下篇为医话篇，主要阐述了作者中医学术观点和临证心得。

  本书是本人和工作室同事们在临床诊疗和学习中医经典的一些经验和体会，医话精要第二十四节往后的4篇文章为学生整理，其余为本人所写。虽未敢懈怠、时时自勉，也从名师众多，但仍感学养不足，临证疑点、难点诸多，疗效差强人意，希望能得到读者朋友的指正和批评。虽花甲之年，但依然坚持多看书、多临床、多思考、多总结，期待下一本医案能有更多的经验和体会，能解决更多的临床问题，更好地服务病人，服务社会。

戴安伟

2024年6月

目录

医家小传 …………………………………………… 1

学术思想 …………………………………………… 5

 戴安伟教授辨治肿瘤的学术思想 ………………… 7

医案集萃 …………………………………………… 21

 肿瘤篇 ………………………………………… 23

  第一节 脑瘤 ……………………………… 23

  第二节 鼻咽癌 …………………………… 29

  第三节 口腔黏膜癌 ……………………… 34

  第四节 甲状腺癌 ………………………… 37

  第五节 肺癌 ……………………………… 39

  第六节 乳腺癌 …………………………… 64

  第七节 食管癌 …………………………… 71

  第八节 胃癌 ……………………………… 83

  第九节 胰腺癌 …………………………… 94

  第十节 肝癌 ……………………………… 100

  第十一节 肾癌 …………………………… 107

  第十二节 大肠癌 ………………………… 109

  第十三节 卵巢癌 ………………………… 118

第十四节　宫颈癌 ………………………………… 120
　　第十五节　膀胱癌 ………………………………… 122
　　第十六节　皮肤癌 ………………………………… 128
　　第十七节　淋巴瘤 ………………………………… 131
杂病篇 ………………………………………………… 139
　　第一节　咳嗽 ……………………………………… 139
　　第二节　喘证 ……………………………………… 141
　　第三节　喉痹 ……………………………………… 146
　　第四节　悬饮 ……………………………………… 148
　　第五节　胃痛 ……………………………………… 150
　　第六节　淋证 ……………………………………… 152
　　第七节　泄泻 ……………………………………… 154
　　第八节　便秘 ……………………………………… 158
　　第九节　不寐 ……………………………………… 160
　　第十节　湿疮 ……………………………………… 162
　　第十一节　痰核 …………………………………… 165
医话精要 ……………………………………………… 167
　　第一节　医德与病德 ……………………………… 169
　　第二节　祛风治皮疹 ……………………………… 173
　　第三节　漫谈虫类中药抗肿瘤的特色与临床应用 …… 174
　　第四节　从"衰其大半而止"论肿瘤治疗 ………… 182
　　第五节　细数肾中宝藏 …………………………… 184
　　第六节　浅谈临床常用抗癌中药 ………………… 191
　　第七节　肿瘤中医治疗中的"存津液"思想 …… 194
　　第八节　论癌毒理论的对立与统一 ……………… 200
　　第九节　从《本草纲目》谈经典学习 …………… 209

第十节 "治未病"理论在防治恶性肿瘤中的应用 ……………………………………………… 211
第十一节 《伤寒杂病论》话疼痛 …………… 214
第十二节 《金匮要略》话消渴 ……………… 222
第十三节 风能胜湿 …………………………… 226
第十四节 从"肺朝百脉"论肿瘤肺转移 …… 227
第十五节 基于"六经辨证，治从三阴"论治化疗相关性腹泻 ……………………… 229
第十六节 基于"肝肾同源"探讨中药保肝护肾的理论基础 …………………………… 232
第十七节 从体质辨识谈肿瘤预防 …………… 235
第十八节 从肝脾肾论癌性疲乏 ……………… 241
第十九节 癌热治疗心得 ……………………… 247
第二十节 衷中参西思想在肿瘤治疗中的应用 …… 251
第二十一节 从风论治黧黑斑 ………………… 255
第二十二节 从《黄帝内经》看咳嗽证治 …… 257
第二十三节 读书笔记 ………………………… 264
第二十四节 戴安伟运用温胆汤临床经验拾萃 …… 267
第二十五节 戴安伟治疗脾胃病方面的经验 … 271
第二十六节 戴安伟话中药治疗鼻咽癌放疗反应 …… 274
第二十七节 戴安伟运用膏方调治肺癌 ……… 278

医家小传

1964年，我出生在江苏淮阴地区（现淮安市）涟水县。年幼时，家中并不富裕，父亲在南通工作，母亲一边参加生产劳动，一边拉扯我们兄弟几个，生活艰辛，所以她体弱多病。每当母亲身体不适，父亲都会从南通带回几副中药给母亲调理。中药经济实惠、治疗效果又好，这对当时经济上捉襟见肘的家庭来说，无疑是一份良助。南通地区中医基础雄厚，历代名医辈出。受此影响，我高考志愿全都填的中医院校，1982年如愿考取南京中医学院中医系。上学期间，江育仁、干祖望、夏桂成、单兆伟及黄煌等诸多名医名师都做过我们的任课老师，学习到的理论和经验为以后的临床工作打下了良好的基础。毕业后我回到家乡人民医院工作，和西医同道在多个科室摸爬滚打，练就了一定的现代医学本领。1993年我去上海中医药大学附属龙华医院进修，有幸跟随姚培发、胡建华、刘嘉湘、陈湘君和陈以平等多位名家侍诊，受益良多。2000年我进入昆山市中医医院工作，2003年至复旦大学附属肿瘤医院进修学习，回院后组建肿瘤科，运用中西医结合方法综合治疗恶性肿瘤，不断总结提高，取得了良好的临床疗效。2008年我去新加坡国立大学医院肿瘤中心研修，后两次去美国短期学习和交流，接轨国际肿瘤学术前沿动态。我回国后主持开展的三维适形放疗和调强放疗填补了昆山地区肿瘤治疗的两项空白，走在全国中医系统的前列。放疗是肿瘤传统治疗的三大手段之一，具有重要的地位，但是放疗的毒副作用也很明显，有时会因此而延迟或中断治疗，从而影响疗效和预后。我根据临床实践中的发现和总结，在国内率先提出"放射线为火热毒邪，易于耗气伤阴"的中医理论，治疗应以"益气养阴解毒"为原则。在我国著名放疗生物学家冯炎教授的指导下，进行了系列的放射损伤的基础和临床研究，取得了一定的成果。"黄芪三参饮防治放射性损伤的基础和临床研究"获得苏州市中西医结合医学科学技术奖。2009年我入选江苏省优秀中青年中医临床人才项目，师从首届全国名中医、著名消化肿瘤专家刘沈林教授，获益终生。2016年我带领科室成功创建江苏省中医重点专科，2020年个人获评"江苏省名中医"称号。

  我学医行医40多年，跟名师无数，他们的共同点都是德高望重，德技双馨，让我领悟"养生先养德，学医先修身"的道理。我们每天面对的更多的是肿瘤病人，对西方医家特鲁多的名言"有时去治愈，常常去帮助，总是去安慰"体会尤深。对预后较好的疾病，取中西医之所长，尽量去治愈或者延长患者的生命。对晚期难以治愈的患者，应该给予更多的人文关怀，要给他们以生活的信心和战胜病痛的勇气。记得多年前的一位外地患者，经过一段时间的治疗，病情仍然恶化。临近端午节，子女接他回家，送别时我安慰道："先回家调养一下，过了节，如果身体情况允许，再来住院，我们还有办法。"患者双手作揖，含泪感谢！哀莫大于心死，对生命绝望的人，心情何其痛苦！作为医者，有时也不得不"言不由衷"。

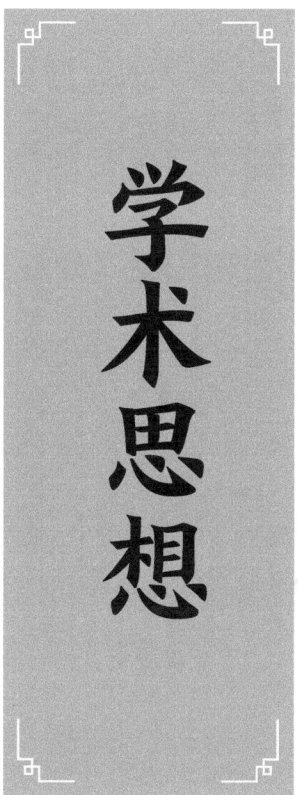

学术思想

戴安伟教授辨治肿瘤的学术思想

一、中医对肿瘤病因病机的认识

古代医家虽未明确提出肿瘤这一病名,但早在殷商时代,甲骨文就有"瘤"的病名,到了宋代《卫济宝书》中第一次提出了"癌"的病名及证治。历代医家关于类似肿瘤疾病的论述有很多,如"噎膈""反胃""胃脘痛"与食管癌、胃癌相似,"乳岩""乳癖"与乳腺癌相似,"肺积""咳嗽""咯血"与肺癌相似,"积聚""肠覃""锁肛痔"与肠癌相似。

中医认为无论何种疾病的产生与发展,不外乎内外二因所引起的正邪交争导致的结果。内因多指机体本身所具有的致病因素,包括先天不足、七情内伤、饮食失宜、劳逸失常。外因指外界的一切致病因素,主要是指六淫之邪。陈无择的三因学说则将六淫侵袭为外因,七情所伤为内因,饮食劳倦、跌仆金刃以及虫兽所伤为不内外因,且指出:"医事之要,无出三因。"而肿瘤疾病除此之外,有其发生的关键致病因素即癌毒之邪,癌毒之邪既可为内因,又可为外因。

(一) 内因

1. 正气不足

《素问·刺法论》曰"正气存内,邪不可干""邪之所凑,其气必虚"。人体先天不足，素体亏虚，易受邪侵，张元素云："壮人无积，虚人则有之，脾胃虚弱，气血两衰，四时有感，皆能成积。"《医宗必读》言："积之成者，正气不足，而后邪气踞之。"正气虚弱是肿瘤发生的基础条件，包括先天因素和后天因素，前者指禀赋不足、禀赋缺乏，后者可因七情内伤、饮食失宜、劳逸失常或外感之邪引起气血阴阳失常、脏腑功能失调而产生正气亏虚。

2. 情志内伤

《素问·天元纪大论》言"人有五脏化五气，以生喜怒思忧恐"，五脏化五气，而生五志，反之五志过及则伤五脏。《素问·阴阳应象大论》有"怒伤肝，喜伤心，思伤脾、忧伤肺、恐伤肾""喜则气缓，怒则气上，思则气结，悲则气消，恐则气下，惊则气乱"，所谓"百病生于气"，情志不畅可致脏腑功能失调、气机紊乱而导致疾病产生。如《景岳全书》亦云："噎膈证必以忧愁、思虑、积劳、积郁而成。"《澹寮集验方》中论述"五积"时曾曰："盖五积者，因喜怒忧思七情之气，以伤五脏……故五积之聚，治同郁断。"《格致余论》云："忧怒抑郁，朝夕积累，脾气消阻，肝气积滞，遂成隐核……又名乳岩。"这些均可说明肿瘤的产生与人的情志有关。

3. 饮食失宜

饮食失宜包含饮食不节、饮食不洁、饮食偏嗜。饮食不节多指不知节制，暴饮暴食；饮食不洁指食用不干净、不新鲜食物，如霉变或腌制之品；饮食偏嗜指长期偏嗜辛辣、肥厚或甜腻之品，这些均会引起脾胃受损，运化失司，导致气血运化失调，致气滞、湿阻、痰滞、血瘀、癌毒等致病因素产生。《济生方》指出："过餐五味，鱼腥乳酪，强食生冷果菜停蓄胃脘……久则积结为癥瘕。"《寓意草》云"过饮滚酒，多成膈症"，《济生续方》在论述积聚病因时曾言"凡人脾胃虚弱，或饮食过度，或生冷过度，不能克化，致成积聚结块"。

4. 劳逸失常

劳逸失常包括过于劳累和过于安逸，前者指体力和精神劳累两方面即劳力、劳神、房劳过度均易耗伤正气，导致正气亏虚。后者指体力和脑力两方面过度安逸，长时间不进行体力劳动或体能锻炼，易使人体气血不畅，脾胃功能减弱；长时间不进行脑力劳动，易出现记忆力下降、反应迟钝、精神萎靡等症。《素问·宣明五气》曰："久视伤血，久卧伤气，久坐伤肉，久立伤骨，久行伤筋，是谓五劳所伤。"

（二）外因

六淫即为自然界风、寒、暑、湿、燥、热之邪，侵袭人体，引起脏腑阴阳失衡、气血津液失调，而致气滞血瘀，痰湿凝聚，日久成积，变生肿瘤。《灵枢·九针论》曰："四时八风之客于经络之中，为痼病者。"《灵枢·百病始生》亦曰"积之所生，得寒乃生，厥乃成积也""汁沫与血相搏，则并合凝聚不得散，而积成矣"。《诸病源候论》云："恶核者，肉里忽有核，累累如梅李，小如豆粒……此风邪挟毒而成"。

（三）癌毒

癌毒是导致肿瘤发生的关键致病因素，贯穿于疾病始终，其既为外因又为内因。"癌毒"学说为国医大师周仲瑛教授首倡，其病机理论认为，癌毒是因外感六淫、内伤情志、饮食、劳逸等多种因素引起脏腑功能失调、气血逆乱，进而在体内产生的一种导致肿瘤发生发展的特殊毒邪，此为内生之癌毒。癌毒又可为外感之邪，如引起鼻咽癌的 EB 病毒、宫颈癌的人乳头状病毒、肝癌的乙肝病毒、胃癌的幽门螺旋杆菌等，这些均属于中医所指的癌毒，但又为外感之邪。无论外感还是内伤的癌毒均有其特殊性，即致癌性、隐匿性、侵袭性、顽固性、损正性。

肿瘤就是在正气不足的基础上，由多种致病因素引起人体气血、阴阳失衡，脏腑功能失调而致局部气滞、血瘀、痰凝、湿阻、水饮、毒聚等相互交结而成，病理性质为本虚标实、虚实夹杂，本虚不外乎气虚、血虚、阴虚、阳虚，或又彼此夹杂，互为因果。

二、肿瘤的中医药治疗

（一）治疗原则

肿瘤发生发展过程是正邪力量交争的过程，是正不胜邪的结果，其治疗原则以扶正祛邪为大法。病程中多表现为复杂病机，多种病机要素相兼、夹杂而成，因此治疗在扶正祛邪的基础上根据病机要素不同而具体治法方药不同。

（二）内治疗法

肿瘤多为复杂病机，病机要素包括病理要素、病位、病性及病势四方面，目前肿瘤疾病尚未有统一的辨证分型，但万变不离其宗，病理因素分虚实，实者为气滞、血瘀、痰凝、湿阻、水饮、毒聚，虚者为气虚、血虚、阴虚、阳虚。气滞者多以肝气郁结为先，临症多表现为病情易随情绪而波动、疼痛以胀痛为主，治以理气疏肝，方拟柴胡疏肝散加减；血瘀者多可见疼痛固定不移，以刺痛为主，肿块质地硬，可伴有出血，治以活血化瘀，方拟桃核承气汤加减；痰凝者因病位不同而表现各异，停于肺者，多有咳嗽、痰多、胸闷、气喘等症，治以化痰散结，拟方二陈汤加味；湿阻者多表现为不思饮食、身体困重、大便溏烂等，治以健脾化湿，方拟参苓白术散加减；水饮者因饮停部位不同而异，停于胃肠者，可见胃脘胀满疼痛，呕吐清水痰涎，或伴有胸闷气短等症状，治以温化水饮，方拟苓桂术甘汤加减；毒聚者可见发热、疼痛、结块等症，治以清热解毒，方拟消癌解毒方；气虚者临证多见神疲乏力，少气懒言，治以益气健脾，方拟四君子汤；血虚者临证多伴有面色苍白或微黄，头晕眼花，唇爪无华，治以养血补血，方拟当归补血汤加减；阴虚者临证多见五心烦热、口干咽燥、盗汗或腰膝酸软等症，治以养阴益肾，方拟左归饮加减；阳虚者临证可见形寒怕冷、四肢不温、喜温、遇寒加重等症状，治以温肾补阳，方拟右归饮加减。临证时多为复杂病机要素相互夹杂，需掌握病理因素，结合脏腑、八纲辨证，方可立法拟方。

（三）外治疗法

1. 针灸治疗

（1）癌痛 局部取穴止痛，即阿是穴；循经取穴，根据不同脏腑选取对应的经络腧穴进行针刺。

（2）骨髓抑制 选取足三里、血海、三阴交、大椎、脾俞、肾俞等。每次至少选择三个穴位，下肢穴位左右隔日交替施术。也可以采用隔姜灸，选用脾俞、肾俞、膈俞、胃俞等。

（3）恶心呕吐 取中脘、足三里、内关、合谷、胃俞等以足阳明经穴为主。

（4）便秘 取大肠俞、天枢、上巨虚、支沟、合谷、中脘等。如为寒性便秘，可灸气海、神阙。

2. 中药外敷

对于肠梗阻，予以大黄、芒硝外敷理气通便；对于癌性疼痛者，消瘤止痛外敷散（青黛、雄黄、明矾、制乳香、制没药、冰片、蟾蜍）等散剂外敷于肿瘤体表投影区，每日换药1次。

3. 中药灌肠

针对恶性肿瘤肠梗阻，可予以科室自制剂理肠通腑饮灌肠，方中大黄、芒硝、枳实、槟榔等理气润肠通便。

4. 穴位贴敷

骨髓抑制以黄芪、当归、枸杞子、菟丝子等作为基本处方，粉碎研末后加蜂蜜、白醋各半调匀备用。选取关元、足三里、气海、血海、脾俞、肾俞等穴位，取药贴于相应穴位，8~12小时取下即可，每日1次。对于失眠者，醋调吴茱萸粉贴于足底涌泉穴。

5. 耳穴埋籽

治疗失眠，可取神门、心、肝、皮质腺、内分泌；腹胀便秘可取便秘点、大肠、胃；恶心呕吐可取胃、肝、神门、皮质下。

三、戴安伟教授辨治肿瘤的学术思想

（一）整体与局部结合

治疗肿瘤，首先需掌握全局。整体观念是中医学的基本特点之一，即将人体与疾病作为一个整体，对各种致病因素与人体的症状表现进行综合判断分析。因此肿瘤不能割裂于人体，人是一个整体，肿瘤是全身综合病理过程的局部表现，在治疗过程中二者需作为整体，不能孤立看待，不能只见病而不见人。如患肺癌晚期患者，不可一味攻邪去瘤，要综合考虑患者体质能否耐受化疗、靶向等抗肿瘤治疗，此时患者正气亏虚，癌毒邪盛，治疗需扶正祛邪，带瘤生存，论治当立足于人，从整体、功能、运变等不同角度来探求人的自然、生物、性情、社会属性，找出规律，综合论治，即治病先治人，从病的人论治，以人为本，即使同一种疾病，不同患者因年龄、体质、性别等不同，治疗亦会有所不同，即因人制宜，正如《素问·汤液醪醴论》所说"病为本，工为标，标本不得，邪气不服，此之谓也"。

（二）辨证与辨病结合

证是中医学中的特有概念，是在中医学理论指导下，全面综合分析各种症状和体征，对疾病所处在一定阶段的病因、病位、病性等所作的概括。证受疾病的本质变化所制约，因而证可以揭示病的本质变化。根据证确立相应的治则，证是辨证论治的中心环节，标志着机体对致病因素的反应状态和类型，揭示病变范围、部位和病机演变过程，证是多个症状组合的疾病某个阶段本质的变化的反映和概括。根据病的症状，对照病的特征，从而确定疾病病名的过程，称为"辨病"。通过辨病，可以掌握病的病理关键，判清其病机与演变过程，并根据病的不同特点与规律，进行有针对性的治疗。仲景的《金匮要略》开始将病脉证并论，在疾病的发生、发展过程中，正邪交争的盛衰变化，表现出不同的病机，进而出现不同的证候，证仅是一类疾病某一个阶段的体现，因此才有同病异治的说法。因此，只有将辨证与辨病两者结合，才能深刻认识到疾病的本质，有利于疾病的论治，正所谓"治病求本"，也是整体观念下辨证论治的体现。

(三) 内治与外治结合

中医药特色治疗是经历了五千年来历代医家的智慧和临床经验的积累，是中医药的瑰宝，我们在辨治肿瘤使用内治法的同时不要忘记外治疗法这一法宝。中医外治法依据藏象理论，把局部病理变化同全身表现联系起来，通过脏腑经络之间的相互联系和相互制约关系探讨疾病的发生与传变规律，从而形成了注重整体联系的病机观。外治法形式多样，包括针刺、艾灸、穴位贴敷、中药外敷、中药灌肠等，如癌痛患者进行针刺，胸腹水患者予以中药艾灸及中药外贴治疗，恶性肿瘤肠梗阻患者进行大黄、芒硝外敷腹部，再如紫杉类化疗药物引起的下肢麻木疼痛，予以中药内服结合下肢中药浸泡均可取得良好的疗效。中药内治与外治也体现了中医的整体观念，强调了外部与内部的相辅相成。

(四) 古代与现代结合

中医学是一门特殊的学科，蕴含了哲学、天文学、地理学、社会学等多种思想理论，产生了伤寒派、脾胃派、寒凉派、温补派等不同的学术流派。所谓欲善其功，当先穷其源，因此，学习中医，需熟读经典，掌握古代医家学术思想之精髓，同时不拘泥于古，临床工作中不应照搬套用古方，从而才有了经方、时方、经验方、民间验方，这是随着时代发展的产物。时方派认为仲景所处时代与今天的气候环境不尽相同，人们的禀赋厚薄亦古今有异，因此治病不能一成不变地照搬古方，必须根据具体临床实际，详参病机、辨证论治、三因制宜确定治疗方法与方药。时方是在经方的基础上发展起来的，它补充了经方的不足和未备，理论上多有创新。最典型的就是经方用麻黄汤和桂枝汤治疗风寒表证，而时方善用九味羌活汤，认为风寒之中兼夹湿邪，另外方中川芎体现了后世"治风先治血，血行风自灭"的治疗理论创新。经方为时方的创立提供理论基础，时方的创新又补充了经方之不足。随着时代发展，经典理论需要立足临床，守正创新，传承发展，古为今用，融会贯通。因此，临证时从传承先贤的思路和理念出发，结合现代中医医家的学术思想，不断学习、思悟，根据临床实际进行理论创新，而非固守旧法，应如仲景所言"观其脉证，知犯何逆，随证治之"。

（五）中医与西医结合

清末民初的著名医家张锡纯当为创立中西医结合治疗第一人，他指出："衷中者，根本也，是立业之基；参西者，辅助也，为发展之翼"。既善于化裁古方，又能撷取中西医之精萃，糅合中西治法，使中西医融贯为一。随着科技的发展，靶向、免疫治疗时代的到来给肿瘤治疗带来了里程碑式的发展，作为现代中医人要掌握并善于运用西医治疗的优势。肿瘤治疗是以手术、化疗、放疗、靶向、免疫及中医药等综合治疗手段为主，如今靶向、免疫的精准治疗时代的到来正体现出了中医学的辨证论治观念，我们需与时俱进，在遵循自身理论知识体系和认知规律以及中医理论思维特点下，吸收和利用西医学的优势和长处，并借鉴现代科学的新理论、新技术等，相互交融，参中西之新理，剖中析西，中西合璧，取长补短，优势互补，协同发展。

四、戴安伟教授在肿瘤治疗方面的学术创新

（一）戴教授认为放射线系"火热毒邪"，火毒之邪躁动

炽烈，最易迫津外泄，灼津烁血，伤阴耗气。热盛、津伤和气阴亏虚均可导致血瘀，最终形成火毒蕴结、阴虚津亏、气阴两虚、血脉瘀阻、肺脾气虚等。放射性相关皮肤黏膜及炎症反应的中医基本病机为热毒痰瘀凝聚，正气受损，正虚邪实贯穿疾病始终，病变可累及肺、脾、肾三脏。证型众多，但以热毒、气虚、阴虚为发病基础，痰凝、血瘀等皆由此引发，故临床上以热毒、气虚、阴虚之证最为多见。戴教授在临床治疗中以中医辨证论治为基础，结合经验用药及现代中药药理研究，在西医标准治疗的基础上联合中药，取得了更好的临床治疗效果。同时通过长期的临床实践，摸索出以"益气养阴、清热解毒"为立方基础，自拟"养阴护膜饮"治疗头颈部肿瘤放疗所致的口腔黏膜反应和"黄芪三参饮"治疗放射性肺炎、放射性胃炎和放射性肠炎。

1. "养阴护膜饮"治疗头颈部肿瘤放疗所致的口腔黏膜反应

养阴护膜饮组成：金银花、连翘、黄芩、沙参、生地、玄参、麦冬、赤芍、丹参、黄芪、党参、桔梗、牛蒡子、甘草。方中金银花、连翘、黄芩清热解毒；生地、玄参、沙参、麦冬养阴生津凉血；赤芍、丹参活血化瘀；黄芪、党参补气；桔梗、牛蒡子解毒利咽，引药力直达咽部；甘草调和诸药。全方共奏清热解毒、养阴生津之效，辅以益气凉血活血，并以引经药之力直达口咽部，临床疗效显著。并已通过临床研究证实养阴护膜饮可减轻头颈部肿瘤患者放疗后的口腔黏膜反应。随症加减：若口腔咽喉疼痛甚者加射干；若恶心呕吐者加生姜、砂仁；若纳差者加鸡内金、山楂；若心悸，寐欠佳者加酸枣仁；若伴颈部肿块者加制半夏、陈皮；若伴涕血者，加用四物汤。

2. "黄芪三参饮"治疗放射性肺炎、放射性胃炎和放射性肠炎

黄芪三参饮组成：生黄芪、党参、炒白术、北沙参、麦冬、玄参。方中黄芪、党参、白术健脾补肺，益气生津为君药；北沙参、麦冬养阴清肺，益胃生津为臣药；玄参清热凉血，泻火解毒滋阴为佐药。全方共奏益气养阴、清热解毒之功。并已通过动物实验研究证明了黄芪三参饮对受放射机体确有保护作用。随症加减：（1）放射性肺炎若伴发热，咳嗽痰多，痰黄者加金银花、连翘、青蒿、黄芩、全瓜蒌；若痰白黏稠，难咳者加陈皮、薏苡仁、半夏、桔梗、生甘草、鱼腥草；若痰中带血者加白及、仙鹤草、茜草根、生侧柏叶；若气喘较重者加炙麻黄、款冬花、葶苈子、僵蚕。（2）放射性胃炎若胃痛者加延胡索、乌药；若胃胀者加木香、枳壳；若纳少者加山楂、麦芽；若嗳气反酸者加黄连、吴茱萸；若恶心呕吐者加半夏、生姜。（3）放射性肠炎若伴恶心呕吐者加半夏、生姜；若腹痛较甚者加延胡索、川芎、乌药；若黏液便明显者加苍术、桔梗或黄连、白头翁；若便血明显者加阿胶、槐花。

（二）戴教授认为化疗药物为攻伐之品，易损正气，致脾肾亏虚，脾失运化，胃失和降，气滞湿阻，积滞不化，从而脾胃升降失常，导致恶心呕吐等毒副反应的发生。而脾为后天之本，气血生化之源，脾气虚弱则运化障碍，气的固摄功能减退，从而导致血溢脉外；肾为先天之本，血的生化依赖肾精推动，精血同源，肾亏则精血生化无根。因此化疗所致血小板减少症的病机之根本在于肝脾肾亏虚而不能生血，以火热毒盛为标。中医采取益气健脾、补肾养血之法，重视补益脾肾，促进血液之生成，恢复脏腑功能。

1. "化湿和胃饮"防治化疗性恶心、呕吐

化湿和胃饮组成：苏叶、白术、砂仁、薏苡仁、白扁豆、茯苓、苏梗、麦芽、山楂、六神曲。方中紫苏叶散寒解表，宽中行气；白术健脾燥湿；共为君药。吴茱萸散寒降逆，炒薏苡仁、茯苓渗湿利水，协同白术利水燥湿，苏梗利膈宽胸，炒白扁豆健脾和中、砂仁化湿，厚朴燥湿化痰降气，黄连清热燥湿、解毒泻火，协同紫苏叶宽中行气，共为臣药。炒麦芽、焦山楂、焦六神曲开胃健脾，导滞消食，共为佐药。诸药共奏理气化湿和胃之效。药理研究证明，紫苏叶增加胃部总酸度和总酸排出量，促进肠胃消化吸收，加快疲劳状态修复，调控结肠平滑肌收缩；胃逆行蠕动是导致呕吐的重要因素，吴茱萸抑制胃痉挛性收缩，推进小肠蠕动，缓解胃痉挛和胃运动亢进；炒麦芽增加胃酸分泌；炒山楂促进消化；焦六神曲促进消化液分泌，恢复肠道功能；苏梗增加胃肠蠕动，促进消化；炒白术、砂仁促进胃排空和小肠推进；扁豆增强胃动力，促进消化；炒薏苡仁、茯苓、黄连抗肿瘤；厚朴镇吐。

我科经多个临床研究证明，化湿和胃饮对治疗恶性肿瘤化疗性恶心呕吐患者疗效较佳，有效改善症状，降低血清 5-HT、DA 含量，改善功能状态，且未增加不良反应。

2. "益气生血颗粒"治疗化疗所致血小板减少症

益气生血颗粒由黄芪、当归、白术、菟丝子、女贞子、墨旱莲、阿胶、六神曲、石韦、生甘草组成。"气生则血生、气旺则血统"，黄芪、白术皆为补气要药，故以二者为君，重用黄芪，以健脾和胃、益气生血；熟地、当归、白芍配伍出自《仙授理伤续断秘方》中的四物汤，具有养血活血、气血双补的作用，女贞子、墨旱莲、菟丝子滋阴养血、补肝益肾，阿胶为血肉有情之物，乃补血之上品，上七味共为臣药；焦六神曲

健脾和胃、消化助运，石韦性微寒，具有凉血止血、清热通淋之功效，为生血小板的经验用药，《本草纲目》云其主崩漏金疮、清肺气，上二味共为佐药；使以甘草补益调和。全方补中有运，滋中有清，君臣有序，共奏益气生血、补肾滋髓之功效。

化疗后患者的脾胃功能相对呆滞，经临床试验证实，益气生血颗粒能有效提高化疗后血小板减少症（CIT）患者的免疫功能，降低血清IL-6、IL-17、TGF-β1水平，促进血小板回升，且安全性良好。现代药理研究表明，黄芪、当归能够促进骨髓基质细胞中巨噬细胞、内皮细胞、成纤维细胞分泌白介素-3和粒细胞-巨噬细胞集落刺激因子，维持多潜能系克隆的形成，减缓化疗药物对造血系统所产生的不良反应。白术提取的内酯类成分既可以抗炎、抗癌，还可以调节胃肠道功能，促进营养物质吸收。

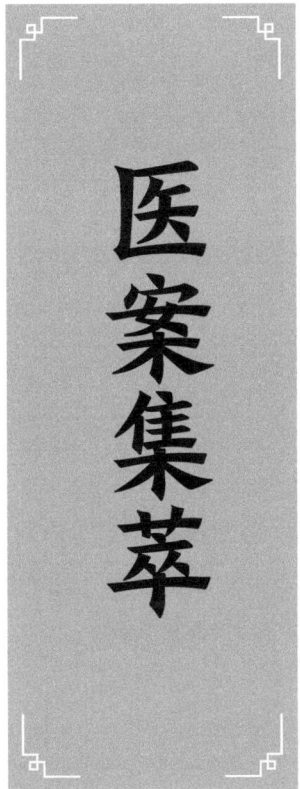

医案集萃

肿瘤篇

第一节 脑瘤

案一 脑瘤（寒热错杂）

苗某，女性，57岁。

初诊 2022年7月2日。

患者右侧额颞叶少突胶质细胞瘤（WHO 2级）术后5月余，术后行调强放疗，完成DT：50GY/25fx。10天前开始口服替莫唑胺化疗。服药后出现呕吐、纳差、腹胀等消化道症状，自服莫沙必利、健胃消食口服液等药物后未见好转。刻下：腹胀不欲饮食，每餐量少，餐后偶有反酸，间或呕吐未消化食物及黏液，夜寐多梦，口干多饮，手足心热，小便正常，大便干。舌干，苔白腻，脉细滑。术后至今体重下降约15kg。

诊断 中医诊断：脑瘤，寒热错杂。

西医诊断：脑恶性肿瘤术后化疗后。

病机 寒热错杂，胃失和降。

治则 平调寒热，降逆止呕。

处方 紫苏梗10g　黄连3g　吴茱萸3g　砂仁10g　旋覆花15g　代赭石30g　陈皮12g　姜半夏6g　白茅根15g　黄芩6g　藿香15g　佩兰15g　茯苓15g　生白术10g　鸡

内金15g　炒麦芽15g　甘草6g

14剂，每日1剂，水煎，早晚分服。

二诊　2022年7月15日。

患者服药后呕吐反酸未作，腹胀稍缓，食纳较前恢复，夜寐多梦。治以滋阴清热，镇惊安神。

处方　上方去旋覆花、代赭石，加枳壳12g、酸枣仁12g、煅龙骨30g、煅牡蛎^{先煎}30g、青蒿15g、鳖甲^{先煎}30g、牡丹皮15g。

14剂，每日1剂，水煎，早晚分服。

三诊　2022年7月30日。

服上方后，腹胀已消，食纳、夜寐均有好转，仍觉口干，饮水多，小便量多，大便干。治以温阳化气，通腑泄热。

处方　上方去黄连、吴茱萸、青蒿、鳖甲、牡丹皮，加桂枝6g、火麻仁15g、槟榔12g、牛膝15g、肉苁蓉15g、葛根10g。

14剂，每日1剂，水煎，早晚分服。

经治以来，诸症俱减。服药调理5月余，体重渐复，门诊定期随访未见肿瘤复发。

按语　四味连苏饮是孟河医派传人张泽生教授经验方，是治疗脾胃病寒热错杂之证的基础方。戴师以该方加减治疗脾胃病每每获效。全方以辛温之苏梗、苦寒之黄连为君，取辛开苦降之意，以破中焦气机之郁结。臣以辛热之吴茱萸，一取抑木扶土之意，疏肝和胃，二取反佐黄连之苦寒，以防苦寒败胃，三取其下气之用，以和胃降逆。辛温之砂仁以化湿行气、温中止呕。全方辛开苦降、和胃降逆、化湿行气。对胃痛、胃痞、呕吐、呃逆等脾胃病属寒热错杂证者，加减配伍均有效果。《临证指南医案》云："总之脾胃之病，其于升降二字，尤为紧要。"其意在强调脾胃病应注重中焦气机变化。本案患者癌毒侵犯正气已虚，更兼放疗及化疗致邪热胜而阳气衰，虚实兼夹、寒热错杂、清浊相干，中焦气机升降失调而发病。"郁非辛不开，火非苦不降"，初诊时投入四味连苏饮同时配伍旋覆代赭汤降逆止呕、六君子汤鼓舞中焦。二诊时中焦气机已复，而邪热扰神。中医认为"阳出于阴则寤，阳入于阴则寐"，鳖甲咸寒，有软坚散结之功，配青蒿有改善睡眠之效果，吴鞠通云"青蒿不能直入阴分，有鳖甲领之入也，鳖甲不能独出阳分，有青蒿领之出也"，故二诊加入青蒿、鳖甲后夜寐改善明显，同时加入枳壳、酸枣仁与前方成黄连温胆汤之意以清痰热而安神。三诊时邪热既清，正气未复，以桂枝温阳化气、麻子仁丸润肠行气。纵观诊疗全程，始终不忘行气之意，运用苦辛开降，疏其邪，除其痰，泄其热，降其气，则气机畅通，升降自如，诸症自解。

案二　脑瘤（痰瘀交阻）

赵某，女性，48岁。

初诊　2012年8月9日。

患者于2012年1月6日因"头痛伴呕吐、视物不清"查头颅CT示：右额叶占位。在上海长征医院行"右额叶胶质瘤根治术"，术后病理示：星形细胞瘤WHO Ⅱ级。术后行常规放疗同步口服"替莫唑胺"化疗。2012年7月22日复查头颅MR提示脑积水，病程中继发癫痫，予口服丙戊酸钠。刻诊：略有头痛、时有头晕，精神萎靡，肢体乏力，左腿抽搐伴有隐痛，腰膝酸软，夜寐不安，胃纳少，大便艰涩，小便尚调。舌淡有紫气，苔薄腻，脉细弦。

诊断　中医诊断：脑瘤，痰瘀交阻。

西医诊断：脑胶质瘤术后。

病机　脾肾亏虚，痰瘀交阻。

治则　健脾益肾，软坚化瘀。

处方　生黄芪45g　生熟地^各15g　山萸肉10g　茯苓15g　淮山药30g　牡丹皮10g　浙贝母15g　夏枯草15g　生牡蛎30g　制南星15g　法半夏10g　天龙6g　白蒺藜15g　莪术15g　桃仁15g　肉苁蓉15g　川牛膝15g　桑寄生15g　酸枣仁15g

14剂，每日1剂，水煎，早晚分服。

二诊　2012年8月23日。

患者药后精神好转，癫痫未作，仍有头晕头痛，但程度较前减轻，大便易解，胃纳增加，舌淡红有紫气，苔薄白，脉细。2012年8月19日血常规：白细胞$3.4\times10^9/L\downarrow$，红细胞$2.47\times10^{12}/L\downarrow$，血红蛋白量$63g/L\downarrow$，血小板$65.10\times10^9/L\downarrow$。

处方　上方去制南星、川牛膝，加当归15g、鸡血藤30g、石韦30g。

14剂，每日1剂，水煎，早晚分服。

三诊　2012年9月6日。

服药后头晕缓解，偶有头痛发作，稍觉腰酸，夜寐较前好转，左少腹时有隐痛，四肢肌力正常，舌淡红，苔薄白，脉细弦。复查头颅磁共振未见肿瘤复发迹象。血常规：白细胞$3.9\times10^9/L\downarrow$，红细胞$2.93\times10^{12}/L\downarrow$，血红蛋白量$73g/L\downarrow$，血小板$71.9\times10^9/L\downarrow$。

处方　前方去桑寄生、酸枣仁，加柴胡10g、赤芍10g。

2周后患者头晕、头痛未作，腰酸不寐改善，左少腹隐痛偶作，舌淡红，苔薄白，脉细弦。随访6年期间患者以上方为主方进退用药，停服丙戊酸钠后癫痫未再发作。复查血常规、生化及瘤标等基本在正常范围，影像学提示病情平稳。

按语 《黄帝内经·上古天真论》述女子"六七"以后"三阳脉衰于上，面皆焦，发始白，七七，任脉虚，太冲脉衰少……"。患者年届七七，脑瘤术后，正气亏虚，脾肾不足，故见精神萎靡、肢体乏力、腰膝酸软；脾阳不振则水湿不运，聚湿成痰，痰阻经络，进而血瘀阻滞，故见左腿抽痛，本病辨证属脾肾亏虚、痰瘀交阻。治则主以"健脾益肾、软坚化瘀"为要，经四诊合参，辨证论治，以"六味地黄丸"类方为基础方加减化裁。患者病位在脑，"头为诸阳之会"，方中重用黄芪，取其补气升阳之意。脑瘤患者多夹风夹痰，故而天龙（或蜈蚣、全蝎）、白蒺藜、南星、半夏等祛风、化痰之品亦为常用药物。另外，方中佐以肉苁蓉、川牛膝、桑寄生等健脾补肾；浙贝母、夏枯草、牡蛎、莪术、桃仁等软坚化痰；白蒺藜活血祛风止痉；肉苁蓉、川牛膝、桑寄生补肾壮筋骨、引药下行；酸枣仁安神；当归、鸡血藤、石韦等益养气血。全方攻补兼施，标本兼顾，初诊服药后患者症状即有所改善，切中病机，其后随证加减，随访患者6年余，生存质量好，取得理想的临床疗效。

案三 脑瘤（痰瘀互结）

王某，男性，54岁。

初诊 2013年3月12日。

患者胶质瘤（WHO Ⅱ级）术后两年。两个月前无明显诱因出现头痛，呈阵发性，以前额部为主，无视物模糊、恶心、呕吐等症状。1周前头痛加重，伴有头晕、乏力等症状。外院影像学检查提示原瘤床新增水肿，伴轻度异常强化灶，复发不能除外。患者及家属暂不考虑手术，要求中医治疗。刻下：头痛，头晕，乏力，纳差，眠差，二便正常。舌质紫暗，苔白腻，脉弦滑。

  诊断 中医诊断：脑瘤，痰瘀互结。

      西医诊断：脑胶质瘤。

  病机 痰瘀互结，上蒙清窍。

  治则 化痰散结，化瘀息风。

  处方 半夏15 g 天麻15 g 白术12 g 陈皮10 g 川芎10 g 丹参15 g 赤芍12 g 桃仁10 g 红花6 g 僵蚕10 g 全蝎6 g

  7剂，每日1剂，水煎，早晚分服。

  二诊 2013年3月19日。

  患者头晕减轻，头痛间作，精神好转，纳眠可。舌质淡红，苔白腻，脉弦滑。效不更方。

  处方 上方加郁金20 g。

  7剂，每日1剂，水煎早晚分服。

  三诊 2013年3月26日。

  患者头痛、头晕等症状明显减轻，精神良好，纳眠佳。舌质淡红，苔薄白，脉弦。痰瘀症状减轻，但正气仍虚，拟加强补气善后。

  处方 上方去僵蚕、全蝎，加黄芪30 g。

  14剂，每日1剂，水煎早晚分服。

  患者药后诸症缓解，以原方进退继服1个月，症情平稳。

  按语 戴师认为，脑瘤治疗宜从调补肝肾入手，以平肝祛痰息风、补肾健脑、软坚散结、活血化瘀为法，同时根据中药升降沉浮的性质使用对药，调节机体升清降浊功能，从而使药物归经入脑，顺利通过血脑屏障，沿经络直达病所。患者因痰瘀互结，阻塞脑窍，导致头痛、头晕等症状。方中半夏、天麻、白术、陈皮化痰散结；川芎、丹参、赤芍、桃仁、红花活血化瘀；僵蚕、全蝎祛风通络。复诊时，患者头痛间作，加郁金以增强行气化瘀之力。三诊时，患者症状明显好转，去僵蚕、全蝎，头为诸阳之会，重用黄芪以益气升阳。

第二节　鼻咽癌

案一　鼻咽癌（痰瘀互结）

汪某，男性，62岁。

初诊　2022年3月3日。

患者2020年4月诊断为鼻咽癌，外院行同步放化疗后病情评估CR，此后病情评估稳定。2022年1月因"鼻塞、双耳耳鸣"至上海肿瘤医院检查，内窥镜检查提示右鼻腔后端及鼻咽部均可见到新生物；咽鼓管圆枕肿胀、充血，咽鼓管咽口开放欠佳；双侧鼓膜淡黄色，浑浊。右鼻腔后端及鼻咽部新生物活检病理证实为"未分化癌"。刻下：患者鼻塞，双耳耳鸣伴胀闷感，张口受限，喉中黏液痰，口干，乏力，纳寐欠佳，二便尚可。舌质紫暗少苔，脉沉涩。

诊断　中医诊断：鼻咽癌，痰瘀互结。
　　　　西医诊断：鼻咽恶性肿瘤复发。

病机　痰瘀互结，气血虚衰。

治则　化痰散结，补益气血。

处方　党参20g　黄芪20g　麦冬10g　五味子10g　仙鹤草20g　百合10g　黄精10g　茯苓10g　化橘红10g　橘络10g　浙贝母10g　僵蚕10g　海浮石10g　诃子6g　胖大海10g　桃仁10g　红花10g　鸡血藤10g　牛膝20g　白

残花30g　南方红豆杉15g　天麻10g　钩藤10g　白茅根30g

14剂，每日1剂，水煎，早晚分服。

二诊　2022年3月21日。

服药后患者喉中黏液痰及口干较前略减少，鼻塞、耳鸣仍有，耳部闷胀感好转，余症状同前。舌淡暗少苔，脉沉。

处方　上方加生地10g、牡丹皮10g。

28剂，每日1剂，水煎，早晚分服。

三诊　2022年4月28日。

服药后患者鼻塞、耳胀闷、喉中黏液痰、口干症状较前减轻，但两日前出现涕中带血，自服云南白药胶囊止血治疗。舌淡偏暗苔少，脉沉细。

处方　上方去桃仁、红花、鸡血藤，加藕节10g、白及10g。

7剂，每日1剂，水煎，早晚分服。

四诊　2022年5月9日。

服药后患者无涕中带血，鼻塞、耳胀闷进一步好转，痰少不易咯出，乏力明显，时有胃胀，纳差，二便尚调。舌淡红，舌根部苔白腻，脉沉细。

处方　二诊方易党参30g、黄芪30g、仙鹤草30g，加苏梗10g、砂仁6g。

28剂，每日1剂，水煎，早晚分服。

五诊　2022年6月9日。

服药后患者初起症状除耳鸣外均较前明显缓解，但偶有乏力，纳差。舌淡胖少苔，脉沉细。

处方　初诊方加薏苡仁10g、佩兰10g、苏梗10g、砂仁6g，改党参30g、黄芪30g、仙鹤草30g。

28剂，每日1剂，水煎，早晚分服。

此后本案经中医药辨证调治三月余，症状缓解，病情稳定。

按语 中医并无关于"鼻咽癌"的病名，就其临床表现而言，类似于中国古代典籍中的"鼻渊""鼻衄"，亦可散见于"控脑痧""鼻痔""失荣""上石疽"等病证的描述中。鼻咽癌的中医辨证分型与其临床分期关系密切，《现代中医肿瘤学》根据鼻咽癌患者不同阶段症状和舌苔、脉象，将其分为热毒袭肺型（Ⅰ、Ⅱa期多见），痰浊内结型（Ⅱa、Ⅱb期多见），肝郁气滞型（Ⅲ期多见），血瘀阻络型（Ⅳa、Ⅳb期多见），气阴两虚型（Ⅳb、Ⅳc期多见）。随着TNM分期级别增加，其证型多呈现"邪热壅肺型→瘀血阻络型或痰浊凝聚型→血瘀痰凝型"总的演变趋势。

本病案为鼻咽癌复发，属于鼻咽癌晚期，辨证分型为痰瘀互结。方中用化橘红、橘络、胖大海、浙贝母等化痰散结，桃仁、红花祛瘀活血，白残花、红豆杉等清热解毒散结。然正虚是恶性肿瘤发病的根本，《医宗必读》曰"积之所成者，正气不足而后邪气踞之"；《外证医案汇编·乳岩附论》云："正气虚则成岩。"恶性肿瘤患者通常伤阴耗气，气血衰败，加之手术、放化疗等进一步加重正虚，其病变关键在气血虚衰，故扶正补虚应贯穿于疾病的整个治疗过程，予百合、黄精、党参、黄芪、仙鹤草等药气阴双补，且补而不燥；鸡血藤补血活血。治疗关键是调和气血，平衡阴阳，即疏其血气，令其条达，以致和平。

案二 鼻咽癌（热毒外袭）

黄某，女性，31岁。

初诊 2008年11月3日。

患者因"右侧鼻塞伴流脓涕两年,加重半年"入院。前鼻镜检查可见:右侧鼻道内脓性分泌物增多,右侧鼻腔内可见息肉样新生物增生。2008-10-06 局麻下行右侧上颌窦根治术+鼻息肉摘除术,术后病理示:鳞癌。查超声示:右颈部肿大淋巴结大小约 48mm×14mm。2008-10-20 行化疗一周期,化疗后右颈部肿块稍缩小。2008-11-03 开始针对鼻咽部病灶及颈部淋巴引流区行调强适形放疗,拟 DT:70.4Gy/32F。头颈部放疗期间会发生急性放射性口咽黏膜反应,患者口咽部会出现明显的红、肿、热、痛、口干等症状,影响进食,严重的甚至需中断治疗进而影响疗效。为预防和治疗急性放射性口咽黏膜反应,自放疗之日起,予我科协定方"养阴护膜饮"含服。刻下:右侧鼻塞,流少量脓涕,右颈部一枚肿大淋巴结,舌淡红,苔薄白,脉细弦。

诊断 中医诊断:鼻咽癌,热毒外袭。

西医诊断:鼻咽癌。

病机 热毒外袭,阴亏津伤。

治则 清热解毒,养阴生津。

处方 金银花15g 连翘9g 黄芩15g 沙参15g 麦冬15g 生地15g 玄参15g 赤芍10g 丹参10g 黄芪20g 党参10g 桔梗10g 牛蒡子10g 甘草6g

上诸药14剂,每日1剂,水煎,早晚分次含服。

二诊 2008年11月18日。

现放疗中,已完成11次。刻下:稍鼻塞,流少量脓涕,右颈部肿大淋巴结较前缩小,稍咽痛,咽部充血,舌尖红,苔少,根稍腻,脉细弦。

处方 上方加藿香10g。

上诸药14剂,每日1剂,水煎,早晚分次含服。

三诊 2008年12月3日。

现放疗中,已经放疗21次。刻下:右颈部肿大淋巴结不能扪及,咽痛,进食明显,尚能耐受,舌光红,苔少,脉细。查体:口咽部黏膜充血,上覆点状白膜。

处方　11月3日方加枸杞子15g。

上诸药15剂,每日1剂,水煎,早晚分次含服。

患者放疗结束后继服原方1个月,诸症渐消。

按语　戴师认为,头颈部肿瘤大多对放疗较敏感,效果较好,所以头颈部肿瘤以放疗为主要治疗手段的机会较多。但是头颈部肿瘤放疗期间,口咽部会出现明显的红、肿、热、痛、口干等症状,影响患者进食,严重的甚至需中断治疗进而影响疗效。根据放疗的作用机理以及患者接受放疗后常出现的症状,从中医病机而论,放射线属于火热毒邪,容易耗气伤阴,烁血灼津,导致气阴两伤,血热血瘀。根据这一理论及临床实践,我们创制了"养阴护膜饮"应用于头颈部肿瘤放疗期间,以预防及治疗急性放射性口咽黏膜炎,疗效显著。方中以金银花、连翘、黄芩清解口咽热毒,沙参、麦冬、生地、玄参养阴生津,生地、赤芍、丹参凉血活血,黄芪、党参健脾补气,牛蒡子利咽散结,解毒消肿,桔梗解毒利咽,又载药上行,全方共奏清热解毒,养阴生津,健脾补气,凉血活血,利咽消肿之功。金银花味甘,性寒,气味芳香,能够清热解毒,疏散风热,消痈散肿,善清解血毒,被誉为"天然抗生素"。《生草药备要》载金银花"能消痈疽疗毒""去皮肤血热"……金银花中含有绿原酸、木犀草素苷等药理活性成分,对溶血链球菌,金黄色葡萄球菌等多种致病菌及上呼吸道感染致病毒等有较强的抑制力。连翘具有清热解毒,消痈散结,疏散风热之效,被誉为"疮家圣药",对治疗"痈肿疮毒,瘰疬痰核,温病初起"效果极佳。其退热、抗菌、解毒方面的力度虽不及金银花,但是它能扩张血管,增加毛细血管的通透性,并能提高人体的抗炎能力。黄芩味苦,性寒,具有清热燥湿、泻火解毒、止血之功。玄参清热凉血滋阴,常配生地黄、金银花、连翘等,以清营泄热、凉血养阴,如《温病条辨》之清营汤;配生地黄、麦冬以生津养阴,如增液汤。玄参可清热解毒、消肿散结,既是治疗咽喉肿痛的要药,又治疗瘰疬痰核,淋巴结肿大。牛蒡子疏散风热,宣肺透疹,解毒利咽。牛蒡子辛散苦泄,寒能清热,升散之中具有清降之性,入肺经能疏散风热,发散之力虽不是很强,但长于宣肺祛痰,清利咽喉,故咽喉红肿疼痛,或咳嗽痰多不利者,十分常用。牛蒡子含牛蒡甙,牛蒡甙经水解生成的牛蒡甙元具有抗癌活性。放疗期间诸药合用,相互协同,减毒增效,减轻患者口咽疼痛的痛苦,且有助于提高放疗效果。

第三节 口腔黏膜癌

案一 口腔黏膜癌(肾阴亏虚)

朱某某,女性,73岁。

初诊 2021年7月27日。

患者2010年12月13日因"左下牙龈黏膜出血"于上海第九人民医院行全麻下"左下牙龈肿物扩大切除术+下颌骨节段性切除术+根治性颈清除术+腓骨肌皮瓣修复术",术后病理示:"左下牙龈"黏膜鳞状细胞癌Ⅰ-Ⅱ级,送检淋巴结:"左""颌下"1/2只肿瘤转移(+);免疫组化:Ckpan,CKH(+),Ki-67部分(+)Ck8,Vim,SMA,S-100,Des(-)。后行口腔局部放疗。2020年12月15日因"左颊部黏膜溃疡 2 个月"行全麻下"左颊部肿物扩大切 + 邻近瓣修复术",术后病理:"左颊"黏膜鳞状细胞癌。2021 年 7 月 14 日因"左颊部黏膜溃疡 1 个月"在全麻下行"左颊部肿物扩大切除术 + 邻近瓣修复术"。术后病理:"左颊"黏膜鳞状细胞癌(复发),高 - 中分化。刻诊:左面部术后改变,形体消瘦,心情烦躁,言语欠清晰,咬合不利,口干,胃纳差,大便尚调,小便黄,舌暗红,苔微黄腻,脉弦细。

诊断 中医诊断:口糜,肾阴亏虚。

西医诊断:口腔黏膜癌。

病机 肾阴不足,虚火上炎。

治则 滋阴补肾,清热降火。

处方 生地黄 20 g 赤芍 10 g 白芍 15 g 女贞子 20 g 全当归 10 g 川牛膝 10 g 白残花 30 g 喜树果 10 g 猫爪草 15 g 石上柏 15 g 续断 15 g 沙苑子 15 g 薏苡仁 15 g 阿胶珠 12 g 焦六神曲 20 g 鸡内金 12 g 升麻 6 g 桔梗 6 g 甘草 6 g

14 剂,每日 1 剂,水煎服,早晚分服。

二诊 2021 年 8 月 14 日。

服药后诸症稍有缓解,但觉胸骨后烧心感、胃脘嘈杂,舌暗红,苔微腻,脉弦细。肝失条达,郁而化火。诸呕吐酸,暴注下迫,皆属于热,拟左金丸清泻肝火,降逆止呕。

处方 上方去薏苡仁、阿胶珠,加苏梗 15 g、黄连 3 g、吴茱萸 3 g。

14 剂,每日 1 剂,水煎服,早晚分服。

三诊 2021 年 8 月 29 日。

服药后胸骨后烧心感、胃脘嘈杂渐减,觉乏力,纳欠馨,舌暗红,苔微黄腻,脉弦细。肝气渐平,脾胃未和,运化失其常度，拟"健脾益气和胃"以善后。

处方 上方加谷、麦芽各30 g，仙鹤草30 g。

上方继服2周，患者胸骨后烧心感、胃脘嘈杂症状不显，时有乏力，纳食一般。后患者一直以上方继续进退一年半有余，病情稳定，定期至上海第九人民医院复查至今未见复发。

按语 口腔黏膜病临床多见，主要表现为口腔黏膜白斑、口腔黏膜溃疡，常易反复出现，难以根治，甚则发生癌变。中医对口腔黏膜癌无专门记载，根据其症状特征可纳入"口糜"范畴。中医认为其病因主要为先天禀赋不足，体虚卫外不固，感染毒邪，或平素嗜食辛辣炙煿厚味，心火肝火循经上炎，蕴久成毒。现代研究认为，反复口腔黏膜溃疡的病因尚不明确，可能与遗传因素以及念珠菌、人乳头瘤病毒（HPV）、人类免疫缺陷病毒（HIV）等微生物感染有关。本例患者口腔黏膜溃疡反复出现，多次手术、病理诊断明确，结合苔脉辨证属肾阴不足，虚火上炎，邪毒内结。患者老年女性，肾精亏虚，阴液暗耗，虚火上炎，灼伤津液，热毒内蕴口腔，黏膜溃破而发为本病。《内经》有云"舌乃心之苗"，虚火、实火夹杂上炎易见口腔黏膜溃疡，虚火扰动心神，可见患者心情烦躁，以上诸症属肾阴不足、热毒内蕴之象，治以滋阴补肾、清热解毒。方中生地黄、当归滋阴补肾，现代药理学表明，生地黄含元参素、生物碱、糖类、氨基酸、胡萝卜素等，有扩张血管、促进局部血液循环而消除炎症的作用，对多种皮肤黏膜的真菌、绿脓杆菌感染有抑制作用。方中赤芍散而不补，白芍补而不散，二药合用，一散一敛，一泻一补，对正虚挟有瘀热之证最为适宜；女贞子、阿胶珠助生地黄增强滋阴补肾之功，辅以白残花、喜树果、猫爪草、石上柏清热解毒抗肿瘤；桔梗、升麻清热生津，载药上行，白残花清上部火热，川牛膝、薏苡仁引药下行,"上下分消"消散火毒之邪,"续断、沙苑子"二药组合有"还魂汤"之美誉,适用于体虚及肿瘤患者。舌为脾之外候,"连舌本,散舌下",加用鸡内金、焦六神曲健脾助运,开胃和中,生津液、益元气;甘草益气和中、清热解毒、调和药性。诸药合用,攻补兼施,标本兼治,该患者恶性肿瘤未见复发,生活质量佳。

第四节　甲状腺癌

案一　甲状腺癌(肺脾两虚)

崔某,女性,62岁。

初诊　2023年4月13日。

患者2022年8月无明显诱因出现声音嘶哑,查B超诊为双侧甲状腺占位伴淋巴结转移,后行右侧甲状腺全切+左侧部分切除术,术后病理示:乳头状癌,部分呈滤泡结构,伴淋巴结转移。刻下:声音嘶哑,乏力气短,伴有头晕心慌,恶风自汗,纳寐欠佳,二便调。舌暗淡,少苔,脉细弱。

诊断　中医诊断:石瘿,肺脾两虚。

西医诊断:甲状腺恶性肿瘤术后。

病机　术后损正,肺脾两虚。

治则　健脾补肺,益气固表。

处方　黄芪60g　白术15g　防风10g　党参15g　茯苓15g　夏枯草30g　海藻10g　昆布10g　浙贝母15g　重楼10g　白芍10g　浮小麦30g

14剂,每日1剂,水煎,早晚分服。

二诊　2023年4月27日。

服药后患者声音嘶哑同前,乏力气短、头晕心慌好转,恶风自汗大减,纳寐欠佳,舌质暗淡,少苔,脉细弱。

处方 上方去浮小麦,加焦山楂30g、酸枣仁10g、炙甘草10g。

14剂,每日1剂,水煎,早晚分服。

三诊 2023年5月11日。

服药后患者声音嘶哑同前,乏力气短较前改善,纳寐一般,舌质淡,少苔,脉细。

处方 继予原方。

14剂,每日1剂,水煎,早晚分服。

上方后继进3个月,除声音嘶哑外,余症渐消,病情稳定。

按语 甲状腺癌的临床特征是肿块体积大,质地坚硬如石,凹凸不平,边界不清,固定而不易移动,中医谓之"石瘿"。"石瘿"之名出于唐·孙思邈《备急千金要方》。至宋·陈无择的《三因极一病证方论》对"瘿瘤"有了详细的记载,并将其分为"五瘿六瘤"。"五瘿"为石瘿、肉瘿、筋瘿、血瘿、气瘿;"六瘤"为骨瘤、脂瘤、琪瘤、肉瘤、脓瘤、血瘤。其中对石瘿的描述为"坚硬不可移者,名曰石瘿",与甲状腺癌相似。情志内伤,肝气郁结,脾失健运,痰湿内生,气郁痰浊结聚不散,气滞则血瘀,积久瘀凝成毒,气郁、痰浊、瘀毒三者痼结,上逆于颈部而成"石瘿"。在中医治疗时都离不开软坚散结,活血化瘀之法,但临证时症状复杂多变,因此辨证论治尤为重要。该患者初诊时即已出现肺脾两虚,气血不足之象,盖因手术损伤气血所致。故在治疗时不能一味攻邪,应益气养血,补益肺脾为本,扶正御邪。方用黄芪、白术、党参、茯苓补益肺脾之气;合防风、浮小麦加强固表之功;白芍养阴敛汗,重楼解毒利咽;夏枯草、海藻、昆布、浙贝母软坚散结。

第五节 肺 癌

案一 肺癌（痰瘀互结）

王某某，女，87岁。

初诊 2023年12月18日。

患者2023年12月初因发热，咳嗽，咯痰不爽，胸闷胸痛，喘促，至当地医院就诊，查胸部CT：右肺上叶占位伴周围间质性改变，大小约51mm×60mm，右肺门肿块，右主支气管狭窄。右侧胸腔积液，右前肋骨皮质欠光整。肿瘤指标：癌胚抗原17.6ng/mL，神经元特异烯醇化酶60.80ng/mL，胃泌素释放肽前体312.00pg/mL。有高血压、糖尿病病史多年。患者及家属拒绝行肺穿刺明确病理。刻诊：低热，面色晦暗，咳嗽不畅，咯痰不爽，胸胁胀满，右侧胸痛，痛有定处，气急，口干，纳呆，夜寐不安，便秘，舌质偏暗，有瘀点，苔薄白，脉细弦。

诊断 中医诊断：肺癌，痰瘀互结。

西医诊断：肺占位性病变 高血压 糖尿病。

病机 痰热蕴肺，瘀阻胸胁。

治则 化瘀解毒，行气止痛。

处方 桃仁12g 红花9g 当归10g 生地黄15g 川芎10g 赤芍10g 牛膝10g 桔梗10g 柴胡10g 枳壳10g 甘草6g 红豆杉10g 牡丹皮10g 丹参10g 白薇10g 火麻仁30g 制军6g 六神曲30g 麦芽20g

7剂，每日1剂，水煎，早晚分服。与患者家属沟通后联合小剂量依托泊苷胶囊口服。

二诊 2023年12月25日。

家属代诊，诉整体情况明显好转，无发热，胸胁胀满及右侧胸痛有所改善，大便解。

处方 原方续服。

14剂，每日1剂，水煎，早晚分服。

三诊 2024年1月15日。

无发热，面色少华，咳嗽、咯痰阵作，胸胁胀满、疼痛、气急有所好转，口干，进食较前稍有增多，大便解，小便调，舌质偏暗，有瘀点，苔薄白，脉细弦。

处方 初诊方加南沙参10 g、玄参15 g、麦冬20 g。

21剂，每日1剂，水煎，早晚分服。继续口服依托泊苷胶囊。

四诊 2024年2月12日。

无发热，咳嗽、咯痰阵作，胸胁胀满、疼痛、气急好转，口干改善，纳寐可，二便调，舌质偏暗，有瘀点，苔薄白，脉细弦。复查血常规：白细胞6.8×10^9/L，血红蛋白102g/L，血小板160×10^9/L，生化全套：肌酐93.9μmol/L；癌胚抗原13.20ng/mL，神经元特异烯醇化酶50.90ng/mL，胃泌素释放肽前体274.00pg/mL。胸部CT：右肺上叶占位伴周围间质性改变，大小约42mm×53mm，右肺门肿块较前缩小。右侧胸腔积液较前减少。

处方 三诊方继服，联合依托泊苷胶囊。

患者本方案治疗4个月，病情稳定，生活基本自理。

按语 肺癌发生主要是由于正气虚损，阴阳失衡，六淫之邪乘虚侵袭肺脏，邪滞胸中，肺气膹郁，宣降失司，气机不利，血行受阻，津液失于输布，聚而成痰，痰凝气滞，瘀阻络脉，于是痰气瘀毒胶结，日久成为肺部肿瘤。属中医"肺积""肺萎""息贲""劳嗽"等范围。中医认为其整体属虚，局部属实，为本虚标实之证。本病病位在肺，八纲宜从虚实寒热加以辨证，在治疗过程中应根据病程的长短、病情的轻重及伴随症状进行辨证来确定扶正和祛邪的主次。由于正气虚损是肺癌发生、发展的根本原因，因此，"扶正抗癌"的原则贯穿肺癌治疗的全过程。在治疗中应始终注意扶助正气，顾护胃气，然扶正时不要过用滋腻之品，以免碍胃。由于肺癌临床表现复杂，因此，在择药时注意辨证与现代药理相结合，选择既具有传统功效、又能提高免疫和抗癌活性的药物，争取做到一药多用。

本案患者辨证属痰瘀互结，方以"血府逐瘀汤"加减。"膈膜以上，满腔皆血，故名曰血府"摘自《医林改错》。胸中瘀血阻滞，不通则痛，阻碍清阳升达，清空失却温煦，故胸痛日久不愈，痛有定处如针刺；胸胁为肝经循行部位，瘀阻日久，肝气不舒，故急躁易怒；气血郁而化热，故内热烦闷；扰及心神，则心悸失眠。舌质黯红或有瘀斑，脉涩等，均为内有瘀血之征象。病机重在血瘀，兼有痰凝气滞，治当活血化瘀为主，行气止痛为辅。本方系桃红四物汤合四逆散加桔梗、牛膝而成。方中以桃仁活血祛瘀为君药。当归、红花、赤芍、牛膝、川芎助君祛瘀之力，同为臣药，其中牛膝且能通血脉，引瘀血下行；柴胡疏肝理气，升达清阳；桔梗开宣肺气，载药上行入胸中，合枳壳一升一降，开胸行气，使气行则血行；生地凉血清热以除瘀热，合当归又滋养阴血，使祛瘀而不伤正，俱为佐药。甘草调和诸药为使。各药配伍，使血活气行，瘀化热清，肝气舒畅，诸证自愈。本方气血兼顾，寓行气于活血之中，行气活血而能相得益彰；寓养于行散之中，活血而无耗血之虑；升降同用，使瘀血下行，气机畅达，脏腑和调。红豆杉中含有紫杉醇，紫杉醇在抗肿瘤方面有独特的作用。丹皮、丹参、白薇以凉血退热。方中加入制军，初应用其活血化瘀、清热解毒功效外，又因肺与大肠相表里，制军协同火麻仁具有润肠泻下通便的功效，通腑肃肺平喘。六神曲、麦芽健脾和胃，顾护胃气。该患者肺部占位，癌胚抗原、神经元特异烯醇化酶、胃泌素释放肽前体异常升高，肺小细胞癌可能性大，与患者家属充分沟通后，选用小剂量依托泊苷口服化疗。二诊家属代诊，症状略有改善，原法继进。三诊患者以口干为苦，其他症状有所改善，原方南沙参、玄参、麦冬加强清热养阴功效。四诊复诊，复查CT肺部肿块缩小，胸腔积液较前减少，肿瘤指标下降，并且血常规、生化结果未见明显异常，患者一般情况较前改善，继三诊方。该病案充分发挥了中西医结合的优势，达到了 1+1>2 的效果，改善了患者的生活质量，延长了患者生存期。

案二　肺癌（寒饮内伏）

王某，男性，75岁。

初诊　2024年3月4日。

患者肺鳞癌，既往行TC方案化疗，同步放疗，外院查胸部CT提示肺内原病灶较前略缩小，新发可疑肺内转移，放射性肺炎。患者化疗耐受情况差。刻下：四肢乏力，胸闷喘促，活动后气喘加重，咳嗽，痰多质稀，胸部放疗区皮肤感觉异常，二便尚调，纳食尚可，夜寐安。复查CT提示放射性肺炎仍未吸收。舌淡红，苔白厚腻，有裂纹，脉弦。

诊断　中医诊断：肺癌，寒饮内伏。

西医诊断：肺鳞癌放疗后。

病机　寒饮内伏，肺气上逆。

治则　散寒蠲饮，泄肺平喘。

处方 桑白皮15g 瓜蒌皮20g 浙贝母15g 川贝母5g 紫苏子20g 煨葛根20g 五味子15g 干姜10g 细辛6g 桂枝10g 白芍15g 白茅根45g 半夏15g 化橘红15g 紫花地丁30g 益母草30g 仙鹤草20g 芦根45g 黄芩20g 连翘30g 炙甘草10g 猪苓15g

14剂，每日1剂，水煎早晚分服。

二诊 2024年3月21日。

患者胸闷不适好转、咳嗽咳痰较前改善，运动后时有气喘，大便日行1次，纳香，复查胸部CT提示左肺炎症较前片吸收。舌淡红，苔厚腻，有裂纹，脉弦。

处方 上方去川贝母、黄芩、连翘，加鱼腥草30g。

14剂，每日1剂，水煎服，早晚分服。

三诊 2024年4月4日。

患者诸症较前减轻，活动后气喘仍作。舌淡红，苔厚腻有裂纹，脉弦。

处方 上方去煨葛根。

14剂，每日1剂，水煎服，早晚分服。

四诊 2024年4月18日。

患者静息状态下胸闷乏力不显，活动后稍觉气喘，舌淡红，苔厚腻，脉弦。

处方 上方去仙鹤草、芦根，紫苏子改为10g。

上方服用2周，患者胸闷不适未作，咳嗽咳痰不显，活动后稍觉气喘。

按语 此案患者经长期放化疗，放疗后出现肺炎，持续近一个月以抗生素治疗，耗损机体阳气，一诊症见胸闷气喘，咳嗽，痰多质稀，舌淡红，苔白厚腻，脉弦。戴师经四诊合参，辨其病机为寒饮伏肺，予小青龙汤加减，治以散寒蠲饮，泄肺平喘。小青龙汤出自《伤寒论》："伤寒表不解，心下有水气，干呕发热而咳，或渴，或利，或噎，或小便不利、少腹满，或喘者，小青龙汤主之。伤寒心下有水气，咳而微喘，发热不渴。服汤已渴者，此寒去欲解也。小青龙汤主之"，同时《金匮要略·痰饮咳嗽病脉证并治》中亦提及："咳逆倚息，不得卧，小青龙汤主之"。小青龙汤证患者之标实在于寒饮邪患，因系寒性水饮，故多见痰涎清稀不稠；水饮凝滞不化，故舌苔多呈腻滑；弦主饮病，故多见弦脉；同时《金匮要略》用其治疗溢饮、支饮，咳逆倚息不得卧，戴师结合仲景学术思想，认为小青龙汤虽可散寒解表，多用于外寒里饮之证，但其主要功效应重在蠲除内饮，故而临证应用不必拘泥苛求有无表证，此案患者虽无外寒表证，然寒饮内伏诸症状皆具，经四诊合参，一诊予小青龙汤去麻黄而后化裁，颇为恰当，辅以瓜蒌皮、浙贝母、川贝母、紫苏子、化橘红等化痰止咳、降气平喘，同时重用白茅根以通窍利水，祛痰止咳。患者CT提示放射性肺炎，考虑放疗热毒日久易耗损阴津，故而佐以桑白皮、黄芩、连翘、紫花地丁等清热之品，又予仙鹤草补虚解毒、芦根养阴生津。二诊患者诸症减轻，肺部炎症较前吸收，去黄芩、连翘苦泄清热之力。后两次复诊患者症情稳定，未有变化反复，故在原方基础上临证稍作加减，四诊过后，患者诸症趋平。

案三 肺癌（痰瘀内结）

张某，女性，62岁。

初诊 2016年10月24日。

患者于2014年7月20日在全麻下行左肺下叶切除术，术后病理示：左肺下叶后基底段腺癌，乳头状及腺泡样混合亚型，中分化，未见淋巴结转移。术后未行放化疗。2016年10月患者出现低热，时感心慌、胸闷、气促，复查胸部CT示：左侧中等量胸腔积液、心包积液。既往史：2011年曾因子宫肌瘤行全子宫切除术。2015年因"双乳肿块"行肿块切除术，术后病理示：左乳纤维腺瘤，右乳乳腺病。有腰椎增生病史。丧失生活信心，由家人陪同来诊，刻诊：低热、咳嗽、心慌、胸闷气短，动则加剧，左胁肋及腰部作痛，自汗出，纳欠馨，大便干，小便少，舌质淡胖，苔净，边有齿痕瘀斑，脉细弦数。

诊断 中医诊断：悬饮，痰瘀内结。

西医诊断：肺癌术后 胸腔积液。

病机 肺脾气虚，痰瘀内结。

治则 补脾益肺，化瘀逐痰。

处方 生黄芪45g 生白术15g 茯苓30g 红豆杉15g 石上柏15g 炙乳没各10g 桑白皮30g 瓜蒌皮30g 浙贝母15g 葶苈子30g 水蛭6g 杏仁10g 枳实10g 桂枝10g 煅龙骨30g 煅牡蛎30g 生甘草10g

10剂，每日1剂，水煎，早晚分服。

二诊 2016年11月6日。

患者自觉低热症状缓解，自汗好转显著，胸闷、气促较前好转，咳嗽如前，痰少，胃纳仍不馨，大便二日一行，质软，小便较前增多。舌质暗，苔薄，边有齿痕，脉细。

处方 效不更方，仍以原法进退，原方去石上柏、炙乳香、炙没药、煅龙骨、枳实，加猪苓15g、防己15g、丹参15g、紫菀15g、鸡内金10g、干姜10g。

20剂，每日1剂，水煎，早晚分服。

药后患者左侧胸腔积液减少，症状趋平。后期治疗继以

"益气化瘀、利水逐饮"为治则加减用药,鼓励患者重树信心,坚持服用中药,其后随访九月余,左侧胸腔积液基本吸收,病情稳定。

按语 胸腔积液属于中医"悬饮"病的范畴。《金匮要略·痰饮咳嗽病篇》云:"饮后水流在胁下,咳唾引痛,谓之悬饮"。《圣济总录·痰饮统论》中提及:"三焦者,水谷之道路,气之所始终也。……若三焦气塞,脉道壅闭,则水积为饮,不得宣行,聚成痰饮"。《素问·六元正纪大论》认为肺、脾、肾功能失调,湿邪淫溢,可发生痰饮之病。饮之为病,多责之肺脾肾三脏,肺虚则不能通调水道,脾土虚衰则水失所制,肾虚则水失所主,水液不能正常输布,停留于局部遂成饮邪之患。

患者年过半百,先后行多次手术,导致肺气受损,正气亏虚,因虚致实而出现胸腔积液。该患者初诊时症见低热、胸闷、气短、自汗出、纳欠佳,脉细,舌质淡胖,边有齿痕印,四诊合参,应属肺脾两虚之证。故而,治疗以益气健脾为主,辅以退热解毒之法,方用四君子汤合桂枝龙骨牡蛎汤加减,旨在补肺健脾,退热利湿,振奋心阳、调和营卫。患者兼有左胁肋及腰部作痛,舌边有瘀点,此乃血瘀痰饮阻于胸胁,以桑白皮、瓜蒌皮、葶苈子、水蛭、乳香、没药等化瘀利水。复诊时患者低热、自汗已止,胸水稳定,小便增多,肺、脾、肾之气渐复,去石上柏、炙乳香、炙没药、煅龙骨、枳实诸药,加用猪苓、防己、紫菀、鸡内金等,在补益肺、脾、肾之基础上更添利水化饮之意;"一味丹参功同四物",方中丹参祛瘀不伤正;肺属上焦,"上焦如羽,非轻不举",紫菀味辛甘苦,性温,归肺经,辛散苦降,温润不燥,入肺经气分,又入血分,能疏利肺经气血,化痰止咳;辛而不燥,润而不寒,补而不滞，故不论外感咳嗽或内伤咳嗽，亦不论新久或寒热虚实之咳嗽，皆可用之，对于患者下有小便不利，上有胸闷喘满等证尤为合适，取其宣开肺气"提壶揭盖"之功。全方调气血，治标本，患者获得较为满意的疗效。

案四 肺癌（肺脾气虚）

于某，女性，68 岁。

初诊 2016 年 12 月 28 日。

患者于 2016 年 4 月行胸腔镜下右肺癌根治术，分期 IA 期。术后反复后背疼痛，动则气短喘促，舌淡红，苔薄，脉细。

诊断 中医诊断：肺癌，肺脾气虚。

西医诊断：肺癌术后。

病机 肺脾气虚，中气不足。

治则 补益肺脾，扶正祛邪。

处方 炙黄芪 30 g 炒党参 15 g 炒白术 10 g 当归 10 g 赤芍 10 g 陈皮 6 g 木香 10 g 炙升麻 5 g 炒柴胡 5 g 炙甘草 5 g 全蝎 6 g 石打穿 30 g 白花蛇舌草 30 g 大枣 10 g 三棱 10 g 莪术 10 g

14 剂，每日 1 剂，水煎早晚分服。

二诊 2017 年 1 月 12 日。

服药后症状平稳，后背疼痛缓解，气喘好转，复查 CT：1. 右上肺 Ca 术后，右肺条索影，两肺散在细小磨玻璃结节；2. 肝脏多发囊肿，双肾小结节；3. 甲状腺密度欠均。舌淡红，苔薄，脉细。

处方 上方去全蝎、石打穿、蛇舌草，加炙僵蚕 10 g、夏枯草 15 g、旱莲草 15 g。

14剂，每日1剂，水煎早晚分服。

三诊 2017年1月27日。

气短喘促已改善，舌淡红，苔薄白，脉细。治以补中益气，扶正祛邪。

处方 炙黄芪30g　炒党参15g　炒白术10g　当归10g　赤芍10g　三棱10g　莪术10g　炙升麻6g　炒柴胡6g　炙甘草5g　炙鳖甲^{先煎}30g　石见穿30g　陈皮6g

14剂，每日1剂，水煎早晚分服。

上方后继进2个月，2017年3月复诊，药后症减，前方兼以理气再进。上方去炙鳖甲，加木香10g、砂仁^{后下}3g。该方维持3个月，患者症平，无特殊不适。

按语 肺癌属于中医学"肺积""息贲""咳嗽""肺痿""胸痛""痰饮""咯血""积聚"等范畴。古代虽未明确提出病名，但典籍对此早有记载，《难经·论五脏积病》载："肺之积，名曰息贲，在右胁下，覆大如杯，久不已，令人洒淅寒热，喘咳，发肺壅"。《医宗必读·积聚》曰："积之成也，正气不足而后邪气踞之"，《内经》云："正气存内，邪不可干""邪之所凑，其气必虚"说明了古人认为积病与正气亏虚密切相关。李东垣《脾胃论》提出："百病皆由脾胃衰而生也"，《景岳全书》进一步发展，认为积病与脾肾相关："凡脾肾不足，及虚弱失调之人，多有积聚之病"。《内经》亦提出了情志是致病因素："卒然外中于寒，若内伤于忧怒，则气上逆，气上逆则六输不通，温气不行，凝血蕴里而不散，津液涩渗，着而不去，而积皆成矣。"

该患者肺癌术后，以气短喘促为苦，辨证当属"喘证"，亦可辨为"虚劳病"，其主要病机是因脏腑功能亏损，导致气血阴阳不足。历代不乏对虚劳的论述，汪绮石所著《理虚元鉴》总结"治虚二统,当统于肺脾"。戴师经长期临床实践总结出"扶正抗癌"的学术思想,认为肿瘤发病具有"正虚为本、邪实为标"的特点,故治疗以扶正为主,辅以祛邪药物,强调扶正与祛邪、局部与整体、辨证与辨病相结合、注重生存期和生活质量并重的原则,其学术思想指导着中医临床抗肿瘤治疗。在五行学说中,肺属金,脾属土,土生金,故有"脾有生肺之能,土旺而金生"之说。故临床上肺癌的治疗多求之于脾,脾气旺则肺气生。

案五　肺癌(肺脾气虚)

李某,男性,64岁。

初诊　2013年10月20日。

患者1年前体检时发现肺部有占位性病变,后经进一步检查确诊为肺癌,并接受了手术治疗。术后进行了放化疗,但近期出现了咳嗽、咳痰、气短等症状。刻下:咳嗽,咯吐白痰,痰质稀,量多,气短,乏力,纳差,眠差,二便正常。面色萎黄,舌质淡,苔白腻,脉细弱。

诊断　中医诊断:肺癌,肺脾气虚。

　　　　西医诊断:肺癌术后。

病机　肺脾气虚,痰阻气滞。

治则　健脾补肺,化痰散结。

处方　党参15g　白术12g　茯苓15g　陈皮10g　半夏10g　炙甘草6g　浙贝母15g　猫爪草15g　白花蛇舌草15g　鸡内金10g

7剂,每日1剂,水煎早晚分服。

二诊　2013年10月29日。

患者咳嗽、咳痰、气短等症状减轻,食欲有所改善,睡眠仍较差。舌质淡，苔白腻，脉细弱。效不更方。

处方　上方加酸枣仁 15 g、百合 30 g、合欢皮 30 g。

7 剂，每日 1 剂，水煎早晚分服。

三诊　2013 年 11 月 10 日。

患者咳嗽、咳痰、气短等症状明显减轻，食欲改善，睡眠好转。舌质淡红，苔薄白，脉细。痰浊气滞症状减轻，但术后正气未复，拟加强补气善后。

处方　上方去半夏，加黄芪 15 g。

14 剂，每日 1 剂，水煎早晚分服。

上方继进 3 个月，药后症减，随诊 2 年未见肿瘤复发征象。

按语　肺癌是一种全身属虚、局部属实的疾病，虚以气虚、阴虚、气血两虚多见，实以痰凝、气滞、血瘀毒结多见。气血阴阳亏损为本病的辨证要点，气积、痰热、瘀毒、津伤在整个疾病过程中起着重要作用。患者肺癌术后，放化疗后，出现咳嗽、咳痰、气短等症状，结合舌脉，辨为肺脾气虚证。方中党参、白术、茯苓、炙甘草健脾益气；陈皮、半夏燥湿化痰；浙贝母、猫爪草、白花蛇舌草清热解毒，化痰散结；鸡内金消食化积。复诊时，患者症状减轻，仍有睡眠差，加酸枣仁、百合、合欢皮以宁心安神。三诊时，患者症状明显好转，去半夏，加黄芪以增强益气健脾之力，以善其后。

案六　肺癌（气血两虚）

孙某，男性，73 岁。

初诊　2023 年 5 月 15 日。

患者小细胞肺癌伴淋巴结转移、骨转移化疗 2 周期后，化疗期间反复血小板降低，予促血小板生成素（TPO）治疗后可好转。1周前患者拟行第三周期化疗，复查血小板 41×10^9/L，予升血小板治疗后复查升至 56×10^9/L。用药后患者全身乏力，四肢及腰背部关节疼痛，拒绝继续升血小板治疗及静脉化疗。要求中药治疗。刻下：患者精神萎靡、面色无华、四肢乏力，动辄自汗伴气短，腰背部疼痛，手足不温，接触冷水后针刺样疼痛，左下肢膝关节周围散在红色皮疹，纳眠差，二便调，舌淡苔少，脉细涩。门诊复查血常规：白细胞 3.7×10^9/L，血小板 57×10^9/L。

诊断　中医诊断：肺癌，气血两虚。

　　　西医诊断：肺恶性肿瘤　血小板减少症。

病机　脾肾两伤，气血耗损。

治则　温阳益气，填精益髓。

处方　黄芪45g　白术15g　当归15g　熟地15g　白芍15g　女贞子18g　墨旱莲18g　菟丝子15g　阿胶15g　石韦30g　白茅根30g　地榆15g　藕节炭10g　肉桂6g　淡附片^{先煎}6g　鹿角片^{先煎}6g　白花蛇舌草30g　露蜂房15g　甘草6g

7剂，每日1剂，水煎，早晚分服。

二诊　2023年5月22日。

患者气短、乏力较前好转，仍有自汗、腰背部疼痛缓解，红色皮疹颜色转淡，部分已消退，夜寐较前好转、食纳欠佳。血常规：血小板 71×10^9/L。经治疗后，诸症向愈，再以原法继进，同时配伍健脾和胃药物以调理中焦。

处方　上方去地榆、藕节炭、白茅根，加苍术10g、鸡内金15g、焦六神曲15g。

7剂，每日1剂，水煎，早晚分服。

三诊　2023年5月30日。

服上方后，偶有自汗，气短已缓解，腰背部疼痛未作，手足转温，食纳一般，入睡困难，夜寐时间短，半夜醒后感心中烦闷。血常规：血小板 $83×10^9/L$。治以滋阴养血，解郁安神。

处方 上方去鹿角片，改黄芪15g、附片3g、石韦60g，加黄连6g、白茅根30g、防风12g、合欢皮10g、酸枣仁12g、茯神15g、远志10g。

7剂，每日1剂，水煎，早晚分服。嘱患者继续静脉化疗。

四诊 2023年6月6日。

静脉化疗1周期后，气短、乏力仍存，自汗未作，食纳、夜寐好转，化疗期间坚持服药，未用升血小板药物，血小板维持在 $63×10^9/L \sim 75×10^9/L$。继续予脾肾双补，温阳益气，填精益髓。

处方 黄芪30g 太子参20g 白术15g 当归15g 熟地15g 白芍15g 女贞子18g 墨旱莲18g 菟丝子15g 阿胶15g 石韦60g 肉桂6g 淡附片^{先煎}3g 鸡内金15g 合欢皮10g 酸枣仁12g 白花蛇舌草30g 露蜂房15g 甘草12g

14剂，每日1剂，水煎，早晚分服。

经治以来，诸证俱减。服药调理2月余，定期复查血小板维持在 $65×10^9/L \sim 90×10^9/L$，门诊定期随访未见复发。

按语 戴师在中药治疗放化疗毒副反应时尤重脾肾。《医醇賸义》云："水为天之一元，气之根在肾，土为万物之母，血之统在脾，气血旺盛，二脏健康，诸病自已。"本案患者癌病侵袭正气已亏，更兼药毒损伤，损及先后天之本。以致阳气虚衰、气血不足、髓海亏虚。当投益气养血、温肾助阳之品。

初诊时以大剂量黄芪补气生血、脾肾双补，配伍白术健脾益气，四物减温窜之川芎，使气守而不走，以女贞子、墨旱莲、菟丝子填精益髓，肉桂、淡附片、鹿角片温肾助阳，少火生气，鼓舞气血生长，石韦为升血小板经验用药。全方气血并行，脾肾双补。到三诊时气血已复，大量温阳药物热扰心神，以交泰丸调理阴阳，并佐以安神之品。治疗后使脾气得以补充，肾阳得以温煦，水谷精微不断化生，阴阳气血得以恢复，保障治疗顺利进行。"小病理气血，大病调阴阳"，癌症病人病程长，治疗周期长，戴师在这类患者治疗时尤其强调用药当以平和，刚柔相济，温而不燥，久久为功。

案七 肺癌（寒热错杂）

吴某，男性，69岁。

初诊 2024年2月8日。

患者于20个月前行右肺鳞癌根治术，术后行辅助化疗。刻下：时感胃脘部痞满不适，嗳气频频，纳差，便溏，日行3～4次，手足不温。术区疼痛。舌暗红有瘀，苔黄腻，脉弦细。

诊断 中医诊断：肺癌，寒热错杂。

西医诊断：肺鳞癌术后化疗后，胃肠功能紊乱。

病机 寒热错杂，气机不利。

治则 辛开苦降，调畅气机。

处方 紫苏梗10 g 黄连3 g 吴茱萸3 g 砂仁5 g 姜半夏10 g 厚朴10 g 茯神15 g 煨葛根20 g 白头翁15 g 木香10 g 麦芽30 g 焦六神曲30 g 甘草6 g 桔梗10 g

14剂，每日1剂，水煎服早晚分服。

二诊 2024年2月26日。

服药后胃脘痞满、嗳气症状不显,疼痛好转,然便溏仍作,大便日行3~4次,舌红,苔根黄腻,脉弦细。

处方　煨葛根30g　黄芩15g　黄连3g　木香10g　桔梗10g　甘草10g　蒺藜20g　全当归10g　白芍15g

14剂,每日1剂,水煎服早晚分服。

三诊　2024年3月11日。

服药后痞满消,大便调,舌偏红有瘀,苔根腻,脉弦细。

处方　上方加莪术10g。

14剂,每日1剂,水煎服早晚分服。

上方服用2周,患者胃脘痞满、嗳气症状不复,大便调畅。

按语　癌症患者久病体虚,化疗"药毒"最易败损脾胃,致使脾胃气虚。脾主运化,其气主升,胃主受纳,其气主降,脾胃为气机升降之枢纽,若脾胃虚损则运化不利,中焦失和,气机逆乱,日久则痰气湿热蕴结中焦,易出现寒热虚实错杂之证。一诊,患者诉化疗病程中常感胃脘部痞满、嗳气频频,又见腹泻便溏,四肢不温,舌红有瘀、苔黄腻。戴师通过四诊合参,辨其证属中医"胃痞"之寒热错杂证,病机为脾胃虚损,气机升降失常,寒热互结于心下。遂予半夏泻心汤合连苏饮加减,意在辛开苦降、平调寒热、调畅气机。半夏泻心汤是临床常用的经典方,出自《伤寒论》辨太阳病脉证并治篇"伤寒五六日,呕而发热者,柴胡汤证具,而以他药下之……若心下满而硬痛者,此为结胸也,大陷胸汤主之。但满而不痛者,此为痞,柴胡不中与之,宜半夏泻心汤",此方多用于治疗呕吐、下利兼心下痞满不疼者,实为治疗气机痞结、寒热错杂之证,是辛开苦降法的代表方剂。连苏饮是孟河医派名家张泽生老先生的经验方,随证加减治疗胃脘痞满、嘈杂不适,每每获得良效，屡试不爽。在主方基础上，又辅以白头翁、木香、煨葛根清热化湿，行气止泻；焦六神曲、麦芽健脾和胃；另外，患者有肺部手术史，局部疼痛，佐以桔梗，《神农本草经》云"桔梗，味辛微温。主胸胁痛如刀刺"，辨病与辨证相结合；甘草调和诸药。二诊患者胃脘痞满、嗳气不显，疼痛好转，唯腹泻便溏症状突出，观其舌脉见舌红、苔根黄腻，热邪犹存，予方葛根芩连汤加减化裁，辅以木香温脾行气止泻；当归、白芍柔肝敛阴；甘草加量缓急。三诊患者诸症减轻，续原方，另稍佐莪术活血化瘀，继予巩固疗效。

案八　肺癌（药毒发斑）

王某某，男，43岁。

初诊　2023年10月30日。

患者于2023年4月在上海肿瘤医院行肺癌根治术，术后病理：左上肺浸润腺癌，胸膜见癌累及，淋巴结2枚阳性，EGFR21突变，分期：pT1N1M0 ⅡA期。术后行"培美曲塞+顺铂"方案化疗四程，2023年9月复查胸部CT：术区软组织影及左肺胸膜下结节。评估PD，开始口服奥希替尼80mg Qd。因皮疹瘙痒已至皮肤科就诊，口服氯雷他定、多西环素胶囊，外用莫匹罗星及糠酸莫米松软膏，效果不明显，故来求诊。刻诊：患者神志清，精神软，全身皮疹，头面部及前胸部皮疹明显，疹出色红，瘙痒难忍，搔抓破溃，肌肤干燥起屑，口干，偶有干咳，饮水可缓，纳可，夜寐欠安，小便尚调，大便质可，一日三行，舌干红，边有齿痕，苔少，脉细稍数。

诊断　中医诊断：肺癌，药毒发斑。

西医诊断：左上肺浸润腺癌（cT1N1M1 ⅡA期）药物性皮疹。

病机 阴虚内热，药毒发斑。

治则 养阴清热，祛风和血。

处方 防风10g　荆芥10g　苦参10g　蝉蜕15g　苍耳子15g　当归10g　生地黄20g　川芎10g　甘草6g　知母10g　石膏10g　白鲜皮20g　川贝母10g

7剂，每日1剂，水煎，早晚分服。

二诊 2023年11月6日。

服药后瘙痒、口干、干咳症状有所改善。刻诊：全身皮疹同前，疹出色红，瘙痒，抓痕，肌肤干燥起屑，纳可，可不因瘙痒口干起夜，睡眠质量有所改善，小便调，大便不实，日行4次。舌偏红，边有齿痕，苔少，脉细稍数。奥希替尼靶向治疗中。

处方 初诊方加焦六神曲15g。

14剂，每日1剂，水煎，早晚分服。

三诊 2023年11月27日。

患者复查胸部CT提示，术区软组织影及左肺胸膜下结节较前缩小，纵隔淋巴结同前。继续口服奥西替尼靶向治疗。刻诊：全身皮疹较前减少，疹色转暗，瘙痒减轻，抓痕结痂，色素沉着，部分肌肤干性脱皮，稍有口干，偶有咳嗽，纳可，睡眠质量有所改善，小便调，大便稀溏，日行5~6次。舌质淡红，边有齿痕，苔薄白，脉细。

处方 二诊方去知母、石膏，焦六神曲加量至30g，加苍术10g、诃子肉20g、乌梅15g、五味子15g。

14剂，每日1剂，水煎，早晚分服。

四诊 2023年12月11日。

患者皮疹瘙痒能忍受，暗红色斑点样色素沉着，肌肤少许干性脱皮，偶有咳嗽，夜寐尚可，小便调，大便溏，减至每日

3~4次。舌质淡红,边有齿痕,苔薄白,脉细。

处方 三诊方继服14剂。

患者后续继定期复查胸部CT病情稳定,继续奥希替尼靶向治疗,服药期间监测肝肾功能未见明显肝肾功能损害,目前仍在门诊复诊,处方随证稍有加减。

按语 靶向药物治疗所导致的皮肤毒性属于"药疹"范畴,由于患者长期受到癌毒侵害,导致阴虚内热,其热毒内灼于肺,外现于皮毛,故而出现皮疹。消风散最早源自《太平惠民和剂局方》,《外科正宗》言其"治风湿浸淫血脉",表现为"搔痒不绝"者。消风散原方组成为荆芥、防风、蝉蜕、苦参、当归、生地黄、苍术、胡麻、牛蒡子、知母、石膏各一钱,甘草、木通各五分。全方辛散、苦燥、甘润相互配伍,具有祛风、除湿、养血、活血、清热之效。本案患者以皮疹瘙痒为主要痛苦,甚则搔抓破溃,此乃风邪偏盛,蝉蜕以发散皮毛,联合荆芥、防风二味祛风止痒,蝉蜕为"血肉有情之品",中医讲究"取象比类",蝉蜕为蝉壳,盖能治疗皮肤顽疾,常以用之,每收奇效;除祛风外还具有镇惊安神之功;苍术温燥,擅祛表湿,然而本案患者皮肤干燥起屑,湿非在表而在肌肉之间,故去之而留苦寒之苦参燥湿清热止痒;苍耳子,取其宣发之性,以增疏风止痒之效;当归、川芎养血活血,乃"血行风自灭"之用;皮肤干燥皲裂,结合他症,亦提示血分有热,耗伤津液,不荣肌肤,故用生地黄清热凉血;白鲜皮擅祛风止痒。患者干咳,无痰,加入川贝母取其润肺止咳之效。甘草调和诸药。知母、石膏清热除烦、生津止渴。原方消风散中木通有毒,去之。用药精简,药少而可达效,常言道"用药如用兵",方中每一味药物,均有其用处,而非必要者,减之,如消风散原方之胡麻仁,虽可滋阴血,但其有润燥滑肠之性；牛蒡子苦寒，泻热凉血作用较强，本案患者虽有阴伤，但知母、石膏、当归、生地黄滋阴养血足矣，且大便并非秘结，舌边有齿痕，存在脾胃气虚之象，用之反恐损伤脾胃，大便失常，故均去之。二诊时出现大便次数增多，且患者舌边素有齿痕，考虑到消风散主在祛邪，而非护正，其方整体偏凉，久服易伤脾胃，故对于脾胃较虚者，稍加治胃病的要药神曲以顾护脾胃，尤其是肿瘤化疗后，脾胃损伤常见，神曲可健脾运气、和胃消食。三诊时患者皮疹瘙痒、口干等症状改善，但新出现的大便稀溏症状，考虑肿瘤患者病程长，治疗方式及药物应用多样，导致患者病机复杂，易出现症状反复难治，本案初诊方中包括防风一味，"辛能散肝，香能舒脾，风能胜湿，为理脾引经要药"，兼具祛风、胜湿之功，丹溪的痛泻要方中也以防风为引经药，内入脾胃，以除湿与升阳、恢复脾胃升清降浊的功能治疗湿盛泄泻。在初诊方基础上去知母、石膏，加大焦六神曲用量，加强健脾和胃之效。李东垣谓苍术"别有雄壮上行之气，能除湿，下安太阴，使邪气不传入脾"，故加入苍术；再加入诃子肉、乌梅、五味子涩肠止泻。全方共奏疏风止痒，清热养血，健脾和胃，涩肠止泻之功。基于中医药的参与，患者靶向治疗过程中出现的不适症状得到缓解，提高了生活质量，保证了靶向治疗顺利进行，提高了患者疾病控制率。

案九　肺癌　内伤发热（阴虚内热）

王某某，男，47岁。

初诊　2023年3月6日。

患者2022年7月因腰痛至上海肺科医院就诊，诊断：右肺腺癌伴多发骨转移（cT2N1M1 Ⅳ期）。EGFR19突变，口服特罗凯靶向联合骨保护剂治疗，因周身皮疹明显，不能耐受。

2022年11月开始改予奥希替尼靶向治疗。服药后患者出现发热，38℃左右，无恶寒，无鼻塞流涕。刻诊：发热，午后及夜间明显，热势不甚，无畏寒或恶寒，手足心热，烦躁，口咽干燥，偶有咳嗽，食欲一般，少寐多梦，盗汗，小便正常，大便偏干。舌质干红，边有齿痕，苔少，脉细稍数。

诊断 中医诊断：肺癌 内伤发热，阴虚内热。

西医诊断：癌性发热 右肺腺癌伴多发骨转移（cT2N1M1 Ⅳ期）。

病机 阴液亏损，虚热内生。

治则 滋阴清热。

处方 青蒿20g 鳖甲20g 牡丹皮10g 知母10g 生地黄20g 白茅根30g 白花蛇舌草15g 党参15g 黄芪15g 生甘草6g

7剂，每日1剂，水煎，早晚分服。

二诊 2023年3月13日。

服药后午后发热减轻，烦躁、口干咽燥稍减，余症同前。舌质红，边有齿痕，苔少，脉细。

处方 一诊方改青蒿30g、鳖甲30g、黄芪20g，加焦六神曲30g。

14剂，每日1剂，水煎，早晚分服。

三诊 2023年3月27日。

服药后间或夜热，体温最高37.4℃，稍许盗汗，手足心热、烦躁、口干咽燥减轻，偶有咳嗽，食欲一般，睡眠质量提高，小便正常，大便软。舌质偏红，边有齿痕，苔少，脉细。

处方 二诊方继服。

14剂，每日1剂，水煎，早晚分服。

后续患者原方随证加减，发热未作，诸症好转。

按语 在中医学理论当中，癌性发热属于内伤发热，其病机主要是患者久病，阴液耗伤，体内阴阳失调，阴虚难以敛阳，虚阳外越从而产生发热症状，与晚期恶性肿瘤发热病机相吻合，治疗需要以滋阴清热为主。青蒿鳖甲汤最早见于《温病条辨》，在此方药中，鳖甲能够滋阴除热，入络搜邪；青蒿能够清除内热，通透脉络，引邪外出；生地黄药性甘凉，具有滋阴，清阴分邪热的功效；知母药性苦寒，能够滋阴、清气分热，将引出之邪清解；牡丹皮味辛苦且药性凉，能够泻阴伏火，调和阴阳；白茅根性凉，通窍，能够排出肺腑脉络的毒热；生甘草、白花蛇舌草都具有清热解毒的效用，且生甘草还能够调和方中药效；黄芪、党参都具有补中益气、扶正固本的功效，且黄芪还能够增强机体免疫，增强对肿瘤的抵抗作用。此方能够帮助患者滋阴清热，加强自身免疫能力，增强对肿瘤的抵抗能力。二诊加大青蒿、鳖甲用量，以期增强清热养阴之效，但青蒿苦寒伤胃，鳖甲滋腻碍胃，且该患者本就舌边有齿痕，存在脾胃虚弱之象，加入性温、味甘之焦六神曲，起到健脾消食作用，加大黄芪用量增其健脾益气固表之效。三诊时患者症状改善较多，守方继进，调整阴阳，扶正祛邪，继续靶向抗肿瘤治疗，在追求长生存期的同时，提高生活质量。

案十 肺癌 放射性肺炎（热毒外袭）

朱某某，男性，77岁。

初诊 2024年1月4日。

患者2023年7月发现左肺占位，穿刺后明确为左上肺鳞状细胞癌，经评估无法行手术治疗。遂于外院行"紫杉醇+卡铂/qw"方案并同步行放疗。目前化疗3次，放疗已完成20次。2023-11-23外院胸部CT提示胸部病灶较前略缩小，新发可疑肺内转移，并伴放射性肺炎。予激素冲击治疗后现口服甲泼尼龙中。患者无法耐受进一步化疗。既往胃恶性肿瘤、高血压病史。刻下：患者乏力，口干，喘促间作，活动后明显，耐力较差，无发热，无腹痛腹泻，无汗出，纳食差，夜寐困难，时时闷醒感，小便尚调，大便干。舌红，苔黄腻，脉弦。

诊断　中医诊断：肺癌，热毒外袭。

西医诊断：放射性肺炎　左肺恶性肿瘤。

病机　肺气亏虚，热毒内侵。

治则　滋阴润肺，清热解毒。

处方　黄芪30g　党参15g　北沙参15g　麦冬15g　玄参10g　桑白皮15g　瓜蒌皮20g　浙贝母15g　川贝母5g　紫苏子20g　葶苈子30g　五味子15g　干姜9g　细辛6g　桂枝10g　白芍15g　黄芩20g　连翘30g　白茅根45g　半夏15g　化橘红15g　紫花地丁30g　当归20g　甘草9g

14剂，每日1剂，水煎，早晚分服。

二诊　2024年1月18日。

服药后患者自觉静息状态时喘促发作减少，但活动后仍明显，运动耐量下降，仅可爬约一层楼，大便秘结较前好转。舌红，苔黄腻，脉弦。

处方　上方去当归，加射干5g、百部10g、杏仁10g。

14剂，每日1剂，水煎，早晚分服。

三诊　2024年2月1日。

服药后患者喘促稍好转，但活动耐量仍不足，此次复查胸部CT提示放射性肺炎仍未吸收。舌红，苔厚腻有裂纹，脉弦。

处方　上方去射干、百部、杏仁，加芦根15g。

14剂，每日1剂，水煎，早晚分服。

四诊 2024 年 2 月 19 日。

服药后喘促稍好转，但自觉胸闷、喉中痰涎较多。舌红，苔厚腻有裂纹，脉弦。

处方　上方加白术 15 g。

14 剂，每日 1 剂，水煎，早晚分服。

五诊 2024 年 3 月 4 日。

服药后喘促明显好转，胸闷好转，活动后仍有无力感。舌红，苔厚腻有裂纹，脉弦。

处方　上方去葶苈子。

14 剂，每日 1 剂，水煎，早晚分服。

六诊 2024 年 3 月 21 日。

服药后现喘促基本不显，活动耐量较前提高，复查胸部 CT 提示左肺炎症较前明显吸收，目前纳寐香。舌红，苔薄腻，脉弦。

处方　上方去川贝母、黄芩，加大青叶 20 g、鱼腥草 30 g。

14 剂，每日 1 剂，水煎，早晚分服。

后续患者喘促已消，可日常外出行走活动。

按语　放射治疗为现代医学治疗手段，然传统医学无相关描述，戴师总结长期临床实践经验，认为放射线属火、属热，属阳，具有"温热发散"特性，用于治疗属于"阴性"的肿瘤。但在治疗过程中，或治疗后，往往出现乏力、口干、溃疡、疼痛、痰热等耗气伤阴的表现，放射线则成为火热之邪，引起气阴两伤的病症，病机总属"本虚标实、虚实夹杂"。放射性肺炎是肺癌放疗后最常见的不良反应，主要症状为刺激性干咳，气促，活动后加剧，胸痛，伴或不伴有发热，以低热为多，重症者可出现严重呼吸困难、紫绀，临床上急需积极处理，以免疾病进一步恶化。

戴师以"益气养阴"立法，首创"黄芪三参饮"辨治放射性炎症，黄芪三参饮由生黄芪、党参、北沙参、麦冬、玄参药物组成，并根据患者刻下不同随证调整。本例患者疾病初起喘促乏力明显，肺部炎症较重，同时患者因受火热毒邪耗气伤阴，且"肺与大肠相表里"，肺部热毒内侵，引而肠道津亏热结，出现便秘，治以滋阴清热，清肺化痰为主。方中以黄芪、党参健脾补中，益气生津为君；北沙参、麦冬养阴生津为臣；玄参、桑白皮、瓜蒌皮、浙贝母清热凉血，泻火解毒滋阴；紫苏子、葶苈子、五味子泻肺平喘；干姜、细辛、桂枝温肺化饮；白芍、黄芩、连翘、白茅根清热解毒、疏风散热；半夏、化橘红、紫花地丁、川贝母清热化痰为佐；当归润肠通便；诸药共奏益气养阴、清热解毒、润肺止咳之功。

至二诊时，患者静息状态时喘促较前好转，同时便秘不显，故去当归，在原方清热解毒、润肺止咳基础上加予射干清热解毒化痰利咽平喘，百部、杏仁止咳化痰。该诊治疗予加强清热化痰止咳功用，以期平喘提高患者生活质量。三诊时虽复查CT显示肺炎仍未吸收，患者症状喘促已明显好转，治予去射干、百部、杏仁以防苦味伤胃，并加予芦根清热泻火生津止咳以助肺部炎症吸收。至四诊时患者喘促较前好转，自觉痰涎较前增多，治以加予白术健脾化痰利水。后五诊时喘促已明显好转，但乏力仍间作影响活动，予减葶苈子。六诊时患者肺部放射性炎症评价已基本吸收，同时喘促基本不显，乏力较前明显好转，故去川贝母、黄芩。因放射性炎症具有反复的特点，加用大青叶、鱼腥草清热解毒，以期病损得以恢复，正气得养，可行后续抗癌治疗。回顾病程全程，"滋阴润肺，清热解毒"为治疗大法，同时结合患者刻下症状，或重予化痰，或重予利水，或佐以温阳，体现辨证为主，随证治之的中医理念。

第六节 乳腺癌

案一 乳腺癌（肝郁痰凝）

姚某，女性，51岁。

初诊 2024年1月25日。

患者4个月前行右乳腺癌根治术，ER阳性，PR阳性，术后辅助内分泌治疗，长期规律口服枸橼酸他莫昔芬片10mg bid。刻下：情志不畅，善太息，烘热多汗，面部散在褐斑，夜寐不佳，多梦易醒，纳食尚可，二便调。舌暗红，苔白腻，脉弦滑。

诊断 中医诊断：乳岩，肝郁痰凝。

西医诊断：乳腺癌。

病机 肝郁痰凝，阴虚火旺。

治则 疏肝解郁，滋肾清热。

处方 柴胡10g 全当归15g 白芍15g 浙贝母15g 瓜蒌皮15g 知母10g 盐黄柏10g 肉桂6g 半夏15g 诃子肉15g 莲子肉10g 煅龙骨^{先煎}30g 徐长卿20g 甘草6g 郁金15g 淮小麦30g 大枣15g 猪苓15g 黄连3g 石决明^{先煎}45g 地肤子30g 白鲜皮30g 僵蚕20g 蒺藜20g 白芷10g 白术10g

21剂，每日1剂，水煎早晚分服。

二诊 2024年2月26日。

服药后烘热、多汗症状减轻，夜寐不佳、多梦仍作，舌暗红，苔微腻，脉弦滑。

处方 上方去浙贝母、瓜蒌皮、诃子肉、郁金，甘草加量至 15 g，加合欢皮 15 g、鸡血藤 20 g、五味子 15 g、防风 10 g。

21 剂，每日 1 剂，水煎早晚分服。

三诊 2024 年 3 月 25 日。

服药后烘热汗出症状不显，诉近来外感头痛，夜寐不佳、多梦仍有，服药后稍觉胃脘不适，便意频繁，矢气多，舌暗红，苔薄白，脉弦细。

处方 上方去盐黄柏、黄连、僵蚕、白芷，加蝉蜕 15 g、紫草 20 g。

21 剂，每日 1 剂，水煎早晚分服。

上方服用 3 周，患者烘热汗出症状不显，头痛未作，然眠短多梦时有，胃脘不适改善，大便调畅。

按语 乳癌多属本虚标实之证，发病多与先天禀赋不足、情志失调、饮食不节、冲任不调等因素有关。其中，情志失调是乳癌早期发病的关键因素之一。《外科正宗》曾将乳癌的病机归为"忧郁伤肝，思虑伤脾，积想在心，所愿不得志者，致经络痞涩，聚结成核"。患者平素情志不畅、善郁太息，导致肝郁气滞、肝气乘脾，脾胃受损则水湿不布，痰浊内生，进而痰气交阻，痰瘀、湿毒等实邪聚于乳络，日久成岩。雌激素促进女性生长发育并调节生理功能，戴师认为其作用往往可类比于中医学"天癸"之功效概念，"天癸"乃先天之精，"天癸"不足，则肾精亏虚，内分泌治疗药物的使用抑制雌激素水平，使机体趋向"肾气衰，天癸竭"的状态，且因肝血肾精同源，二者互生互用，最终可致肝肾阴虚、阴虚火旺之证，故而患者临床表现多见烘热汗出等阴虚症状，而肾水不足，心肾不交，又可致心神不安、失眠多梦之症。

戴师依据乳癌本身病机特点，结合患者症状进行辨证论治，一诊予逍遥蒌贝散合滋肾丸加减，治以疏肝解郁，滋肾清热。逍遥蒌贝散系由逍遥散与蒌贝散加减化裁而成，对于乳癖、乳岩、乳痨及瘰疬等属于肝郁气滞、痰气互结、瘀滞而成块者，俱有良效。一诊方中柴胡疏肝解郁；全当归、白芍柔肝养血；瓜蒌皮、浙贝母、半夏化痰散结；黄柏、知母、肉桂三者配伍，名曰滋肾丸，其功效主在清热燥湿、滋阴降火、引火归元；白术、猪苓健脾祛湿；煅龙骨、石决明镇静安神、潜阳补阴；诃子肉、莲子肉敛汗固涩、宁心安神；黄连、郁金清热解毒、行气解郁；甘草、淮小麦、大枣取甘麦大枣汤之义，重以养心安神，治疗妇女"脏躁"等情志不舒；《本草纲目》曰白芷可"长肌肤，润泽颜色"，白蒺藜有"洗面黑，祛斑"之效，《神农本草经》中提及白僵蚕"灭黑𪒴，令人面色好"，《药性论》曾言白鲜皮可"治一切热毒风，恶风，风疮，疥癣赤烂，眉发脱脆，皮肌急"，戴师方中善用白芷、白鲜皮、白蒺藜、白僵蚕、地肤子、徐长卿等中药，意在祛风燥湿，淡斑养颜，除𪒴灭瘢。全方诸药共奏疏肝、散结、滋肾、清热之效。二诊患者失眠多梦仍作，加用合欢皮解郁安神、五味子补肾宁心；又佐以鸡血藤活血通络，血行则气畅；防风性轻扬，借助于风药之升，升发清阳之气，进一步祛湿化浊。三诊患者胃脘不适伴便意矢气频繁，清热泻火之品性味多苦寒，苦寒败胃，故去黄柏、黄连，改用紫草入肝经血分，清热解毒，外感头痛明显，去僵蚕、白芷，加用蝉蜕疏散风邪，清利头目。此后，诸症减轻，特别是面部色斑变淡，患者甚为欢欣。

案二 乳腺癌（气血两虚）

郑某某，女，61岁。

初诊 2022年11月9日。

患者于2022年6月行左乳癌改良根治术，诊断为左侧乳腺恶性肿瘤（浸润性导管癌Ⅲ级 T2N1M0 ⅡB 期）。免疫组化示肿瘤细胞 ER（约30%＋），PR（－），AR（弱＋），P120（膜＋），E-cad（膜＋），HER－2（3＋），Ki－67（约30%＋）。术后行 TCb-HP 方案辅助化疗六程，目前行放疗程中。刻下：精神委顿，乏力，头晕，活动后心悸、气短，自汗，纳差，失眠多梦，二便调。舌质淡红，苔薄白，脉沉细无力。血细胞分析：白细胞 $3.2\times10^9/L$，中性粒细胞 $1.72\times10^9/L$，红细胞 $2.20\times10^{12}/L$，血红蛋白 78g/L。

诊断　中医诊断：乳岩，气血两虚。

　　　　西医诊断：左侧乳腺恶性肿瘤术后。

病机　久病体虚，气血耗伤。

治则　扶正固本，补益气血。

处方　炙黄芪20g　太子参15g　白术15g　茯苓15g　当归20g　熟地黄15g　川芎10g　木香6g　远志15g　酸枣仁30g　白芍30g　炙甘草15g　焦六神曲30g　鸡内金9g

7剂，每日1剂，水煎，早晚分服。

二诊　2022年11月16日。

放疗完成5次。服药后乏力、头晕较前稍有改善，自汗减少，食欲有所改善，夜梦减少，余症状同前，舌质淡红，苔薄白，脉细。血细胞分析：白细胞 $3.4\times10^9/L$↓，中性粒细胞 $1.82\times10^9/L$，红细胞 $2.30\times10^{12}/L$↓，血红蛋白 81g/L↓。

处方　初诊方改炙黄芪30g、太子参20g、熟地黄20g、川芎20g。

7剂，每日1剂，水煎，早晚分服。

三诊　2022年11月23日。

放疗完成10次。患者诸症较前改善，苔脉同前。血细胞分析：白细胞 $3.5\times10^9/L$，中性粒细胞 $1.95\times10^9/L$，红细胞

2.90×10^{12}/L，血红蛋白86g/L。患者气血两虚症状略有改善，新出现口干，考虑放疗所致的"火热"之邪，对机体会带来耗阴伤津的不良反应，加以养阴生津去火之品。

处方　初诊方加北沙参10g、麦冬10g、生地黄10g。

7剂，每日1剂，水煎，早晚分服。

四诊　2022年11月30日。

放疗完成15次。患者主诉口干咽燥，阵发性干咳，食欲一般，睡眠尚可，二便调。舌质偏红，苔薄，脉细。血细胞稳定。放疗所致的"火热"之邪，导致咽喉、气管、肺局部损伤，治拟加强养阴清肺利咽之效。

处方　三诊方去木香，加南沙参10g、桔梗10g、鱼腥草15g。

7剂，每日1剂，水煎，早晚分服。

五诊　2022年12月7日。

放疗完成20次。患者主诉口干咽燥较前好转，少许干咳，咽部异物感，胸肋部有胀闷感，食欲一般，睡眠尚可，二便调。舌质偏红，苔薄，脉细弦。血细胞仍稳定。气血得养，阴津补充，但出现咽部异物感，胸肋部有胀闷感，脉细弦，考虑肝郁气滞所致，加清肝泻火之品。

处方　四诊方加郁金10g、夏枯草20g。

7剂，每日1剂，水煎，早晚分服。

六诊　2022年12月14日。

放疗完成25次，本次放疗疗程结束。患者主诉稍有口干，无咳嗽，咽部异物感及胸肋部有胀闷感较前减轻，食欲一般，睡眠尚可，二便调。舌质偏红，苔薄，脉细。血细胞分析：白细胞3.5×10^9/L，中性粒细胞1.9×10^9/L，红细胞2.88×10^{12}/L，血红蛋白90g/L；肝肾功能基本正常。

处方　原五诊方继服。

14剂，每日1剂，水煎，早晚分服。

患者按以上处方随证加减进退，两个月后，血细胞基本恢复，无不适主诉。

按语　乳腺癌患者根据分期分型，会接受手术、化疗、靶向、放疗、内分泌等综合治疗。化疗药物有着很强的细胞毒性，且选择性差，在抑制或杀灭肿瘤细胞的同时对正常细胞也有杀伤作用，特别是增生活跃的骨髓造血细胞，乳腺癌术后放疗的受照体积较大，往往加重骨髓抑制。化疗耗伤气血，累及脾（胃）、肾，脾虚则饮食之精微不能化生气血，肾主骨，生髓藏精，精血互相化生，肾虚则骨髓空虚，精血生化无力。放射线照射至人体会出现"红、肿、热、痛"的表现，符合中医"火热"之邪致病的特点，故中医学认为现代治疗方法放射线可以归为"火热"之邪，易耗气伤津，烁血灼络。乳腺癌术后放疗的局部反应主要表现为照射野内皮肤、咽喉、气管、食管、肺部、心脏等的放射性损伤，全身反应表现为神疲乏力、气短、自汗或盗汗、饮食减少、平素易于感冒、甚至出现心悸、失眠、面色不华、头晕、目眩等症状，合并白细胞下降、血小板减少、贫血等骨髓抑制。一些患者可出现口唇干燥、咽痛、干咳、个别可见口舌生疮、大便干结。因此，调补气血，健脾和胃，滋养肝肾，养阴生津是保护骨髓造血功能，减轻化疗、放疗不良反应的主要中医治疗方法。我科自开科以来收治过很多此类患者，根据多年临床经验，总结以益气养血为主要治法。

本案以八珍汤为主，八珍汤为源自《正体类要》的古方。方中用太子参、白术、茯苓、炙甘草即四君子汤健脾益气，脾为后天之本，脾健则气血化生有源，方中加入炙黄芪，与太子参、白术相伍，补中益气健脾之功益著。熟地黄、当归、白芍、川芎即四物汤养血生精。八珍汤中太子参与熟地黄配伍，补气养血，共为君药；白术、茯苓健脾祛湿，助太子参益气健脾；当归、白芍养血和营，助熟地黄滋养精血，远志、酸枣仁宁心益智安神，均为臣药；川芎、木香同为佐药理气醒脾，与诸补气养血药相伍，可使其补而不滞；炙甘草、焦六神曲、鸡内金共为使药，炙甘草调和诸药，其味甘、入中焦，具有补益脾气之力；焦六神曲、鸡内金健脾和胃、消食化积之品，防止滋腻碍胃，顾护胃气。一诊后气血亏虚症状略有改善，二诊原方加大补益气血药物药量再服。三诊时患者放疗完成10次，出现"火热"耗阴伤津的所致口干的不良反应，故在二诊方基础上加北沙参、麦冬、生地黄养阴清肺，益胃生津，清热凉血，津液生则血燥除。四诊时患者放疗完成15次，随着放疗剂量增加，阴津耗伤症状加重，续三诊方去辛温之木香，加南沙参、桔梗、鱼腥草加强养阴清肺、利咽止咳之效。五诊时患者放疗完成20次，新诉咽部异物感，胸肋部胀闷，脉细弦，乳岩患者肝气郁结，情志不畅为基本病机，该患者治疗时间长，不适主诉较多，有肝郁气滞，郁久化火表现，故在益气养血生津方基础上加郁金理气和络，夏枯草清肝泻火。六诊时患者放疗结束，续五诊方继服，病情稳定。乳腺癌术后放疗配合益气养血生津方，有助于减轻骨髓抑制，并减轻放疗所致易耗气伤津毒副反应，改善患者生活质量，也提高了患者治疗的信心与依从性。

第七节 食管癌

案一 食管癌（痰瘀互结）

钟某，男性，73岁。

初诊 2018年4月16日。

患者诊断为中段食管癌，未行手术治疗。就诊时进食哽咽，痰多色白，咯吐泡沫痰，胸闷，大便正常。舌暗，苔白腻，脉细涩。

诊断 中医诊断：噎膈，痰瘀互结。

西医诊断：食管癌。

病机 痰瘀互结，胃失和降。

治则 祛瘀化痰，通降胃气。

处方 旋覆花^{包煎}10g　全瓜蒌15g　薤白10g　法半夏10g　陈皮6g　枳壳10g　炒苏子10g　莱菔子10g　白芥子5g　川朴10g　苏梗10g　制香附10g　炙鸡内金10g　石打穿15g　半枝莲15g

14剂，每日1剂，水煎早晚分服。

二诊 2018年5月8日。

仍吞咽梗阻，痰多色白，腹部胀满，口干，苔厚黄腻，舌中有裂纹，脉细弦滑。

处方 上方去枳壳、川朴、苏梗、香附、炙鸡内金，加代赭石^{先煎}15g、威灵仙15g、海浮石15g、南沙参15g、麦冬15g。

14剂，每日1剂，水煎早晚分服。

三诊 2018年5月24日。

仍吞咽梗阻，泛吐酸水，胃脘疼痛伴闷堵感，舌暗红，苔薄白，脉细。

处方　旋覆花^{包煎}10g　代赭石^{先煎}15g　川连3g　淡吴萸2g　黄芩10g　干姜3g　枳壳10g　川朴10g　竹茹10g　陈皮6g　姜半夏10g　白芍10g　炙甘草3g　炒党参10g　石打穿30g

28剂，每日1剂，水煎早晚分服。

四诊　2018年6月21日。

药后吞咽梗阻改善，泛吐酸水好转，食欲尚可，大便正常。苔薄白，边有齿痕。

处方　前方加炙鸡内金10g。

28剂，每日1剂，水煎早晚分服。

五诊　2018年7月19日。

梗阻感减轻，泛吐酸水减少。舌质偏红，苔薄白，脉细。

处方　旋覆花^{包煎}10g　代赭石^{先煎}15g　威灵仙15g　法半夏10g　陈皮6g　炒竹茹10g　枳壳10g　川连3g　木香5g　淡吴萸2g　白芍15g　麦冬15g　三棱10g　莪术10g　石打穿15g　半枝莲15g　炙甘草3g　砂仁^{后下}3g

上方后继进3个月，症情平稳，吞咽梗阻感及泛吐酸水好转，食欲尚可，大小便正常。体重保持平稳。

按语　中医对食管癌病机的认识是一个渐进的演变过程，不断发展。《素问·通评虚实论》曰"隔塞闭绝，上下不通，则暴忧之病也"；《备急千金要方》亦认为"此皆忧恚嗔怒，寒气上入胸胁所致"；《太平圣惠方》则认为："寒温失意，食饮乖度，或恚怒气逆，思虑伤心，致使阴阳不合，胸膈否塞，故名曰膈气。"可以看出七情失调、气机郁滞是导致噎嗝形成的重要因素。而《金匮翼·膈噎反胃统论》曰"噎嗝之病，大都年逾五十者,是津液枯槁者居多";《医宗必读·反胃噎塞》说"大抵气血亏损,复因悲思忧恚,则脾胃受伤,血液渐耗,郁气生痰,痰则塞而不通,气则上而不下,妨碍道路,食难进,噎塞所由成也";《景岳全书》也指出"少年少见此证,而惟中衰耗伤者多有之"。说明体虚是发病的基础。《临证指南医案·噎膈反胃》"气滞痰聚日拥,清阳莫展,脘管狭窄,不能入物,噎膈渐成";《济生方》则明确提出其治疗当"调顺阴阳,化痰下气"。因此,痰凝是食管癌发病机制的又一重要因素。基于对病机认识不同,诸多医家对食管癌的治疗原则及用药也不尽相同。如元代朱丹溪主张以润养为主;明代张介宾主张"调养心脾,以舒结气";清代叶天士主张"填精益气,以滋枯燥";吴塘主张"食噎宜下,痰噎宜导,血噎宜通络,气噎宜宣肝";程仲龄主张从痰气郁结论治噎膈,创制了治疗噎膈的名方启膈散,目前在临床上广泛用于食管癌治疗,具有较好疗效;至姜天叙在其《风劳臌膈四大证治·噎膈反胃》一书中明确指出,"至痰凝气结,血瘀津枯,皆能致噎,其治法又当察证凭脉",应当辨证治疗。

食管癌病位在食管,属胃气所主,与肝、脾、肾三脏皆有联系。本病乃因虚致实,因病致虚,证属本虚标实。历代医家对本病病机的认识多从津血亏虚、痰气瘀结立论,经云:"三阳结谓之隔";《医宗金鉴》曰:"结者,结热也,灼伤津液也",说明其基本病机以津血亏虚为本,痰气瘀结为标。痰和瘀为疾病过程中形成的病理产物,同时作为一种新的致病因素作用于机体,导致脏腑功能失调,引起各种复杂的病理变化。瘀为血滞所成,痰为津液所化,因津血同源而可知痰瘀的形成亦同源,皆同源于脾胃运化的水谷精微,各种致病因素导致脏腑功能失调而产生气血津液的变化,津停成痰,血滞为瘀,痰瘀互结，胶固黏滞，而成癌肿，故而涤痰化瘀、攻逐癌毒为基本治法。

本案患者年逾七旬，正气虚衰，脏腑功能失调，气滞痰凝，血瘀内生。一方面，痰气相搏酿生癌毒；另一方面，这些病理产物又进一步影响脏腑气化，助邪伤正，形成恶性循环，使病情呈进行性加重。病人未行手术及放化疗，肿瘤负荷重，正气耗损不剧，治疗先以化痰散结、祛瘀解毒、通降胃气为法。方选旋覆代赭汤化裁。旋覆代赭汤出于《伤寒论》"伤寒发汗，若吐若下解后，心下痞硬，噫气不除者，旋覆代赭汤主之"。戴教授认为癌毒是形成食管癌的特异病因，癌毒与瘀血、痰湿等均为内生之邪，它既是病理产物，同时又是致病因素。常用清热解毒类药物（如半枝莲等）。威灵仙辛散温通，能通经络、消痰涎，《本草正义》言其"以走窜消克为能事，积湿停痰血凝气滞，诸实宜之"。叶天士曾用威灵仙治疗噎食不下，咽喉噎塞，胸膈满痛之证。岳美中云"吴茱萸治白黏痰神效"，白黏痰是中晚期食管癌最常见的症状，临床用之，每能收功。

案二　食管癌（痰瘀互结）

孙某，男性，78岁。

初诊　2023年3月2日。

2023年2月在外院确诊为"食管中下段癌"。考虑患者年龄较大，有冠心病病史，家属拒绝手术、放化疗等抗肿瘤治疗，要求中药治疗。刻下：患者可进食半流质，呕吐黏涎，胸背痛，近期消瘦，大便干结，小便黄。舌质红，有瘀斑，舌苔白腻。脉弦滑。

诊断　中医诊断：噎膈，痰瘀互结。

西医诊断：食管恶性肿瘤。

病机　痰瘀互结，胃失和降。

治则　行气豁痰，化瘀散结。

处方　旋覆花 10 g　代赭石 30 g　半夏 15 g　蜂房 10 g　蜈蚣 2 条　瓦楞子^{先煎}30 g　山豆根 10 g　制南星 10 g　全瓜蒌 15 g　山慈菇 30 g　白花蛇舌草 30 g　郁金 15 g　三七 6 g　黄芪 20 g　党参 10 g　火麻仁 20 g　甘草 6 g

14 剂，每日 1 剂，水煎早晚分服。

二诊　2023 年 3 月 16 日。

患者服药后其呕吐黏涎，胸背痛，大便干结较前稍好转，进食情况同前。舌质红，有瘀斑，舌苔白腻，脉弦滑。

处方　原方继进。

28 剂，每日 1 剂，水煎早晚分服。

三诊　2023 年 9 月 7 日。

患者上次就诊服药 28 剂后诸症状进一步改善，但因回老家停药近 5 个月。刻下：患者进食半流质饮食亦感到哽噎，只可进食流质，呕吐痰涎不止，呃逆，大便干结，小便正常。舌质绛，有瘀斑，舌苔白腻，脉弦细。证属痰瘀互结，胃气上逆。治宜辛开苦降，豁痰祛瘀。

处方　旋覆花 15 g　代赭石 30 g　半夏 15 g　蜂房 10 g　蜈蚣 2 条　瓦楞子^{先煎}30 g　干姜 10 g　吴茱萸 6 g　黄芪 30 g　党参 10 g　三棱 10 g　莪术 10 g　红豆杉 10 g　三七 6 g　大黄 10 g　甘草 6 g

14 剂，每日 1 剂，水煎早晚分服。

上方后继进 3 个月，患者可进半流质饮食，呕吐、呃逆均缓，大便质软。病情稳定。

按语　食管癌属于中医学"噎膈"的范畴，是中医四大顽症之一。《诸病源候论》曰："夫阴阳不和，则三焦隔绝，三焦隔绝，则津液不利，故令气塞不调理也，是以成噎。此由忧恚所致，忧恚则气结，气结则不宣流，使噎。噎者，噎塞不通也"。明代徐灵胎评《临证指南医案·噎膈》时说"噎膈之症，必有瘀血、顽痰、逆气，阻隔胃气"。七情郁结、脾胃失和、气滞血瘀、痰瘀互结等为食管癌的主要病因，临床症状多见"噎、吐、痛、梗、衰"。许多病人往往就诊时已处于中晚期，在中药治疗过程中以先攻后补或攻补兼施为原则。食管以通为顺，失于通降则噎则梗，常用半夏、制南星、瓜蒌、郁金四药宽胸降逆，化瘀散结。"旋覆代赭汤"出于张仲景《伤寒论·辨太阳病脉证并治》，原文云"伤寒发汗，若吐若下，解后心下痞硬，噫气不除者，旋覆代赭汤主之"，具有降逆化痰，益气和胃之功效。周扬俊、喻嘉言等人皆谓其治"膈证"甚效。通过现代中药药理研究、基础实验及临床观察进一步验证"旋覆代赭汤"对于改善食管癌患者的临床症状，提高其生存质量，具有良好的效果，已成为治疗食管癌的常用方之一。三诊时患者停药日久，症状反复并加重，在原法基础上加用辛开苦降之干姜、吴茱萸，破血散结之莪术、三棱，噎膈之症得缓，收到了预期效果。

案三 食管癌（痰气交阻）

张某，男性，64岁。

初诊 2013年6月20日。

患者1年前因食管癌行放射治疗，放疗后症状缓解。1个月前开始出现吞咽困难加重，伴有胸骨后疼痛、消瘦等症状。CT及胃镜检查未见肿瘤复发依据。刻下：乏力、萎软，吞咽困难，嗳气，胸骨后疼痛，形体消瘦，纳差，眠差，二便正常。舌质淡，苔白腻，脉细弱。

诊断　中医诊断：噎膈，痰气交阻。
　　　　西医诊断：食管癌放疗后。

病机　脾气亏虚，痰气交阻。

治则　健脾益气，化痰散结。

处方　旋覆花 10 g　代赭石 10 g　党参 15 g　白术 12 g　茯苓 15 g　陈皮 10 g　半夏 10 g　炙甘草 6 g　浙贝母 15 g　鸡内金 10 g　山慈菇 10 g

7 剂，每日 1 剂，水煎早晚分服。

二诊　2013 年 6 月 28 日。

患者吞咽困难、胸骨后疼痛等症状减轻，精神、食欲稍有改善，睡眠仍较差。舌质淡，苔白腻，脉细弱。

处方　上方加酸枣仁 15 g。

7 剂，每日 1 剂，水煎早晚分服。

三诊　2013 年 7 月 7 日。

患者吞咽困难、胸骨后疼痛等症状明显减轻，精神、食欲改善，睡眠好转。舌质淡红，苔薄白，脉细。痰阻气滞症状减轻，但正气仍虚，拟加强补气善后。

处方　上方去山慈菇，加黄芪 15 g。

14 剂，每日 1 剂，水煎，早晚分服。

药后患者症情平稳，无明显吞咽困难，原方守方继进 2 个月。

按语　痰阻、气结、血瘀是食管癌形成的主要原因。食管癌在临床上往往表现为本虚标实，既有气郁、痰阻、血瘀等标实证候，又表现出气阴两虚证候。患者食管癌放疗后，出现吞咽困难加重，伴有胸骨后疼痛、消瘦等症状，结合舌脉，辨为痰气交阻，脾气亏虚证。方中旋覆花、代赭石降逆化痰；党参、白术、茯苓、炙甘草健脾益气；陈皮、半夏燥湿化痰；浙贝母、鸡内金、山慈菇化痰散结。复诊时，患者症状减轻，仍有睡眠差，加酸枣仁以宁心安神。三诊时，患者症状明显好转，去山慈菇，加黄芪以增强益气健脾之力。

案四　食管癌（气血亏虚）

陈某某，男性，76 岁。

初诊　2020 年 8 月 6 日。

患者于 2019 年 12 月行食管癌根治术。术后病理：食管溃疡型鳞状细胞癌，中分化，侵及食管壁深肌层外纤维脂肪组织。术后行"白蛋白紫杉醇＋顺铂"化疗。同步针对原瘤床行放疗，放疗期间出现重度骨髓抑制。刻下：食管恶性肿瘤放化疗后，自觉乏力明显，腿脚萎软，偶有畏寒，活动后易汗出，时有痰涎，纳食软烂、量稍少，夜寐较差、易醒，二便尚调。舌淡红，苔薄，脉细。

诊断　中医诊断：食管癌，气血亏虚。

　　　　西医诊断：食管恶性肿瘤术后。

病机　肺脾不足，气血亏虚。

治则　益气养血，扶正抗癌。

处方　黄芪 20 g　白术 10 g　酒当归 10 g　川芎 12 g　白芍 10 g　熟地黄 10 g　炒酸枣仁 20 g　醋五味子 6 g　木瓜 10 g　茯苓皮 10 g　薏苡仁 10 g　续断 10 g　沙苑子 10 g

14 剂，每日 1 剂，水煎，早晚分服。

二诊　2020 年 8 月 21 日。

服药后患者自觉乏力稍好转，纳食不香。因"脾为后天之本，气血生化之源"，需着重健脾和胃，以助运气血生成。

处方　上方加麦芽 30 g、炒鸡内金 15 g、焦六神曲 30 g、仙鹤草 30 g、威灵仙 10 g、瓦楞子 15 g、海螵蛸 15 g。

28 剂，每日 1 剂，水煎，早晚分服。

三诊 2024 年 9 月 20 日。

服药后患者自觉乏力萎软明显好转，畏寒仍作。此为久病体虚，耗伤阳气，需着重温通阳气为大法。

处方 上方去续断、沙苑子，加桂枝 15 g、干姜 6 g、吴茱萸 3 g、肉桂^{后下} 6 g。

28 剂，每日 1 剂，水煎，早晚分服。

四诊 2024 年 10 月 19 日。

服药后患者畏寒稍好转，但自觉仍有汗出，故在补气温阳基础上加予收涩敛汗固表。

处方 上方加附子^{先煎} 10 g、细辛 3 g、鹿角^{先煎} 10 g、诃子肉 20 g、浮小麦 30 g、煅龙骨^{先煎} 30 g、乌梅 15 g。

14 剂，每日 1 剂，水煎，早晚分服。

经治疗后患者自觉手足温暖，气力好转，纳寐可。平素秋冬季易伤风感冒今年暂未再作。

按语 戴师认为食管恶性肿瘤以进食困难为主要表现，虽古代医学无明显的肿瘤相关疾患诊断，但根据其临床表现多将其归类为"噎膈"范畴。在行现代医学根治术后，虽患者梗阻症状已解除，但因进食通道术后短浅伴胃部结构改变，此时易产生"倾倒综合征"相关表现，即易并发食多即吐，难以进食的表现。若癌瘤占位性进食困难辨证属实，术后进食困难以食少吐多表现则辨证以虚为主。病程日久，亦合癌毒内侵，邪正相争，终致气血亏虚，无以抗邪，若经久未治或日久迁延不愈，易至癌毒复发侵袭，导致本虚更虚，标实更实，预后极差。

本案患者为食管癌根治术后，同时因放化疗药毒损伤，以致进食量少，日常需以软烂半流质饮食为主，脾胃水谷精微后天摄入不足，故日久出现乏力、畏寒等气血亏虚直至阳虚表现。一诊时先以八珍汤为主方益气补血，兼予酸枣仁、五味子收敛固涩，益气生津、补肾宁心助眠，并予木瓜、茯苓皮、薏苡仁健脾化湿利水，此因食管癌患者术后多并发痰涎留着，饮停食道。再予续断、沙苑子，既补肾助阳，亦可温化痰饮。诸药合用以期益气养血，扶正抗癌。至二诊时患者虽乏力较前稍好转，但仍未完全纠正且饮食不香，考虑患者纳差日久伴癌毒内侵，脾胃运化失司，水谷精微无以生成并输布周身。治疗需着重考虑运化脾胃，故加予麦芽、鸡内金、焦六神曲健脾消食和胃助运，仙鹤草又名"脱力草"，用之可增补益气精之功。同时加予瓦楞子、海螵蛸既收敛固涩，亦有化瘀散结、消积化滞之效。三诊时患者乏力已明显好转，但畏寒仍较明显，考虑患者年老体衰，病程日久，阳气生成无以为继，以致阳虚畏寒。去续断、沙苑子，改桂枝、干姜、吴茱萸、肉桂温阳助运。四诊时再加予乌梅丸方义，治以缓肝调中，清上温下。以附子、细辛、鹿角加强温阳行气之力，同时考虑患者既往气血亏虚表虚不固，合用诃子肉、浮小麦、煅龙骨固表收敛。内补外收合用，共奏益气养血，温阳行气之功。

　　本案为食管癌患者术后纳差，日久后天摄入不足，以致气血亏虚的典型案例。气虚易致血虚，气血亏虚又易致阳虚，故治疗前后贯穿益气补血，温阳行气，解毒抗癌理念。方中先以八珍汤为基础方补益气血，后逐步转至温阳固表，最终以乌梅丸为主方。乌梅丸初起虽以驱蛔为旨，但后世医家逐渐引申其方义，至今已有十余种运用范畴。在《伤寒论·326条》中表述："厥阴之为病，消渴，气上撞心，心中疼热，饥而不欲食，食则吐蛔，下之利不止"。为乌梅丸为厥阴病用药奠定了基础，而厥阴病病机，诸多医家观点不一，现多认为体现在阴阳气机转化、寒热错杂、阳郁三个方面。至清代柯韵伯首先提出"乌梅丸为厥阴主方，非只为蛔厥之剂"。乌梅丸组方，其酸苦辛甘并进，补泻兼施，寒热并用，可广泛运用于多种杂病。本例患者后期气血亏虚渐缓，阳虚未复，卫阳不固，表虚汗出，以乌梅丸补泻兼施取得较好疗效，亦为乌梅丸妙用之一。

案五 食管癌（脾肾阳虚）

高某某，男，79岁。

初诊 2023年4月13日。

患者于2022年6月行食管癌根治术。术后病理：食管鳞癌，中低分化，肿块大小3.5cm×2.5cm×0.8cm，侵及纤维脂肪组织，未见脉管与神经侵犯，切缘（-），淋巴结（0/45）。2022年8月起行白紫+顺铂化疗四程。2022年10月起针对原瘤床行放疗，DT：5040cGy/28F。刻下：乏力明显，形寒怕冷，易感冒，纳一般，便溏黏腻，夜尿2~3次，舌暗红，苔薄腻，有裂纹，脉弦细。

诊断 中医诊断：食管癌，脾肾阳虚。

西医诊断：食管恶性肿瘤。

病机 脾肾阳虚，气不化津。

治则 温补脾肾，益气润泽。

处方 黄芪20g 党参10g 白术10g 茯苓10g 干姜10g 焦六曲30g 紫河车12g 续断10g 沙苑子10g 玉竹10g 黄精20g 威灵仙15g 葛根30g 仙鹤草30g 南方红豆杉15g 甘草6g

14剂，每日1剂，水煎，早晚分服。

二诊 2023 年 4 月 27 日。

服上药后乏力较前好转，食纳较前有所增进，近几日四肢出现散在皮疹，舌暗红，有瘀点，苔薄，脉弦细。

处方 上方加蒺藜 10 g、蝉蜕 10 g、紫草 20 g、当归 10 g。14 剂，每日 1 剂，水煎，早晚分服。

三诊 2023 年 5 月 25 日。

服药后诸症均较前大好，皮疹好转，舌暗红，苔薄腻，脉弦。

处方 4 月 13 日方续进。

患者症情平稳，影像学复查稳定。

按语 传统中医学中并无食管癌之病名，但按其临床表现可归属于"噎膈"之范畴。中医认为食管属于胃，上接咽，下连胃之贲门，为饮食入胃之通道。然而关于食管之生理特性记载甚少，常将其合胃共论，如《医贯》曰："咽系柔空，下接胃本，为饮食之路……"故食管当归于腑之所属，具传化物而不藏、实而不能满之特性。戴师云食管与胃一脉相承，同为纳食进谷之通道，二者息息相关。胃处中焦，喜润恶燥而主降，胃阴上济，食管得润而顺；胃阴下达，肠腑得滋而通，故食管亦当具润、降二性，非润则无以下咽，非降则无以传导。

而噎膈的根本病机在于脾胃气机失调，气结气逆。正如张介宾所言"故脾胃之化与不化，及饮之能与不能，亦总由阳明之气强与不强，而阴寒之邪有犯与不犯耳"，胃气的温煦作用是推动和激发脏腑生理功能的原动力。本案患者年老体虚，又受金刃及放化疗之苦，久病脾肾阳虚，温煦失职，故见乏力、形寒怕冷；脾胃失和，水湿内蕴，气不化津，则见便溏，舌有裂纹。故治疗当注意顾护胃气，注重润与补。

本案患者初诊时即已出现脾肾阳虚之象，治疗上以益气和中之补气运脾汤为基础加减，加以干姜、紫河车、续断、沙苑子温补肾阳，葛根升举脾胃清阳之气，其中紫河车为血肉有情之品，可调补阴阳、补益肾精，玉竹、黄精滋阴，威灵仙、仙鹤草、红豆杉抗肿瘤。至二诊时，患者一般情况较前好转，然出现皮疹，舌黯且有瘀点，戴师根据"治风先治血，血行风自灭"之法，予以加用蝉蜕、蒺藜、紫草、当归祛风养血之品。至三诊时患者诸症皆有好转，验方不改，原方继进。本案在温补脾肾的同时，亦注重润补。润补类药物在噎膈案中屡见不鲜，润即柔润、滋润、滑润，柔以软坚，滑以去着，滋以养阴。润药对血、津液、脏腑起到填补濡养作用的同时，也可消除顽固坚硬的病理产物。临床随证加入玉竹、黄精、生地等润补之品，往往可取得不错的疗效。

第八节 胃 癌

案一 胃癌（脾虚湿阻）

王某，男性，70岁。

初诊 2018年1月18日。

患者于2013年2月9日行贲门癌根治术，术后病理：（上半胃切除标本）胃贲门后壁隆起型黏液腺癌，部分区域呈印戒细胞癌，Lauren分型，弥漫型，肿块大小约5.5cm×4.5cm×2cm，癌组织侵及胃壁深肌层，并侵犯GEJ线，神经侵犯（−），脉管（−），切缘（−），淋巴结：胃小弯（4/19），胃大弯（−）。免疫组化：VEGF（+），EGFR（−），CerbB2+，Ki67约50%。术后行DCF方案化疗4周期。2017年8月发现胸腔积液，胸水病理提示发现腺癌细胞，胸腹部CT评估发现肺、肾上腺、肝、骨等多发转移，行"DDP 胸腔灌注"化疗＋SOX 方案化疗 4 周期。就诊时：胃脘痞胀，食欲不振，泛吐黏液，便溏，双下肢水肿，面色萎黄，舌质红，苔厚白腻，脉细。

  诊断 中医诊断：胃癌，脾虚湿阻。

      西医诊断：胃癌术后伴肺、肾上腺、肝、骨转移，Ⅳ期。

  病机 湿阻中焦，气机不和。

  治则 健脾燥湿，理气和中。

  处方 苍术 10g 川朴 10g 陈皮 6g 法半夏 10g 木香 10g 砂仁^{后下} 3g 茯苓 15g 莱菔子 10g 大腹皮 10g 香橼皮 10g 茵陈 10g 竹茹 10g 炙鸡内金 10g 炒麦芽 15g 炒六神曲 15g 菝葜 30g

  21 剂，每日 1 剂，水煎早晚分服。

  二诊 2018 年 2 月 9 日。

  症见嗳气，烧心，泛吐痰涎，神疲乏力，畏寒怕冷，舌质红，苔黄厚腻，脉细。证属肺脾两虚，正虚邪恋。治以补肺健脾，祛邪解毒。

  处方 生炙黄芪^各30g 炒党参 15g 炒白术 10g 当归 10g 白芍 10g 炙升麻 5g 炒柴胡 5g 三棱 10g 莪术 10g 枳壳 10g 陈皮 6g 木香 5g 炙甘草 5g 炙鸡内金 10g 菝葜 30g 石见穿 30g

  28 剂，每日 1 剂，水煎早晚分服。

  三诊 2018 年 3 月 8 日。

  药后症减，痰涎减少，仍畏寒怕冷，口干，舌红，苔薄黄腻，脉细。

  处方 上方去枳壳、菝葜，加肉桂^{后下} 6g、干姜 6g、南北沙参各15g。

28剂，每日1剂，水煎早晚分服。

上方后继进6个月，随访至2018年8月复诊，药后症减，食欲尚可，大小便正常。

按语 本例患者年高体弱，癌毒阻于中焦，临床主要表现为脘腹作胀，双下肢水肿，苔白厚腻；中焦虚弱，胃气失于和降，则泛吐黏液；久病及肾，年高肾衰，火不暖土，故见畏寒肢冷、便溏。辨证当以脾阳虚为本，寒湿困脾为标。当遵"急则治其标，缓则治其本"之原则，先祛湿浊，再缓图其本。戴师认为，寒湿为患，当以苦温燥湿为治，不用或少用淡渗利湿，以防脾气下陷而湿浊更甚，方选不换金正气散，药用苍术、厚朴、半夏、砂仁以健脾燥湿，醒脾开胃，使脾胃升降功能得以修复。待寒湿之困稍解，则予温脾暖肾固本以达邪，因脾肾分别为先后天之本，脾主水液输布运化，肾司水液气化开阖，正如张景岳所云："水为至阴，故其本在肾……水最畏土，故其制在脾。"故脾肾阳虚，阳不胜阴，水湿不归正化，而不断内生寒湿之邪。同时，戴师认为，癌毒之患，其性属阴，正所谓"阳化气，阴成形"，如《灵枢·百病始生篇》所云"积之始生，得寒乃生"，《难经·五十五难》也说"积者，阴气也"。治当温阳益气，以胜阴寒之邪，用方可选附子理中丸、真武汤，温肾运脾，一则祛有形之寒湿，二则防阴毒之积聚。

案二　胃癌（肝胃不和）

徐某，男，73岁。

初诊 2023年10月16日。

患者胃癌肝转移病史，目前免疫联合化疗中，自觉胃脘部胀闷不舒，偶伴闷痛，叹气后稍好转，无腹泻，食欲、夜寐欠佳，大便量少难解，小便正常。舌质暗，苔薄，脉弦细。

诊断　中医诊断：胃癌（胃痞），肝胃不和。

西医诊断：胃癌。

病机　肝气郁结，乘脾犯胃。

治法　疏肝解郁，和胃消痞。

处方　柴胡10g　香附10g　紫苏梗10g　砂仁3g　枳壳10g　川芎10g　苍术15g　白芍10g　麦芽15g　六神曲15g　酸枣仁30g　合欢皮15g

14剂，每日1剂，水煎早晚分服。

二诊　2023年11月6日。

服药后患者胃脘胀闷及胸闷较前好转，无胃脘部疼痛，食欲及夜寐稍改善，然胃脘部仍偶有嘈杂不适感，大便偏干。舌偏红，苔薄，脉弦细。

处方　上方去香附、白芍、川芎、苍术，加生地黄10g、麦冬10g、玉竹10g、玄参10g、火麻仁20g。

14剂，每日1剂，水煎早晚分服。

三诊　2023年11月20日。

胃脘不适好转，大便较前质软，但不易解，食欲夜寐均正常。舌淡红，苔薄，脉弦细。

处方　前方改火麻仁30g，加牛膝20g。

14剂，每日1剂，水煎早晚分服。

药后患者诸症均减，大便通畅，保证免疫治疗、化疗顺利按期进行。

按语　胃痞起病于胃，与肝脾相关，基本病机为中焦气机壅滞，胃失和降，脾失健运，且以滞为要。其病因不外乎寒邪乘虚入侵，引发气机内滞，致邪气内陷，气机升降受阻；食积停滞、情志郁滞、药伤邪滞,致胃脘失养;脾虚失运、痰湿阻滞。正如《诸病源候论》所载:"诸否者,营卫不和,阴阳隔绝,脏腑否塞而不宣,故谓之否……其病之候,但腹内气结胀满,闭塞不通。"痞满壅塞,不通则满,不疏则胀。其基本病机可概括为中焦气机不利,脾胃升降失司。胃痞病肝胃不和证主要因情志不调所致。随着社会压力的增大,患者易出现焦虑和恼怒情绪,情绪不畅日久,气郁伤肝,肝木被郁,肝失疏泄,继而肝木横犯脾土,致脾胃升降失司,发为胃痞。

患者初诊以邪实为主,治以疏肝解郁,拟方"柴胡疏肝散"加减,方中柴胡善疏肝解郁,用以为君,香附理气疏肝而止痛,川芎活血行气以止痛,两药相合,助柴胡解肝经之郁滞,并增活血行气止痛之效。紫苏梗、枳壳理气行滞,砂仁温中行气,化湿开胃,白芍柔肝止痛,苍术健脾燥湿,麦芽、六神曲消食化滞,增进食欲,酸枣仁、合欢皮养心柔肝,解郁安神。后患者气滞之证好转,然因患者年老体弱,因原方理气之品较多,久服有耗气伤阴之嫌,患者出现胃阴不足之虚证,虚实夹杂,予原方去除柔肝止痛之"香附、白芍、川芎、苍术",加予生地黄、麦冬、玉竹、玄参益胃生津、滋阴增液,并予火麻仁润肠通便。三诊时患者"胃痞"已明显好转,仍有胃阴不足所致阴虚便秘之象,予加量火麻仁、加用牛膝加强理气通便之功。

胃痞病的发病与多个脏腑均密切相关,治疗胃痞病肝胃不和证的关键在于调达肝气,使脾胃升降功能恢复正常,方能取效。

案三 胃癌(脾阳不振)

卢某,女性,42岁。

初诊 2018年7月24日。

患者于2018年3月行胃体神经内分泌肿瘤ESD手术治疗。NET，G1。免疫组化：Syn（++），CD56（++），CgA（+），CKpan（++），Ki-671%（+）。术后患者出现畏寒怕冷，多食后右胁肋疼痛，食欲较好，大便不成形，夜不安寐。舌质淡，苔白，脉细。

诊断 中医诊断：胃积，脾阳不振。

西医诊断：胃神经内分泌肿瘤术后。

病机 脾阳不振，胃气不和。

治则 温阳运脾，理气和中。

处方 炒党参15g 炒白术10g 炮姜3g 肉豆蔻5g 茯苓15g 淮山药15g 陈皮6g 木香5g 砂仁^{后下}3g 当归10g 白芍10g 炙甘草3g 酸枣仁15g 白花蛇舌草30g 焦神曲15g

14剂，每日1剂，水煎早晚分服。

二诊 2018年8月5日。

服药后诸症改善，睡眠好转。

处方 上方去焦神曲，改酸枣仁为30g，加三棱10g、莪术10g、炙黄芪30g。

14剂，每日1剂，水煎早晚分服。

三诊 2018年8月19日。

药后诸症减轻，病情平稳。

处方 上方加大枣15g。

14剂，每日1剂，水煎早晚分服。

经上方加减调理，随访2年，患者症情平稳，定期复查，未见复发转移。

按语 戴师指出，胃癌以脾胃虚弱为本，而临床所见又以气虚及阳，脾阳不足为多。张景岳对气虚与阳虚的关系阐述十分明确："气本属阳……气实者热也，气虚者寒也……气虚即阳虚，阳虚则五内不暖而无寒生寒，所以多阳衰羸败之病。"又"积之始生，得寒乃生"，由此可见，癌毒是一种在阳虚的基础上产生的各种病理因素包括痰、浊、瘀相互胶结、共同为患的顽疾。胃癌患者脾胃本虚，寒湿蕴结，癌毒形成，又受手术重创，气血不足，脾胃损伤修复困难，气虚无以生血，血虚无以荣养，虚寒更甚。因此，治疗上当以温运为要。温，即温补脾胃之阳，以散寒积，驱癌冷；运，即助脾胃之运化，以行气血，化痰浊。该例患者受手术之创，气血不足，火不暖土，故而出现畏寒怕冷，大便不成形；脾虚肝郁，故而出现右胁肋疼痛；久病血虚，引起心血不足，心失所养，心神不安而不寐。则治以温阳运脾、理气和中为法，以理中汤合归脾汤为主方，方中主用党参、白术、甘草等甘平温养之品建中益气，扶正固本；炮姜、肉豆蔻温中散寒；茯苓、山药、砂仁健脾益气、利水渗湿；陈皮、木香散寒顺气、消痞行滞；神曲消食化积，使补中有运，敛而不滞；当归补气生血以安眠，加白芍以养心血，同时起到柔肝止痛的作用，加用酸枣仁补心益脾安神；佐以白花蛇舌草抗肿瘤。瘀血是胃癌前期病变过程中的病理产物，而"瘀血不去则新血不生"，故二诊加三棱、莪术行气破血、消积止痛；黄芪补气生血。三诊后患者诸症平稳，加用大枣益气生津、补益脾胃，而善其后。

案四　胃癌（气虚血瘀）

顾某某，男，60 岁。

初诊 2022 年 9 月 5 日。

患者于 2022 年 1 月在上海瑞金医院行胃癌根治术，术后病理：腺癌，低分化，浸润至浆膜下层，未穿透脏腹膜，脉管（＋），神经侵犯（＋），淋巴结转移小弯 12/18 枚，大弯 5/14 枚。术后共予 SOX 方案化疗六程，其间完成同步放化疗。患者化疗期间渐觉手足麻木，以下肢为主，现化疗结束，症状未见缓解。刻下：乏力，双手指端及双下肢膝关节以下发凉，有麻木感，得温则舒，无疼痛及关节僵硬变形，胃部胀满，纳谷不馨，偶有反酸，二便调，夜寐安，舌淡暗有瘀点，苔薄白，脉弦。

诊断　中医诊断：胃癌，气虚血瘀。
　　　　　西医诊断：胃恶性肿瘤术后。
病机　气虚血滞，脉络瘀阻。
治法　益气温经，和血通痹。
处方　方一：黄芪 40g　桂枝 20g　白芍 15g　炙甘草 15g　生姜 10g　太子参 15g　茯苓 20g　白术 15g　陈皮 6g　半夏 10g　当归 12g　熟地黄 10g　牛膝 15g　防风 10g　大枣 4 枚

7 剂，每日 1 剂，水煎早晚分服。

方二：黄芪 30g　桂枝 20g　花椒 6g　川芎 20g　木瓜 20g　鸡血藤 30g

上诸药 7 剂，每日 1 剂，上诸药煎煮去渣取汁 800mL 左右，药浴水温以患者自觉温而不烫为宜（温度下降时可再次加热），每次手和（或）足药浴 20 分钟，早、晚各 1 次。

二诊　2022 年 9 月 12 日。

药后患者自觉手足麻木感减轻，舌质暗淡好转。

处方　初诊方守方继进。

内服方药 14 剂，每日 1 剂，水煎早晚分服。外用药浴方 14 剂，每日 1 剂，用法同前。

三诊 2022年9月26日。

手指末端及下肢膝关节麻木感偶有发作,乏力好转,胃胀减少,食而知味,无反酸。

处方 原方继进。

内服方药14剂,每日1剂,水煎早晚分服。外用药浴方14剂,每日1剂,改为每日睡前药浴1次。

后患者续本法调治2个月,内服、外用同上,症情平稳。

按语 急性奥沙利铂神经毒性多发生在输液时或输液后的数天,慢性神经毒性为剂量限制性的,随着累积剂量增加症状加重。两者均表现为肢体末端感觉异常或麻木不适等,或出现协调不能及一些精细感觉运动失调,其显著特征就是远端肢体麻木遇冷加重,得热缓解。

现代中医将化疗药物导致的末梢神经损害归于中医"血痹"范畴。血痹之病名首见于《灵枢·九针论》"邪入于阴,则为血痹"。后张仲景进行了详细的论述,《金匮要略·血痹虚劳病脉证治》谓:"血痹阴阳俱微,寸口关上微,尺中小紧,外证身体不仁,如风痹状,黄芪桂枝五物汤主之。"汪机《医学原理》载:"有气虚不能导血荣养筋脉而作麻木者,有因血虚无以荣养筋肉,以致经隧涩而作麻木者"。奥沙利铂乃大毒之品,易耗伤人体正气,气损及阳,温煦推动无力,阴血不能达于四肢末端,血瘀脉络,血行不畅,经脉失于濡养,造成手足末端麻木,即"身体不仁"。病机为气虚血滞,卫阳不固,营卫不和,而致筋脉失养,脉络瘀阻,属本虚标实。故用黄芪桂枝五物汤以甘温益气,通阳行痹。黄芪桂枝五物汤,即桂枝汤去甘草,倍生姜,加黄芪组成。方中黄芪甘温益气,亦固表之卫阳,倍生姜助桂枝以通阳行痹,芍药和营理血,生姜、大枣调和营卫,五药相合,温、补、通、调并用,共奏益气通阳，和营行痹之效。患者手术加之行多次化疗，病久体虚，所以除有手足麻木症状外，还可见胃部胀满，纳谷不馨，偶有反酸等脾不健运之症，故上方在黄芪桂枝五物汤的基础上，加用六君子汤益气健脾，当归、熟地黄、牛膝养血和血，防风通筋活络。

中药药浴治疗化疗后周围神经毒性可直达病所，本案中药药浴方剂由桂枝、川椒、川芎、木瓜、鸡血藤等药物组成，桂枝可发汗解肌，温经通脉，助阳化气，散寒止痛；川椒外用能起到良好的温经之效；川芎为血中气药，辛温香燥，走而不守，既能行散，上行可达巅顶，又入血分，下行可达血海；木瓜有舒筋活络、祛风除湿之功。诸药合用，能温经通脉，行血和络，起到相应的治疗作用。

综上所述，中药内服的优点在于调节机体整体的阴阳平衡，由于局部血药浓度较低，限制了内服药物进一步发挥更好的功效，而中药药浴的优点在于直达病所，局部达到较高的药物浓度。本案结合内服和药浴二者优点，既发挥了局部用药特色，又从整体上调节了机体偏盛与偏衰，取得了满意疗效。

案五　胃癌 不寐（心脾两虚）

钱某，女性，43岁。

初诊　2017年12月11日。

患者胃癌部分胃切术后1月余，分期：Ⅰ期。病理提示：印戒细胞癌，脉管癌栓（-），上下切缘（-），淋巴结（0/16）。目前夜寐不安，多梦，入睡困难，食少纳呆，大便2日一行，便成形，月经色淡，舌淡，苔薄白，脉细。

诊断　中医诊断：胃癌 不寐，心脾两虚。

西医诊断：睡眠障碍，胃癌术后。

病机 心脾两虚，心神失养。

治则 补气健脾，养心安神。

处方 炙黄芪15g 炒党参15g 炒白术10g 陈皮6g 木香5g 酸枣仁15g 夜交藤15g 茯神15g 远志15g 炙甘草3g 大枣10g 龙眼肉10g 白花蛇舌草15g 石见穿15g

14剂，每日1剂，水煎早晚分服。

二诊 2017年12月25日。

仍间断有嗳气，月经色由淡转红，经期由1天延长至5天，舌淡，苔薄白，脉细。

处方 上方加当归10g。

28剂，每日1剂，水煎早晚分服。

三诊 2018年1月28日。

药后病情平稳，睡眠明显改善，月经基本正常。舌淡，苔薄白，脉细。

处方 2017年12月11日方去远志，加焦六神曲15g、川连2g。

28剂，每日1剂，水煎，早晚分服。

上方后继进3个月，睡眠基本正常，月经正常，食欲尚可，大小便正常。

按语 不寐在《内经》称为"不得卧""目不瞑"。认为是邪气客于脏腑，卫气行于阳，不能入阴所得。李中梓提出："不寐之故，大约有五；一曰气虚，六君子汤加酸枣仁、黄芪；一曰阴虚，血少心烦，酸枣仁一两，生地黄五钱，米二合，煮粥食之；一曰痰滞，温胆汤加南星、酸枣仁、雄黄末；一曰水停，轻者六君子汤加菖蒲、远志、苍术，重者控涎丹；一曰胃不和，橘红、甘草、石斛、茯苓、半夏、神曲、山楂之类。大端虽五，虚实寒热，互有不齐，神而明之，存乎其人耳"，是他对不寐证的病因及治疗方面临床经验的总结。

本案患者胃部切除术后，久病伤及心脾，心伤则阴血暗耗，神不守舍；脾伤则食少，纳呆，生化之源不足，营血亏虚，不能上奉于心，引起心血不足，心失所养，心神不安而不寐，正如《景岳全书·不寐》中说："无邪而不寐者，必营气不足也，营主血，血虚则无以养心，心虚则神不守舍。"气血来源不足，以致血海空虚，经血之源而月经过少。本方应用归脾汤加减，益气补血、健脾养心，方中党参、白术、甘草益气健脾；黄芪、大枣补气生血；远志、酸枣仁、茯神、龙眼肉补心益脾安神；夜交藤养心安神；木香行气舒脾；且患者胃癌，加用白花蛇舌草、石见穿扶正抗癌。二诊，加用当归补血活血，调经止痛，黄芪与当归相配，气血双补，且"有形止血不能速生，无形之气所当急固"，以加强补气生血之效。三诊患者睡眠明显好转，去远志，并佐以少量醒脾运脾药，以防碍脾。

第九节　胰腺癌

案一　胰腺癌（痰湿内蕴）

唐某，男，67岁。

初诊　2023年9月15日。

患者因上腹部疼痛不适至上海长海医院就诊，2019年5月6日行开腹胰体癌根治术，术后病理：（胰尾）导管内乳头状黏液性肿瘤恶变（恶变成分为导管腺癌，部分印戒细胞癌，少量未分化癌）。神经侵犯（+），脉管侵犯（+），切缘

(−)，侵犯胰周脂肪（＋）。淋巴结（0/6）。2019年7月19日复查CA199：100.20U/ml；上腹部增强CT：胰腺肿瘤术后复查，肝门区可疑淋巴结，肝脏及双肾囊肿，胆总管扩张。上腹部增强MR：胰头及肠系膜上动脉周围淋巴结受侵可能。2019年7月起行白蛋白结合型紫杉醇＋吉西他滨化疗6程。2020年3月复查CA199：195.90U/mL；2020年3月起行吉西他滨＋替吉奥化疗6程，替吉奥维持2程。刻下：乏力，间断低热，口苦，呕吐黄黏痰，食欲不振，胃脘部胀满，腰背部疼痛，小便黄，舌偏紫暗，苔腻，脉细弦。

诊断 中医诊断：胰腺癌，痰湿内蕴。

西医诊断：胰腺恶性肿瘤。

病机 痰湿内生，郁而化热。

治则 清热利湿，扶正抗癌。

处方 青蒿10g 黄芩10g 竹茹12g 碧玉散^{包煎}20g 猪苓15g 山栀10g 野菊花10g 黄连3g 麦芽30g 焦六曲30g 砂仁6g 吴茱萸3g 干姜6g 柴胡5g 紫苏叶10g 红豆杉10g 莪术10g 甘草6g

14剂，每日1剂，水煎，早晚分服。

二诊 2023年9月30日。

服上药后低热较前好转，食欲有所增进，脘腹痞胀亦减轻，神疲乏力仍作，腰膝酸软，舌紫暗，苔腻，脉细弦。

处方 上方去干姜，加枸杞子15g、牛膝10g。

14剂，每日1剂，水煎，早晚分服。

三诊 2023年12月21日。

其间患者于当地继进上方，复查肿瘤指标：CA199 7.18U/mL。CT较前无明显变化。刻下：低热已退，诸症皆有所好转，唯感乏力，仍有痰，舌黯，苔腻，脉细弦。

处方 上方去青蒿、枸杞，加陈皮10g、半夏15g、茯苓15g。

14剂，每日1剂，水煎，早晚分服。

四诊 2024年3月18日。

患者于当地守方继服，病情稳定，食欲精神均可，体重有增，本次复查CA199 12.3U/mL；CT稳定。

按语 《难经·五十六难》言"心之积，名曰伏梁，起脐上，大如臂，上至心下。久不愈，令人病烦心"，胰腺癌就其病位及症状表现而言可归属于中医之"伏梁"范畴。本案患者年近古稀，素体亏虚，正气不足，邪毒乘虚而入，机体气血失和，痰、湿、瘀等癌毒之邪客于心下，致肝胆脾胃功能失调，气机不利，日久发生癌变。脾胃为后天之本，脾失健运，胃失和降，气血生化之源，则见消瘦乏力、恶心呕吐、食欲欠佳；脾虚不运，痰湿内生，郁而化热，则可见低热；肝胃不和，则见口苦。戴师认为胰腺癌患者大多素体亏虚，中医病机主要为肝胆湿热、脾失健运、中焦气滞、肝脾瘀毒这四个层面，辨证当以肝、胆、脾为核心病变脏腑辨证施治。治疗当以扶正祛邪为基本大法，然而扶正并不单纯指补法，"扶其正气"不仅是补其不足，还包括对生理功能的调整，即对脏腑气血阴阳的调整，如《内外伤辨惑论》所言："温之、和之、调之、养之，皆补之。"临证应根据患者正气亏损的不同表现灵活运用益气、养血、滋阴、扶阳、调气之法。且肿瘤患者常因病情进展而忧思恐惧，思伤脾胃，临证当注重患者情绪的调理疏导，移情易性，多管齐下，劝导患者"平心"。

本案患者初诊时就已出现湿热中阻，脾胃虚弱之证，故治疗上以蒿芩清胆汤合甘草泻心汤加减。方中以清热药物为基，辅以理气健脾之药，青蒿、黄芩和解少阳，清里泄热，竹茹清胆胃之热，化痰止呕，黄连清中焦胃火，野菊花清热解表，栀子、碧玉散、猪苓清利湿热，麦芽、焦六曲、砂仁健脾消食和胃，干姜、吴茱萸温中散寒止呕，以防苦寒太过，柴胡、苏叶行气，红豆杉、莪术消积，甘草补中缓急。至二诊时，患者诸症皆较前有所好转，然年老体虚，肾精不足，此时加枸杞、牛膝补益肝肾，与健脾药物合用，先后天之本相互资生。至三诊时，患者低热已退，然仍有痰涎，故去苦辛芳香之青蒿，予陈皮、半夏、茯苓健脾化痰。从该案经治来看，一是从湿热内蕴入手，二是从脾失健运立论，清热利湿、益气健脾，总属扶正祛邪治法范畴。由于该患者坚持服药，能使症状暂得改善，带瘤生存五年实属不易，然胰腺癌病情复杂，反复变化在所难免，如何发挥中医之长，提高肿瘤治疗效果，仍有漫长道路要走。

案二　胰腺癌（肝气郁结）

王某，男性，65岁。

初诊　2015年4月23日。

患者2014年7月2日行胰腺癌手术，术后病理：大网膜转移性腺癌。术后口服替吉奥化疗4周期。同年12月复查肿瘤指标CA199：351.0 U/ml↑（0－25 U/ml），PET－CT：胰头癌伴周围、大网膜、盆腔、右侧肋膈角淋巴结转移。2014年12月至2015年3月行"紫杉醇＋替吉奥"化疗五周期。因不能耐受化疗，要求中药调治。就诊时：头晕，神疲乏力，低热，腹胀，中上腹及两胁疼痛，疼痛走窜无定处，心下肿块，状若伏梁，腰背部酸痛，口苦心烦，大便难解，舌质暗红，苔薄腻，脉细弦。

诊断　中医诊断：胰腺癌（伏梁），肝气郁结。

　　　　 西医诊断：胰腺癌。

病机　肝气郁结，痰瘀交着。

治则　疏肝理气，化瘀散结。

处方　柴胡10g　赤白芍各15g　八月札15g　绿萼梅10g　青陈皮各10g　黄芩15g　枳实15g　川楝子10g　延胡索15g　川郁金15g　白花蛇舌草30g　红豆杉15g　生苡仁30g　制川军10g　碧玉散包30g　鸡内金15g　生山楂10g

14剂，每日1剂，水煎，早晚分服。

二诊　2015年5月7日。

患者服药后口苦、心烦明显好转，低热减轻，中上腹及两胁走窜疼痛稍有缓解，腹胀亦舒，舌稍红，苔薄白，脉细弦。

处方　原方去枳实、绿萼梅、白花蛇舌草，加喜树果15g、猪苓15g。

14剂，每日1剂，水煎，早晚分服。

三诊　2015年6月23日

6月21日患者复查CA199：178.90U/ml，腹部CT较前对比提示病灶稳定。刻诊：消瘦、腹胀、低热、大便难解，舌体暗胖，苔薄，脉细弦。证属肝郁气滞、瘀毒内结，治拟疏肝理气、解毒散结。方拟蒿芩清胆汤、小柴胡汤加减化裁。

处方　青蒿30g　黄芩10g　碧玉散包30g　青陈皮各10g　柴胡10g　半夏10g　茯苓15g　红豆杉15g　喜树果30g　三棱10g　莪术10g　延胡索30g　牛膝15g　槟榔15g　枳实15g　瓜蒌仁15g　黄芪30g　鸡内金15g　焦六神15g

14剂，每日1剂，水煎，早晚分服。

药后患者低热未作，腹胀改善，大便通。患者坚持长期口服中药，随访1年，患者生活自理，症情尚稳定，低热不复，稍觉腹胀痛及乏力，胃纳尚可，大便调畅。

按语　在现代医学中，胰腺癌属于"瘤品"甚差的肿瘤，胰腺位于腹膜后，被多个脏器组织包绕，大部分患者确诊时已属中、晚期。胰腺癌发病凶险，侵袭性强，复发率或转移率高，治疗手段有限，疗效往往不理想，临床应重视对于胰腺癌的预防和早期发现。

戴师认为，胰腺癌属于中医的"伏梁""痞块""黄疸"等范畴。《十四经发挥》云："脾广三寸，长五寸，掩手太仓，附于脊之第十一椎"。王清任《医林改错》中提及"津管一物，……总提俗名胰子，其体长于贲门右，幽门之左，……，接小肠"，以上都是中医学对胰腺的描述。本例患者平素性格忧郁，初诊时四诊合参，辨其证属肝气郁结。肝失调达，气机不畅，表现为中上腹及两胁走窜疼痛无定处，腰背部酸楚；气郁化热，故见口苦心烦，头晕，大便艰行；气机郁滞，血行不畅，停滞成瘀，瘀毒阻于经络，经络之气不和，而见腹胀；舌暗，苔薄白，脉细弦，亦为肝郁之象。患者行胰腺手术且术后多次化疗，机体虚弱，治疗不宜过于攻伐，治以疏肝理气，泻热解毒，并佐以活血化瘀之品。方中柴胡、八月札、绿萼梅、青陈皮、川楝子疏肝理气；白芍养血柔肝；赤芍、川郁金、延胡活血行气止痛；黄芩、碧玉散利湿清肝；白花蛇舌草、红豆杉、喜树果等清热抗癌解毒；鸡内金、生山楂健脾助运；同时，根据"六腑以通为用"，以枳实、制川军行气通腑；全方刚柔并济，标本兼顾，气血同治，收效显著。后续就诊中，患者病情时有反复，血象、瘤标不稳定，影像学异常，临床表现低热、消瘦、腹胀、纳差、大便不畅，戴师辨证为邪伏少阳，肝郁气滞，瘀毒内结，以疏肝理气，和解少阳，内泻热结为法，戴师拟蒿芩清胆汤、小柴胡汤加减化裁。"脾胃为后天之本，气血生化之源"，处方中加入黄芪、茯苓以益气健脾、扶助正气，鸡内金、焦六神、生山楂之品与方中诸药配伍既有健脾助运之功效，又可起到破气散瘀的间接作用。

第十节 肝 癌

案一 肝癌（湿热壅盛）

张某，男性，53岁。

初诊 2023年10月19日。

患者原发性肝癌术后5月余，术后口服仑伐替尼靶向治疗。患者一周前出现皮肤巩膜黄染，乏力，腹胀，在外院查肝功能示谷丙转氨酶168 U/L，谷草转氨酶134 U/L，总胆红素45umol/L，直接胆红素28umol/L，间接胆红素34 umol/L；全腹部增强CT提示肝右叶占位，少量腹腔积液。既往有乙肝病史。刻下：患者皮肤巩膜黄染，色鲜明，腹胀，性情急躁，纳差，尿黄，大便黏腻。舌红，苔黄腻，脉滑数。

诊断 中医诊断：肝癌，湿热壅盛。

西医诊断：原发性肝恶性肿瘤术后。

病机 湿热壅盛，癌毒内结。

治则 清热利湿，解毒散结。

处方 茵陈30g 栀子10g 大黄5g 柴胡10g 黄芩15g 茯苓15g 垂盆草30g 车前子15g 益母草15g 山药10g 山楂30g 半枝莲15g 红豆杉15g 甘草6g

14剂，每日1剂，水煎早晚分服。改多纳替尼口服。

二诊 2023年11月2日。

服药后患者黄疸较前好转，复查肝功能较前改善。但患者仍腹胀明显，舌红，苔稍黄，脉弦滑。

处方 上方加大腹皮30g、莱菔子20g。

7剂，每日1剂，水煎早晚分服。

三诊 2023年11月23日。

患者2周前行肝脏介入术,刻下:腹胀、纳差,皮肤巩膜微黄,复查肝功能示谷丙转氨酶68 U/L,谷草转氨酶72U/L,总胆红素35umol/L,直接胆红素24umol/L,间接胆红素21umol/L。舌红,苔稍黄,脉数弦。

处方 原方继进。

14剂,每日1剂,水煎早晚分服。

药后患者复查肝功能基本正常,稍感乏力,进食尚可,大便通畅,小便稍黄。以原方进退,多纳替尼继服,3个月后复查评估病情稳定。

按语 中医并无"原发性肝癌"或"肝癌"的病名,根据其临床表现与中医药古籍中的描述,属于"肝积""胁痛""积聚""癥瘕""癖黄""鼓胀""肥气""痞气"等范畴。《难经·五十六难》记载:"肝之积,名曰肥气。在左胁下,如覆杯,有头足,久不愈,令人咳逆疟。"中医认为肝癌的病因病机较为复杂,现多认为本病系邪毒内侵、饮食不调、七情内伤或毒物损害,导致脏腑功能失调,气滞、血瘀、水湿、痰浊等互结于肝,酿生癌毒所致。其病位以肝脾为主,涉及于肾。病属虚实夹杂,虚以脾气虚、肝肾阴虚和脾肾阳虚为主,实以气滞、血瘀、痰湿、热毒等为患。发病之初,多为肝气郁滞,或肝郁脾虚;日久则气滞血瘀,或气郁化火,水湿、痰浊内生,致气、血、痰、湿、热、毒内蕴成积;病至晚期,邪毒耗气伤血,则见肝肾阴虚、生风动血,或见阴阳两虚之证。该患者为肝癌术后复发,病至晚期,邪毒日久,癥瘕积聚,故症见腹胀、纳差;气、血、痰、湿、毒郁结胁下日久化热,致湿热壅盛,故症见皮肤巩膜黄染,色泽鲜明,尿黄,性情急躁。本案治法主次分明,以清热利湿、解毒散结为法,用药以茵陈蒿汤为主方，加垂盆草、茯苓、车前子、益母草强利湿退黄之功，经云"治湿不利小便非其治也"，且方中茵陈、垂盆草具有保肝护肝作用，能降低转氨酶，保护肝细胞，并能阻止肝细胞的持续损伤。

案二　肝癌（湿热毒结证）

徐某某，女性，73 岁。

初诊　2023 年 10 月 2 日。

患者 2 月余前因皮肤巩膜黄染，查 CT 提示肝区占位，遂行"肝肿瘤切除术"，术后病理示：肝细胞癌。术后恢复可，未行放化疗等进一步治疗。刻下：身热，稍觉腹胀，食后明显，胃脘不适，偶有反酸，舌尖痛，身目不黄，无胸胁腹痛，寐尚可，尿偏黄。既往有"乙型肝炎"病史。舌暗红，苔薄黄腻，脉细弦。

诊断　中医诊断：肝癌，湿热毒结。
　　　　西医诊断：原发性肝癌。

病机　肝经湿热，瘀毒互结。

治则　清热利湿，解毒散结。

处方　茵陈20g　山栀子10g　大黄3g　虎杖15g　鸡骨草15g　红豆杉15g　喜树果10g　夏枯草15g　土鳖虫10g　炒党参15g　白术15g　茯苓15g　猪苓15g　青蒿15g　鳖甲20g　半夏15g　紫苏梗10g　鸡内金10g　瓦楞子15g　甘草6g

14 剂，每日 1 剂，水煎，早晚分服。

二诊　2023 年 10 月 23 日。

患者仍时有胃脘不适，右胁胀痛，食后腹胀、反酸如前，舌尖痛，时有便溏，寐可，小便不黄。舌暗红，苔薄白有瘀点,脉细弦。

处方 上方加延胡索20g、莲子肉15g、黄芩10g。

14剂,每日1剂,水煎,早晚分服。

三诊 2023年11月6日。

患者诉右胁胀痛、身热较前缓解,仍有胃脘痞胀不适,时有便溏,寐一般。舌暗红,苔薄白有瘀点,脉细弦。

处方 10月2日方去红豆杉、青蒿,加徐长卿20g、白花蛇舌草30g、莲子肉15g、黄芩10g。

14剂,每日1剂,水煎,早晚分服。

四诊 2023年11月20日。

诸症稍缓解,上方续服。

五诊 2023年12月4日。

患者时有腹胀,反酸较前缓解,偶有便溏,近期夜寐欠佳,动则汗出,食纳尚可。舌暗红,苔薄白有瘀点,脉细弦。

处方 10月2日方去红豆杉、青蒿,加徐长卿20g、白花蛇舌草30g、石菖蒲15g、远志10g、女贞子20g。

14剂,每日1剂,水煎,早晚分服。

六诊 2023年12月18日。

患者诸症缓解,唯食纳欠佳。舌体瘦暗红,苔薄白有瘀点,脉细弦。

处方 10月2日方去青蒿,加白花蛇舌草30g、石菖蒲15g、远志10g、木香10g、独活10g。

14剂,每日1剂,水煎,早晚分服。

上方续服2个月后诸症皆平。

按语 戴师承国医大师周仲瑛教授"癌毒"理论,治疗"肝积"实证尊崇以攻为主、扶正为辅的治疗原则,是谓"邪去正自安"。本案患者已行手术切除原发病灶,术后未予放化疗，因湿热之邪未尽，肝郁体质未变，故术后仍觉身热、腹胀、胁痛、痞满、反酸，此皆为肝郁乘脾、湿郁生热、兼有瘀毒之象。预求治本，必当祛除本邪以使肝木生发、使脾阳得振，治当清利湿热为主，理气化瘀健脾为辅。本案虽无身目发黄之黄疸征象，但湿热内蕴是肝病的核心病机，清利湿热是基本治则，故以茵陈蒿汤为基础方，乃取其清利肝经湿热之功，以使邪毒从二便而去；加虎杖、鸡骨草以增强茵陈清热利湿之效；湿热夹瘀蕴生癌毒，故加红豆杉、喜树果、夏枯草、土鳖虫以达抗癌解毒散结防复之功；加四君子汤以益气健脾以防攻过伤正；猪苓与茯苓、白术同用，以使湿从水化；青蒿、鳖甲养阴透热；半夏、苏梗、鸡内金理气化痰消痞；鳖甲、瓦楞子软坚散结兼以制酸；诸药合用，可达清热利湿、理气化瘀、解毒散结、益气健脾之效。之后随诊多随症加减，去红豆杉、青蒿乃防久用过伤脾胃，加莲子、黄芩以清心安神，加延胡索、徐长卿、白花蛇舌草以活血定痛，加石菖蒲、远志以养心安神。

案三 肝癌 内伤发热（瘀毒内阻）

刘某某，女，65岁。

初诊 2023年7月6日。

患者于2021年7月16日在上海中山医院行腹腔镜下肝左外叶部分切除术，术后病理：（肝左外叶）肝细胞肝癌，Ⅱ级，癌组织侵犯肝被膜。行肝脏介入治疗两程，后行免疫联合"仑伐替尼"靶向治疗一年。2023年4月开始出现剑突及右上腹部疼痛，CT提示肝癌术后复发。肿瘤指标：AFP721.52ug/L，CA199 89.33KU/L。后行肝动脉造影化疗栓塞术两程。2023年5月开始免疫联合"仑伐替尼"口服。6月CT评价肿瘤仍进展，调整治疗方案为：替雷利珠单抗＋仑伐替尼＋

mFOLFOX。治疗后一周患者出现夜间发热，伴寒战，最高达39.8℃，腹部胀满疼痛，以右上腹为主，纳差，乏力，无咳嗽咳痰，小便短赤，大便秘结。血培养阴性，先后予物理降温、非甾体解热抗炎药物、激素退热，经验使用广谱抗生素5天，体温持续不退，高达40.5℃，胸部CT未见肺部炎性。刻下：精神萎靡，高热，肝区胀满疼痛，鼻干口渴，五心烦热，欲漱水而不欲咽，纳寐差，小便短赤，大便秘结。舌红绛，边有瘀点，苔黄，脉弦细数。既往史有乙肝病史，长期口服恩替卡韦抗病毒治疗。

  诊断 中医诊断：肝癌 内伤发热，瘀毒内阻。
      西医诊断：肝恶性肿瘤术后复发 乙型肝炎。
  病机 毒瘀互结，郁热于里。
  治法 清热解毒，凉血散瘀。
  处方 水牛角^{先煎}30g 生地黄30g 丹皮10g 赤芍20g 玄参20g 知母15g 生石膏30g 天花粉20g 白花蛇舌草30g 生大黄^{后下}30g 芒硝^{冲服}10g

3剂，每日1剂，浓煎常温服。

  二诊 2023年7月10日。

3剂后患者热势减轻，体温波动在38~39℃，五心烦热减轻，睡眠稍改善，小便转清，解成形大便，腹胀有所减轻。舌红绛，舌边有瘀点，苔黄，脉弦细。

  处方 前方去芒硝，大黄减为20g。

3剂，每日1剂，浓煎常温服。鼓励患者进食小米粥、西瓜汁等食物，可多次，稍稍予之，以食入不吐为宜。

  三诊 2023年7月13日。

患者低热，体温波动在37.5~38℃，肝区胀满疼痛明显减轻，五心烦热好转，体倦乏力，自汗，渴欲饮水，食欲差，夜寐可，小便调，大便少。舌质红，舌边有瘀点，苔薄黄，脉弦细。

处方　生地黄15g　丹皮10g　赤芍20g　玄参10g　知母15g　天花粉15g　白花蛇舌草30g　麦冬15g　五味子10g　太子参15g　焦六神曲30g

7剂，每日1剂，水煎早晚分服。

四诊　2023年7月21日。

患者乏力，基本无发热，自汗减少，肝区隐痛能忍受，稍有口渴，进食稍有增多，夜寐可，小便调，大便解。舌质转淡，舌边有瘀点，苔少，脉细。

处方　三诊方加黄芪30g、白术10g。

14剂，每日1剂，水煎早晚分服。

药后患者无发热，肝区隐痛能忍受，乏力改善，食欲尚可，二便调，查肿瘤指标较前下降，继续免疫、靶向、化疗，两个月后复查CT评估部分缓解。

按语　本案例初诊时毒火燔灼，用犀角地黄汤加减，犀角地黄汤出自《外台秘要》，具有清热解毒、凉血散瘀的功效，主治热入血分证。方用苦咸寒之犀角（现代水牛角代）为君，直入血分，凉血清心而解热毒，使热清毒解血宁。臣以甘苦寒之生地黄，清热凉血养阴，既助君药清热凉血，又复已失之阴血。君臣相伍，以清为主，兼以固涩。赤芍、丹皮为佐，清热凉血，活血散瘀。加入白花蛇舌草清热解毒，散瘀止痛；热毒伤阴，口咽干燥，加生石膏、玄参、天花粉清热泻火，生津止渴；热毒壅盛，腑气不通者，加生大黄、芒硝。二诊时热势有减轻趋势，大便已解，腑气已通，大黄减量，去芒硝，余药同前拟，再予3剂。三诊高热已去，残留低热，肝区胀满疼痛及烦热症状有所减轻，体倦乏力，口干为主症，去苦寒之水牛角、生石膏、大黄，中病即止之意，防止苦寒过用伤阳败胃，并适当减少清热养阴药药量，加入太子参、麦冬、五味子取其益气养阴，敛阴止汗之功效，加入焦六神曲健脾和胃顾护胃气。四诊时患者乏力为主诉，余不适症状均有改善，加黄芪、白术补气健脾。黄芪为补气之要药，气能生血行血，活血祛瘀生新；气能生津行津，阴液输布全身。患者两周后查肿瘤指标下降，肝区胀满疼痛减轻。

本案患者肝癌术后复发，肿瘤负荷大，为癌性发热。这种持续的高热，如不及时干预处理，可危及生命。中医药的参与，帮助患者度过这段特殊的发热时期，挽救患者生命，为后续治疗创造时机，达到了预期的效果。

第十一节 肾 癌

案一 肾癌（脾肾阳虚）

顾某，男性，81岁。

初诊 2022年2月28日。

患者2021年12月因"右腰部酸胀不适数月"在外院就诊，查全腹部增强CT提示右肾下极占位性病变，考虑为肾癌。建议行手术治疗，患方因考虑患者高龄，有高血压、糖尿病，故拒绝行手术治疗，后行穿刺活检，病理提示透明细胞癌。刻下：患者乏力，右腰部冷痛不适，畏寒，纳差，寐尚可，二便调。双下肢水肿。舌质淡，苔腻，脉沉细。

诊断 中医诊断：肾癌，脾肾阳虚。

西医诊断：肾恶性肿瘤；高血压；2型糖尿病。

病机 脾肾阳虚，水湿停聚。

治则 温肾健脾，利水渗湿。

处方　肉桂10g　黑顺片10g　干姜10g　菟丝子10g　党参30g　黄芪30g　白术10g　茯苓10g　猪苓15g　薏苡仁15g　金钱草30g　杜仲10g　山萸肉10g　白花蛇舌草10g　半枝莲10g　南方红豆杉10g　甘草6g

14剂，每日1剂，水煎早晚分服。

二诊　2022年3月17日。

服药后患者畏寒较前好转，仍感乏力及右腰部冷痛，纳差，寐尚可，二便调。双下肢水肿好转。舌质淡，苔稍腻，脉沉细。

处方　前方继服。

14剂，每日1剂，水煎早晚分服。

三诊　2022年4月4日。

服药后患者腰部冷痛及畏寒好转，乏力改善，食欲有增，寐可，二便调。下肢水肿进一步消退。舌质淡，苔白，脉沉细。

处方　上方去金钱草，改肉桂6g、黑顺片6g。

此后该患者以上方随症加减，服药半年后诸症缓解，病情稳定。

按语　中医并无"肾癌"的病名，根据其临床表现与中医药古籍中的描述，属于"血尿""腰痛""肾积""水肿"等范畴。肾为先天之本，肾气不足，肾脏功能衰退引起邪客于肾，是导致发病的根本。脾胃为后天之本，气血生化之源，若谷反为滞，水反为湿，则易出现虚的一面。肾主水，脾主运化，脾肾两虚，则易出现水湿停聚，形成水湿毒邪，水湿之邪客于肾脏，日积月累，形成癌毒之邪。根据患者的临床症状，系脾肾阳虚，水湿停聚之象。脾肾阳虚，水液代谢失司，故生水湿毒邪，相互搏结，积聚始生。肾为先天之本，阴阳之根，肉桂、附子、干姜、杜仲、菟丝子温肾助阳，化气行水，又可制约解毒抗癌诸药之寒性；脾为后天之本，党参、黄芪、白术补脾益气；以后天而滋先天，人体正气得以充盛；茯苓、猪苓、薏苡仁健脾利水化湿；金钱草利水，岳美中先生经验金钱草保肾利水之功显著；白花蛇舌草、半枝莲、南方红豆杉解毒抗癌。药用虽多，但组方严谨，扶正与祛邪并举，相辅相成，扶正增强了正气，有助于机体祛除病邪，即所谓"养正积自除"；祛邪则在邪气被祛的同时，减免了对正气的侵害，即所谓"邪祛正自安"。肾癌的治疗，要全面分析，综合判断，紧紧抓住此病的主要病机，根据肾脏本身的生理特点，合理利用补法，且要密切关注现代对中医"癌毒"理论的研究，谨慎选择解毒抗癌中药。既要发挥中医的特色，又要结合现代对中医中药的研究，才能在肾癌的治疗过程中取得良好效果。

第十二节 大肠癌

案一 直肠癌（湿热下注）

王某，男性，58岁。

初诊 2017年4月20日。

患者2016年12月初无明显诱因下出现大便带血，量不多，伴有下腹不适。2016年12月30日查肠镜：直乙结肠交界处Ca、直肠多发息肉。2017年1月5日行直肠癌根治术，术后病理：（直肠）低分化腺癌，部分为黏液腺癌，分期为T3N2M0。术后行FOLFOX方案化疗3次。2017年3月25日开始放疗，同步口服卡培他滨片化疗。刻下：患者现同步放化疗中，诉肛门灼热疼痛，大便溏，日行3~4次，里急后重，伴有黏液，尿频，舌尖红，苔薄白腻，脉滑。

诊断　中医诊断：直肠癌，湿热下注。

西医诊断：直肠癌，放射性肠炎。

病机　湿热下注，阴亏津伤。

治则　清利湿热，养阴生津。

处方　败酱草15g　黄芩15g　金钱草15g　秦皮15g　当归15g　生甘草3g　红藤15g　马齿苋15g　木香15g　藤梨根15g　白芍15g　砂仁^(后下)3g　生地黄15g　小蓟草15g　车前草15g　淡竹叶^(后下)15g

14剂，每日1剂，水煎，早晚分服。同时予院内制剂洁尔肛洗剂坐浴。

二诊　2017年5月12日。

放疗已结束，用药后肛门疼痛缓解，大便成形，日行2～3次，舌稍红，苔根稍腻，脉弦滑，左脉尺弱。

处方　前方继进。

7剂，每日1剂，水煎，早晚分服。

三诊　2017年5月25日。

患者第四次FOLFOX方案化疗后3天，肛门疼痛再发，大便质稀，里急后重感加重，舌稍红，苔根稍腻，左脉尺弱。考虑为化疗后前放射性肠炎再作，业内称之"回忆性"反应。

处方　前方去小蓟草，加砂仁3g。

10剂，每日1剂，水煎，早晚分服。同时予院内制剂洁尔肛洗剂坐浴。

四诊　2017年6月7日。

患者肛门疼痛减轻，大便基本成形，日行1～2次，舌稍红，苔根稍腻，左脉尺弱。

处方　前方继进。

7剂，每日1剂，水煎，早晚分服。以善其后。

按语 戴师认为，放射线系火热毒邪，伤阴耗气，灼津烁血，血行瘀滞，不通则痛，故初诊时患者出现肛门疼痛。但是放疗初期，患者气阴两虚症状不明显，加之患者素体脾虚湿盛，故初期以"湿热下注"为主症，以芍药汤+白头翁汤+导赤散加减，同时配合清热祛湿之剂坐浴，患者症状控制，顺利完成同步放化疗。因再程化疗后，原放疗所致放射性肠炎症状因"回忆性反应"而再次出现，仍予原法治疗依然有效。中药在减轻放化疗的急性反应方面，效果肯定，能明显改善患者的生活质量，帮助患者顺利完成治疗。

案二 结肠癌（痰瘀互结）

蔡某，女性，80岁。

初诊 2023年12月28日。

患者体检发现结肠癌伴肝转移5月余，新辅助化疗后行结肠癌手术，病理提示：结肠恶性肿瘤，目前行贝伐珠单抗联合卡培他滨辅助化疗中，术后并发下肢深静脉血栓形成，口服利伐沙班片。形体适中，面色淡，纳可，饮冷后易腹泻，伴虚坐努责，时有矢气增多，寐安，舌质紫暗，少苔，脉弦滑。

诊断 中医诊断：肠癌，痰瘀互结。

西医诊断：结肠恶性肿瘤伴肝转移。

病机 脾阳不足，痰瘀互结。

治则 温运脾阳，化瘀散结。

处方 党参20 g 白术15 g 干姜9 g 桂枝10 g 肉桂6 g 细辛3 g 吴茱萸6 g 麦芽30 g 焦六神曲30 g 煨葛根20 g 黄连6 g 黄芩10 g 白芍15 g 甘草6 g

14剂，每日1剂，水煎，早晚分服。

二诊 2024年1月11日。

患者结肠癌术后3月余,辅助化疗中。近期行下腔静脉滤器植入术,口服利伐沙班抗凝治疗,停用贝伐珠单抗。查肝功能轻度异常。刻下:时有鼻腔出血,虚坐努责较前好转,大便溏,日行5~6次,纳可,寐安,小便畅。舌瘀紫,少苔,脉弦滑。

处方 上方煨葛根加至30g,加焦山楂15g、金钱草30g。利伐沙班减量。

28剂,每日1剂,水煎,早晚分服。

三诊 2024年2月20日。

近期出现肛门坠胀,大便色深质稀,伴腹痛,五更泻,腰酸背痛。纳可,寐安。舌瘀紫,少苔,脉弦滑。

处方 上方去黄连、黄芩,加补骨脂10g、肉豆蔻10g、升麻10g、杜仲10g。

15剂,每日1剂,水煎,早晚分服。

四诊 2024年3月8日。

患者复查未发现明显贫血、肝功能损伤、凝血功能异常等情况,结合肿瘤指标及腹部增强CT考虑病情稳定。刻下:肛门坠胀好转,嗳气增多,仍有五更泻,大便日行3次,质稀。左下肢轻度水肿。纳可,寐安,小便畅。舌暗见瘀点,少苔,脉细弦。

处方 前方加鸡骨草15g、红花5g、冬瓜皮45g。

15剂,每日1剂,水煎,早晚分服。

服药后左下肢水肿减退,腹泻好转,大便每日1~2行。

按语 中医学无"大肠癌"这一名称,从其发病及临床特征分析,应属中医学的"肠积""积聚""癥瘕""肠覃""肠风""脏毒""下痢"等病的范畴。祖国医学认为大肠癌是由于正虚感邪、内伤饮食及情志失调引起的，以湿热、瘀毒蕴结于肠道，传导失司为基本病机，以排便习惯与粪便性状改变，腹痛，肛门坠痛，里急后重，甚至腹内结块，消瘦为主要临床表现的一种恶性疾病。本病病位在肠，但与脾、胃、肝、肾的关系尤为密切。本案患者发病病机当属年高体虚，正气不足，脾肾阳虚。水湿的运化失常，以酿生痰瘀，痰瘀互结日久而发病。治以温肾运脾，化瘀散结，扶正抗癌。戴师认为，结合患者病史，近期行多次手术治疗，损伤血络，而又长期口服药物抗凝中，病程期间反复鼻衄，故早期未用化瘀活血药，以防活血太过，伤及血络。方选小建中汤加减，又添葛根黄连黄芩汤之意。2周药后，患者虚坐努责、腹泻便溏情况较前明显好转，而戴师考虑患者结肠癌伴肝转移病史，方中药味较多，是以又添金钱草，保肝益肾，以防药物伤损；再增焦山楂，以增消食止泻之效，少佐活血化瘀之意。因五更泻仍作，伴腰背酸痛，故去黄连、黄芩，加四神丸增温阳止泻之功。左下肢轻度水肿，予冬瓜皮、红花理气化瘀，利水消肿，寓利小便实大便之意。

案三　结肠癌（脾气虚弱）

冯某某，女性，52岁。

初诊　2020年10月17日。

患者2018-03-23在上海复旦大学附属肿瘤医院行右半结肠切除术，术后病理示：中分化腺癌，溃疡型，大小约1.5cm×1.2cm×0.3cm，浸润至浅肌层，脉管内癌栓（+），神经侵犯（-），切缘（-），淋巴结（6/16）见癌转移，病理分期为pT2N2aM0 ⅢB期。术后行FOLFOX方案化疗6程，后定期复查病情稳定。近半年来患者大便干结，4~5日一行，排出艰涩不畅，自服润肠通便药物后2～3日一行。刻下：患者大便干结，排出艰涩不畅，伴有脘腹胀闷，乏力，纳寐欠佳，舌质紫暗，苔薄白，脉弦滑。

诊断　中医诊断：肠癌，脾气虚弱。
　　　西医诊断：右半结肠恶性肿瘤术后。

病机　脾虚不运，腑气不通。

治则　健脾益气，行气通腑。

处方　党参15g　当归12g　川芎10g　白术30g　山药15g　制大黄9g　茯苓15g　薏苡仁15g　砂仁6g　火麻仁15g　牛膝10g　焦六神曲15g　鸡内金10g　夜交藤10g　酸枣仁10g　甘草6g

7剂，每日1剂，水煎，早晚分服。

二诊　2020年10月24日。

服药后脘腹胀闷较前减轻，大便仍2～3日一行，排便仍费力，乏力，偶有自汗，纳寐一般。

上方去薏苡仁、山药，改牛膝20g、火麻仁30g，加黄芪30g、白芍10g、肉苁蓉20g。

7剂，每日1剂，水煎，早晚分服。

三诊　2020年10月31日。

服药后大便排出通畅，每1～2日一行，诸症悉减。

以原方加减继进，前后调理4个月，定期门诊随诊，大便基本正常。

按语　肠癌患者术后便秘是指大便秘结，排便间隔时间（周期）延长；或周期不长，但粪质干结，排出困难；或粪质不硬，但便而不畅，有不尽感的病证。便秘作为肠癌患者术后的常见临床症状，中医药治疗效果明显。临床针对其病因病机，审证求因，综合调治。然肠癌患者术后多见脾胃功能虚弱，故扶正首重"健脾"。此外，因遵循"六腑以通为用，以通为补"机能特征，以补为攻，切忌攻伐太过，从而达到大便不攻自下的目的。本案患者以大便干结难解为主症，初诊方中以白术、党参、山药为君药益气健脾；茯苓、薏苡仁为臣药健脾祛湿；佐以当归、川芎补血活血，砂仁温脾化湿开胃，火麻仁、大黄润肠通腑，牛膝补肝肾、强筋骨，兼有使药之功，引药下行，行气除满，夜交藤、酸枣仁养血安神，焦六神曲、鸡内金消食化积，甘草调和诸药。二诊患者脘腹胀闷较前减轻，但仍排便困难，故去薏苡仁、山药，加重牛膝、火麻仁剂量，并加肉苁蓉润肠通便；患者乏力，偶有自汗，加黄芪补气固表，白芍敛阴止汗。本案患者经辨证论治中药调理后大便顺畅，生活质量显著提高。

案四 结肠癌 病理性骨折（癌毒侵蚀）

吴某，女性，73岁。

初诊 2024年1月26日。

患者2023年11月因外伤致右上臂肿胀，诊断为右肱骨骨折，病理性可能，行胸腹部增强CT提示右肺下叶占位，考虑MT可能。后患者行肺穿刺术病理：腺癌，结合免疫组化，考虑为转移性腺癌，胃肠道来源可能性大。再后患者行肠镜病理：（距肛35cm肠管）腺上皮重度异性增生，局灶癌变，不除外更重病变可能。考虑患者为结肠恶性肿瘤伴肺、骨转移，合并病理性骨折。目前针对骨折转移灶行放射治疗中。现患者右肱骨处疼痛明显，稍肿胀，触之稍硬结，肤温不高，稍觉乏力，无发热，无腹痛腹泻，无胸闷心慌，无汗出，纳寐尚可，二便调。面色少华，舌淡红，苔薄白，脉弦细。

诊断 中医诊断：结肠癌，病理性骨折，癌毒侵蚀。

西医诊断：结肠恶性肿瘤、右肱骨肿瘤性病理性骨折、肺继发恶性肿瘤、骨继发恶性肿瘤。

病机　肾气亏虚，癌毒内侵。

治则　补肾健脾，温阳解毒。

处方　乌梅15g　细辛6g　肉桂6g　当归15g　茯苓15g　猪苓15g　防风10g　秦艽15g　威灵仙15g　僵蚕15g　焦六神曲30g　麦芽30g　甘草10g

7剂，每日1剂，水煎，早晚分服。

二诊　2024年2月3日。

服药后患者自觉肿胀感较前好转，疼痛仍间作，乏力稍好转，骨折处皮肤无红肿，触之较前稍软，平素自觉稍畏寒。面色㿠白，舌淡，苔薄白，脉细软。《景岳全书》云："善治肿者，必先治水。"又云："水肿证，以精血皆化为水，多属虚败，治宜温脾补肾，此正法也。"初诊以利水消肿为主；现肿胀渐消，改以温阳利水为大法。

处方　黑顺片10g　干姜6g　紫苏叶15g　厚朴10g　吴茱萸3g　半夏15g　茯苓15g　麦芽30g　焦六神曲30g　杜仲20g　甘草6g

14剂，每日1剂，水煎，早晚分服。

三诊　2024年2月18日。

服药后患者自觉疼痛较前缓解，肿胀基本不显，乏力好转，触之皮肤柔软。仍稍畏寒，神清精神尚可，舌淡薄，苔薄白，脉弦细。

处方　上方去半夏、干姜，加大腹皮20g、桂枝10g、莪术10g、骨碎补15g、淫羊藿15g、肉苁蓉20g、莱菔子20g。

14剂，每日1剂，水煎，早晚分服。

经内服汤药后，患者骨折处疼痛不显，能稍活动，肿痛渐消，嘱托注意骨折处避免外伤，后患者完成放射治疗后针对原发肠癌行化疗控制病情。2个月后复查骨折处已逐渐接续。

按语 戴师以癌毒理论为基础，因癌邪具有走窜性、侵蚀性特点，此案患者虽以骨折起病，但具有癌毒侵蚀表现，故经进一步筛查寻其来源为肠癌起病，治疗上仅依靠骨科固定或金刃治疗无法根治。现患者以骨折为苦，急则治其标，临床需解决其骨折疼痛困扰，本例辨证考虑患者癌病初起即走窜侵蚀，此为患者素体肾气亏虚，先天不足，合脾胃虚弱后天失养，正气亏虚，无以抗邪而致。且"肾在体为骨"，故易骨质亏虚，癌病趁虚内侵，发为骨折。此案以肾气亏虚、癌毒内侵为病机。治以补肾健脾，温阳解毒。同时结合现代医学放疗辅助治疗，以期早日愈合，保留功能，提高生活质量。

骨折伤筋后瘀血残留，"形伤肿"，血瘀以外有肿形，故肿胀不消，此为邪实。肢体长期内、外固定，活动减少，气血运行不畅，日久损伤正气，耗气伤阳，疾病由实转虚，以虚为主。脾阳虚不能制水，则水湿滞留于肌肤；肾阳虚则气化不利而发水肿。初诊时因肿胀疼痛明显，治以利水消肿为主，方中以茯苓、猪苓利水消肿为君，防风、秦艽、威灵仙、僵蚕、乌梅祛风除湿止痛涩肠为臣，佐以六神曲、麦芽健脾益气以助水液推动，以甘草为使调和诸药。至二诊时，患者肿胀渐消，此时需注重健脾及温肾利水，因湿困脾土，脾阳不升，阳气不得舒展，肾阳不足，命门火衰，阴中无火，以致成肿。故遣方用药以附子、干姜、吴茱萸、杜仲温补肾阳以利水，麦芽、焦六神曲健脾以利水，紫苏叶、厚朴、半夏、茯苓祛湿行气以助利水，甘草调和诸药亦益气健脾。至三诊时，患者疼痛肿胀基本已消，此时治疗需考虑促进骨折愈合同时考虑癌毒病因以抗癌，故以活血化瘀，温阳行气，兼顾解毒抗癌为治法。上方去半夏、干姜以缓过燥影响,在既有温肾健脾益气基础上加予淫羊藿、肉苁蓉、骨碎补补肾阳、强筋骨,大腹皮、莱菔子行气化瘀,莪术活血化瘀抗癌解毒,桂枝温通阳气。以期温补肾阳,以益肾精,精气充盈,而生骨髓,同时需注重癌毒病因,兼顾解毒抗癌。

该例患者以病理性骨折为首发症状,故该患者初诊即晚期,且该例骨折部位又为右侧上肢,疼痛及生活不便令患者困扰。在积极的抗肿瘤治疗基础上需考虑该部位肿瘤对患者的生活影响,正所谓"急则治其标"。而病理性骨折在骨科外科处理方面手段较少,仅有少部分患者可通过诸如"骨水泥"填补等手段得到一定的缓解,而多数难以行手术治疗。戴安伟教授在现代医学放射治疗基础上,结合中医辨证施治,即考虑"骨为肾之余",以补肾健脾为基础,同时考虑病理性骨折癌毒侵蚀的特点,兼以温阳解毒,旨在助其早日愈合,保留功能,减轻疼痛,提高生活质量,再次体现了中西医并重在抗肿瘤治疗中的重要地位。

第十三节 卵巢癌

案一 卵巢癌(正虚邪恋)

王某,女,44岁。

初诊 2015年8月5日

2015年6月行卵巢癌手术,并化疗2个疗程。现觉小腹如刀割样疼痛,时胀,大便日行2~3次,胃纳欠香,舌苔淡黄腐腻,中裂,舌质暗淡,脉细。

诊断 中医诊断:卵巢癌,正虚邪恋。

西医诊断:卵巢癌术后。

病机　脾虚失运，湿浊下注。

治则　健脾助运，化湿解毒。

处方　党参10g　焦白术10g　茯苓10g　炙甘草3g　生薏苡仁15g　仙鹤草15g　土茯苓20g　炙刺猬皮15g　泽漆15g　椿根白皮15g　白花蛇舌草20g　半枝莲20g　龙葵20g　乌药10g　九香虫10g　失笑散[包]10g　砂仁[后下]3g　焦楂曲[各]10g

14剂，每日1剂，水煎，早晚分服。

二诊　2015年8月20日

腹胀减轻，食纳好转，口干，大便日行2次，成形，舌苔薄黄腻，质暗，中部少苔，脉细滑。拟从下焦湿热（浊），毒瘀不净，肝肾不足，气阴两伤，脾运失健论治。

处方　前方加莪术10g、炙鳖甲[先下]15g、大生地10g。

28剂，每日1剂，水煎，早晚分服。

三诊　2015年9月18日

近感尿频，大便日行2～3次，成形，舌苔淡薄腻，舌质暗，脉细。

处方　8月5日方加莪术10g、煨益智10g、炒元胡15g、淮山药10g、青皮10g。

14剂，每日1剂，水煎，早晚分服。

患者后坚持服药28剂，上诸症渐平。

按语　该患者为卵巢癌术后，化疗2个疗程，戴师认为瘤毒、手术、化疗均能伤正，又因胃纳不香，便溏，提示脾运不健。经云"有胃气则昌，无胃气则亡"。纵然湿毒瘀结邪实，纵然肝肾亏虚，必当重视"脾运胃气"之"后天之本"，因此，该肿瘤手术后复化疗的辨证思路是在重视健运脾胃的基础上加用化湿解毒，化瘀抗癌之品。一诊时经初治健脾助运，化湿解毒治疗，胃纳已开，故二诊加用鳖甲、生地、莪术滋补肝肾、化瘀软坚散结。因诉尿频，故三诊加用益智仁配用乌药、砂仁，取"缩泉丸"之意，与山药同用益肾止遗；莪术既能消瘀又能开胃增食；青皮、元胡理气化瘀。元胡除了活血化瘀止痛，还用于久患失眠兼瘀阻之症。本案处理好扶正与祛邪的关系，故而取得不错的效果。

第十四节　宫颈癌

案一　宫颈癌　盗汗（阴虚火旺）

何某，女性，48 岁。

初诊　2018 年 4 月 3 日。

患者于 2017 年 11 月行宫颈癌根治术，术后化疗一周期。现夜间汗多，手足心热，夜不安寐，舌质偏红，苔薄白，脉细。

　　诊断　中医诊断：宫颈癌，盗汗，阴虚火旺。

　　　　　西医诊断：宫颈癌术后。

　　病机　阴虚内热，营卫失和。

　　治则　养阴清热，敛汗和营。

　　处方　当归 15 g　大生地 15 g　熟地黄 15 g　黄连 3 g　黄芩 5 g　黄柏 5 g　白芍 10 g　煅龙牡^各30 g　糯稻根 15 g　五味子 5 g　浮小麦 30 g　炙甘草 3 g　夜交藤 30 g　夏枯草 15 g　垂盆草 15 g　大枣 10 g　蜀羊泉 30 g

14 剂，每日 1 剂，水煎早晚分服。

二诊　2018 年 4 月 17 日。

服药后症状改善，盗汗减少，仍手足心热，舌红，苔薄白，脉细。

处方 上方去大生地、蜀羊泉，加生黄芪15g、碧桃干10g。

14剂，每日1剂，水煎早晚分服。

三诊 2018年5月2日。

病情稳定，唯手心出汗，舌苔薄白，脉细。原方加减以补气固表，敛汗和营。

处方 生黄芪30g 炒党参15g 炒白术10g 白芍10g 煅龙牡^各30g 酸枣仁15g 夜交藤15g 糯稻根30g 浮小麦30g 碧桃干15g 五味子5g 炙甘草3g 大枣10g 陈皮6g 蜀羊泉15g 白花蛇舌草15g

14剂，每日1剂，水煎早晚分服。

四诊 2018年5月16日。

药后诸症减轻，仍手心出汗，舌苔薄白，脉细。治以补气合营，扶正祛邪。

处方 上方去碧桃干、糯稻根，加麦冬15g。

14剂，每日1剂，水煎早晚分服。

药后患者出汗缓解，原方继进2个月，诸症平稳。

按语 出汗是人体的生理现象，也是祛邪外出的一种方式，而病后体虚、表虚受风、思虑烦劳过度、嗜食辛辣、亡血失津等可导致病理性出汗，如自汗、盗汗、脱汗、战汗、黄汗等。汗出过多容易伤及气血、津液与阳气，且常常互为因果，如汗出耗伤津液，导致阴津亏虚，阴虚火旺又可迫使津液外泄而为汗。盗汗是指睡眠时出汗，而醒来汗出自止，基本病机为阴阳失调，腠理不固，而致汗液外泄失常。《明医指掌·自汗盗汗心汗证》对自汗、盗汗的名称作了恰当的说明："夫自汗者，朝夕汗自出也。盗汗者，睡而出，觉而收，如寇盗然，故以名之。"而朱丹溪对自汗、盗汗的病理属性作了概括，认为自汗属气虚、血虚、阳虚、痰；盗汗属血虚、阴虚。《医学正传》云："盗汗者，寐中而通身如浴，觉来方知，属阴虚，营血之所主也。大抵自汗宜补阳调卫，盗汗宜补阴降火"。《临证医案指南》曰："阴虚盗汗，治当补阴以营内"。《景岳全书》也认为一般情况下盗汗属于阴虚，还指出收敛止汗之常用药，如麻黄根、浮小麦、乌梅、五味子、龙骨、牡蛎、小黑豆等。

人到了一定年龄，往往肾阴不足。阴不足，则阳亢，生虚火，火上炎则面部烘热。虚热扰及心神，则心烦、不寐。肝肾阴虚，耳窍失养，则耳鸣。舌红少苔，脉细数有力，皆阴虚火旺之象。此患者为阴虚盗汗，治疗的基本原则是使气血阴阳恢复平衡的状态，则治以滋阴降火为法。本证药用当归六黄汤、牡蛎散等方加减。方中当归六黄汤滋阴泻火、固表止汗；牡蛎散益气固表、敛阴止汗。其中当归、生地黄、熟地黄滋阴养血，壮水之主，以制阳光；黄连、黄芩、黄柏苦寒清热，泻火坚阴；五味子敛阴止汗；牡蛎、浮小麦、糯稻根固涩敛汗。诸药合用，共奏滋阴降火、固表止汗之功。再诊去生地易黄芪者，避寒滑而重其补虚之力也。

第十五节　膀胱癌

案一　膀胱癌（湿毒下注）

吴某某，男性，69岁。

初诊　2017年10月16日。

患者于2016年6月23日因"尿频伴血尿半年"行膀胱肿

物电切术，术后病理示：低级别非浸润性乳头状尿路上皮癌。术后膀胱灌注化疗6次。2017年4月15日又因"血尿"复查膀胱镜，考虑为肿瘤复发，再行电切术，术后再次行膀胱灌注化疗6次，仍间断出现血尿。就诊时：形体消瘦，两颧暗红，自觉口干舌燥，五心烦热，梦多难安，头胀乏力，腰酸膝软，尿频短赤，大便量少质干行艰。舌质暗红伴有瘀点，苔薄黄腻，脉细。

诊断 中医诊断：膀胱癌，湿毒下注。

西医诊断：膀胱癌。

病机 肾阴亏虚，热毒下注。

治则 滋阴补肾，清热解毒。

处方 知母15 g 黄柏10 g 生地黄30 g 山萸肉10 g 淮山药30 g 茯苓15 g 丹皮10 g 泽泻15 g 酸枣仁30 g 柏子仁15 g 夜交藤30 g 珍珠母30 g 白茅根30 g 仙鹤草30 g 茜草15 g 白英30 g 猪苓15 g 三七粉^冲3 g

上方诸药14剂，每日1剂，水煎，早晚分服。

二诊 2017年11月6日。

服上药1周后，口干、心烦、夜寐不安等症状明显好转，小便次数减少，已无肉眼可见血尿，但觉乏力，腰酸膝软，大便干结，舌暗红，苔薄微黄，脉细。辨证为肾阴亏虚，湿热瘀毒未净，治疗续以滋阴补肾，佐以清热利湿解毒。

处方 上方加牛膝15 g、肉苁蓉30 g。

上方诸药14剂，每日1剂，水煎，早晚分服。

服用上方2周后，患者精神饱满，体重增加，面色如常，胃纳好，小便淡黄，量正常，大便通畅。此后患者坚持服用中药治疗5年，定期复查膀胱镜未见肿瘤复发。

按语 膀胱癌是泌尿系中最常见的恶性肿瘤之一，80%～

90%的患者以全程无痛性肉眼血尿为主要临床表现,膀胱镜活检是诊断该病最可靠的方法,病理类型中90%以上为膀胱尿路上皮癌。外科手术、经尿道膀胱肿瘤电切术、膀胱内灌注化疗是膀胱癌主要的治疗手段。祖国医学以小便中混有血液,伴有血块,或小便量少,点滴而出,甚则闭塞不通等症而归于"血尿、溺血、癃闭、癥闭"之范畴。该病因多为年老体虚,正气不足,肾阴亏虚,相火妄动;或因多食辛热肥甘,烟酒太过,积湿生热,下注膀胱,灼伤血络,血液不循常道,下泄溺窍而尿血;若溺血日久,离经之血成瘀,湿热相搏,结于膀胱则成瘕。《素问·气厥论》曰:"胞移热于膀胱,则癃、溺血。"《素问四时刺逆从论》云:少阴"涩则病积溲血"。《金匮要略》曰:"热在下焦者,则尿血。"可见本病的发生与肾、膀胱、三焦关系密切,因虚而得病,因虚而致实,虚为病之本,实为病之标。虚证多因肾阴亏虚,虚火灼伤血络,或气血双亏,血无所统,引发尿血等症状;实证多由膀胱湿热气化不畅、瘀积成毒所致,治疗上应遵从"虚则补之,实则泻之"的治疗原则。

  本例患者平素烟酒辛热肥甘嗜好,易使湿热内蕴,致肾阴亏虚,加之反复电切术及化疗灌注,火热药毒之邪相合更伤肾阴,致使相火妄动,湿热下注膀胱,灼伤络脉,不循常道,故见尿频短赤;津液不足则形体消瘦、口干舌燥、大便量少质干行艰;肾阴不足,虚火上浮则两颧暗红;腰为肾之府,肾虚则腰膝酸软、乏力。肾阴不足,肾水不能上济于心,水亏火旺,心肾失交,故五心烦热,梦多难安;舌质暗红伴有瘀点,苔薄黄腻,脉细亦为阴虚火旺苔脉之象。方拟"知柏地黄丸"加减化裁。知柏地黄丸最早出自清代名医吴谦的《医宗金鉴》,由六味地黄丸(《小儿药证直诀》)加知母、黄柏组成,具有滋肾阴，清相火，泻下焦之效。方中熟地黄、山萸肉、山药滋补肾、肝、脾三脏之阴血；茯苓、泽泻健脾利水渗湿，丹皮清热泻火凉血，合以治肾间之湿热、水饮；六药相配，补中有泻，寓泻于补，三补三泻，相辅相成，即唐王冰所言之"壮水之主以制阳光"是也。黄柏、知母苦而兼润，滋阴降火以坚肾阴；牛膝、肉苁蓉甘温不燥，既有补肾润肠之功，又有阴中求阳之意，即明张景岳《景岳全书》所谓"善补阴者，必于阳中求阴，则阴得阳助而源泉不竭"。酸枣仁养血生津安神，柏子仁入心养神，入肾定志；夜交藤专攻阴阳不交之失眠；珍珠母镇心安神，佐以白英、茜草、仙鹤草、猪苓清热利湿，解毒消肿，抗肿瘤提高免疫力；白茅根利尿通淋，使邪有出路；三七粉化瘀止血，起到止血不留瘀，化瘀不伤正之特点。纵观全方，补泻结合，滋清并行，标本兼治，切中病机。

案二　膀胱癌（脾肾两虚）

杨某某，男性，60岁。

初诊　2010年3月17日。

患者于2009年行膀胱癌根治术，术后半年内行介入治疗2次，因肾功能受损透析2次。后行造瘘术，目前小便经造瘘口引流。患者诉自造瘘术后引流小便常常可见肉眼血尿，平素尿液亦较为浑浊。刻下：自觉术后乏力明显，下肢酸软，纳谷不香，口干，小便造瘘口引出浑浊血尿间作，大便尚可。面色萎黄，舌淡红苔白腻，脉细。

诊断　中医诊断：膀胱癌，脾肾两虚。

　　　　西医诊断：膀胱恶性肿瘤术后。

病机　脾肾亏虚，湿热夹杂。

治则　益肾健脾，清热利湿。

处方　大生地 15g　山萸肉 15g　淮山药 15g　茯苓 15g　泽泻 10g　太子参 15g　车前草 30g　小蓟 30g　牡丹皮 10g　萆薢 15g　半枝莲 30g　白术 10g

14 剂，每日 1 剂，水煎，早晚分服。

二诊　2010 年 4 月 7 日。

服药后患者自觉乏力稍好转，肉眼血尿色淡，纳食好转。舌淡红、苔薄白，脉细；在原法继进基础上加强清热凉血之功。

处方　上方加赤芍 10g、白茅根 30g。

21 剂，每日 1 剂，水煎，早晚分服。

三诊　2010 年 4 月 28 日。

服药后患者诸症改善，尿色转清。舌苔薄白，脉细。治以滋肾清热，扶正祛邪。

处方　大生地 15g　山萸肉 15g　淮山药 15g　女贞子 15g　墨旱莲 15g　黄柏 6g　知母 10g　小蓟 30g　牡丹皮 10g　萆薢 15g　半枝莲 30g　白术 10g

28 剂，每日 1 剂，水煎，早晚分服。

经治疗后患者乏力好转，血尿暂未再现，尿色清，尿量可，平素饮食较好。

按语　戴师认为膀胱癌术后，多因金刃所伤，且正气受损，而致脾肾两虚，进而引起中气不足、气不摄血，发为血尿。同时亦因癌毒内侵，易湿热内蕴下注，故致尿浊等症。该患者在手术后行介入及透析治疗亦具有药毒损伤因素而致脾肾亏虚，后续更行造瘘术再次受损发为血尿。肾主水，膀胱为肾之腑，肾气不足会导致水液代谢异常，表现为小便浑浊、乏力等症状。脾主运化，脾虚则饮食不化，纳食不香，身体乏力。故该案治疗以益肾健脾、清热解毒为大法。

初诊时，处方以六味地黄丸为基础方，用以滋补肾阴、健脾益气。生地黄具有清热凉血、养阴生津的功效，适用于热病伤阴、血热出血等症。患者术后乏力、口干、尿液浑浊，提示体内有热，阴液不足，予生地黄养阴清热。山萸肉具有补益肝肾、涩精固脱的作用。用于肝肾亏虚、腰膝酸软等症。淮山药既补脾胃，又益肺肾，常常适用于脾虚泄泻、肺虚咳嗽、肾虚遗精、带下等症。本案既改善患者肾气亏虚，亦可针对纳食不香、乏力症状效果显著。茯苓、泽泻以茯苓健脾渗湿，泽泻利水渗湿，两者合用，祛除体内湿邪，缓解尿液浑浊之症。太子参、白术具有补气生津、益脾的作用，适用于气阴两虚、体倦乏力、食少纳差等症，增强患者体质，提高治疗效果。本案在补肾健脾基础上亦加予清热凉血药物以缓解血尿症状。方中车前草、小蓟、牡丹皮三者合用清热利湿、凉血止血。草薢可祛风湿、利湿浊，改善小便不利、尿液浑浊。再予半枝莲既清热解毒亦可抗肿瘤，预防术后复发。至二诊时初诊处方已经取得了一定疗效，患者乏力、血尿等症状有所缓解。为进一步巩固疗效，加用赤芍和白茅根，加强清热凉血效果以期更有效地控制血尿。三诊时患者尿血、尿浊症状已基本缓解。处方在以六味地黄丸合清热止血药为基础上再加予女贞子、墨旱莲联用滋补肝肾、凉血止血。黄柏、知母相配用于滋阴降火、清热除湿。治疗方向以滋肾清热、扶正祛邪为大法。故患者以此方为基础守方数月后诸症缓解，生活质量显著提高。

本案综合来看，该例膀胱癌患者因术后化疗、透析甚则行造瘘术，其尿路结构改变，既有药毒因素，又有术后损伤因素，诸多不良因素夹杂，导致出现血尿、浊尿等症，生活质量受损，患者较为痛苦，且病程日久迁延不愈易导致血虚气虚，正气受损，甚则癌毒再起，危及生命。本病例通过中医的整体辨证施治，及早介入治疗，从益肾健脾、清热解毒入手，循序渐进地调整治疗方案，最终取得显著疗效。中医药在癌症综合治疗中有其独特的优势，是提高患者的生活质量和延长生存期的重要手段。

第十六节　皮肤癌

案一　皮肤癌（热毒外袭）

秦某某，女性，75 岁。

初诊　2024 年 1 月 18 日。

患者 2023 年 10 月发现右侧小腿外侧皮肤肿物，行"皮肤病损切除术"，术后病理：中分化鳞状细胞癌。于 2023 年 12 月行局部放疗。后患者皮肤红肿、渗液，伴肤温升高，直至破溃。既往消渴病史。刻下：患者右小腿皮肤破损稍疼痛，伴渗出化脓，自觉低热，偶有汗出，喜饮冷食，纳食可，夜寐尚安，二便调。面色晦暗，舌边尖红，苔薄黄，脉弦数。

诊断　中医诊断：皮肤癌，热毒外袭。
　　　　西医诊断：右下肢皮肤溃疡，皮肤癌术后放疗后。

病机　热毒留着，湿热凝滞。

治则　清热解毒，凉血利湿。

处方　盐黄柏 15 g　苦参 10 g　金钱草 50 g　龙胆 10 g　山栀 10 g　黄芩 15 g　柴胡 10 g　生地黄 15 g　车前草 30 g　紫花地丁 30 g　蒲公英 30 g　虎杖 20 g　紫草 20 g　猪苓 15 g　冬瓜皮 50 g　白茅根 50 g　大枣 15 g

7 剂，每日 1 剂，水煎，早晚分服。

二诊　2024 年 1 月 25 日。

服药后即自觉发热汗出减轻，但疮疡处仍破损疼痛难以收口，脓液渗出较前稍减少，舌红，苔微薄黄，脉弦。《素问·至真要大论》曰："诸病胕肿，疼酸惊骇，皆属于火。"原方基础加用清热燥湿祛风之品。

处方　上方加地肤子30 g、白鲜皮30 g、防风10 g、独活15 g、牛膝15 g、天葵子15 g、垂盆草15 g。敷料由棉垫改为黄芩油纱布覆盖疮疡面。

7剂，每日1剂，水煎，早晚分服。

三诊　2024年2月1日。

患者发热汗出已解，疮疡面较前缩小，疼痛减轻，脓液渗出清稀量少。舌淡红，苔薄，脉细。此为热毒火邪已除，疮面渐收，此时需考虑患者年老体衰，顾护胃气。

处方　上方去龙胆。疮面加用红霉素药膏外敷。

10剂，每日1剂，水煎，早晚分服。

四诊　2024年2月12日。

患者小腿疮疡面基本收口，局部稍结痂，疼痛不显，少量清稀渗出液。但自觉乏力，纳食稍差。舌淡红，苔薄白，脉细。此为邪恋正虚。

处方　上方去柴胡、生地黄、白茅根、天葵子，加予乌梅15 g、甘草15 g。

14剂，每日1剂，水煎，早晚分服。

患者疮面收口结痂，嘱预防外伤及避免水湿。

按语　戴师认为此患者既往消渴病史，平素血瘀阻络，合并癌毒流注，又因放疗射线火热毒邪外侵，诸多病理因素混杂，终致热毒留着，湿热凝滞。从而引起局部皮肤气滞血瘀，热毒流注，煎灼皮肤，化为疮疡。正如《外科发挥》言："流注、积热疮疡，焮肿作痛，烦躁饮冷，脉洪数或口舌生疮，或疫毒发狂。"本例与常见外科痈疽疔疖不同的是，在气血不通感染毒邪基础上，伴随内蕴癌毒及放疗射线的火毒特点，病情复杂多变，治疗较为棘手，需以清热解毒，凉血活血为大法基础上，根据病程不同，结合燥湿行气、托毒排脓、扶正抗癌多法共用方可达到满意疗效。

本案初起患者表现为疮疡处红肿热痛，平素喜冷饮、发热汗出间作，舌边尖红，苔薄黄，脉弦数，为热邪由外入里之象，同时患者癌毒内蕴、放射线以火毒外犯，内外夹杂合而为病。《医宗金鉴》曰："夫疔疮者，乃火证也。……毒势不尽，憎寒壮热仍作者，宜服五味消毒饮汗之。"故治以五味消毒饮为基础加减，以期清热凉血而缓火热毒邪，本方以大队清热解毒药为基，金钱草、黄芩、柴胡、生地黄、车前草、紫花地丁、蒲公英皆为常用清热解毒药共为君，并以黄柏、苦参、龙胆、山栀、紫草、白茅根燥湿凉血为臣，佐以虎杖、猪苓、冬瓜皮利水渗湿，大枣为使以防大量清热药寒邪伤胃。至二诊时虽火热毒邪较前稍缓，但仍灼伤肤面而致脓毒流注难以收口，此时治以加强燥湿排脓之功以助恢复。外用敷料方面改为黄芩油纱布用其燥湿解毒功效。内服方药加予地肤子、白鲜皮清热燥湿。而《读医随笔》言："夫血犹舟也，津液水也；津液为火灼竭，则血行愈滞。"可见血瘀既是火热毒邪灼伤后的病理产物，亦是引起血瘀气滞而致疾病难以恢复的病理因素。"百病从风治"，故治疗时加予防风、独活风药以借其轻灵走而不守特点，以缓血瘀湿滞之困。虽再加予天葵子、垂盆草以增清热解毒、利水渗湿之功，药势足矣，但因病灶在小腿部，正所谓"无牛膝、不过膝"，故加予牛膝引药下行以达事半功倍之效。至三诊时患者病情已明显好转，发热、汗出、疼痛皆基本不显，疮疡面亦较前缩小、脓液渐清，此为火热毒邪渐消。此时去龙胆，皆因其大苦大寒，虽效如桴鼓，但极易伤胃，中病即止。同时不吝中西之分，积极使用红霉素药膏外用以防病程日久再致感染。至四诊时患者疮疡创面已基本收口结痂，仅剩少量渗出及稍疼痛之症。但患者已至古稀之年，因病程日久，虽已小心谨慎，但既因素体亏虚，亦因癌毒内蕴，正邪相争而致正气稍损，故可见乏力、纳食稍差。此时治疗便需结合扶正抗癌，方中去柴胡、生地黄、白茅根、天葵子清热解毒寒凉药，加予乌梅生津收敛亦健脾护胃、甘草稍大剂量既用其缓和诸药之效亦用其益气补中之功。

本案患者经由戴教授前后一月余共四次诊治达到较好疗效，体现了中医药"简、便、效、廉"之特色。其治法从初起清热解毒、凉血活血后转至燥湿排脓、行气活血，最后治病求源，扶正抗癌，为我们生动展示了"急则治其标，缓则治其本"的治疗原则。同时治疗中汤药内治与敷料外用相结合、中医中药与西医西药相配合，体现了综合治疗理念。而在治疗中把握疗效与副反应的动态变化，针对肿瘤疾病的诊治更需平衡扶正与祛邪的关系，及时调整用药配伍及剂量。

第十七节　淋巴瘤

案一　淋巴瘤（脾肾两虚）

沈某，男性，35岁。

初诊　2015年5月28日。

患者2011年6月发现右鼻腔新生物，行活检术，病理提示：鼻腔NK/T细胞性淋巴瘤，后予"CHOP"方案化疗及三维适形调强放射治疗。2014年9月出现发热并查见左鼻腔软组织影，活检病理示：左鼻外侧壁 NK/T 细胞性淋巴瘤，行六程化疗及局部放疗。2015 年 4 月经上海某医院会诊建议患者行异基因移植，患者拒绝。刻诊：乏力明显、消瘦、纳差，头晕、口干，鼻部不适，夜寐不安，腰酸冷感，左肩酸楚，舌质淡，边有齿印，苔薄，脉细。

诊断　中医诊断：淋巴瘤（恶核），脾肾两虚。

　　　　西医诊断：鼻腔 NK/T 淋巴瘤。

病机　脾肾两虚，正虚邪恋。

治则　健脾益肾，扶正祛邪。

处方　生黄芪 30 g　生地 15 g　山萸肉 10 g　麦冬 10 g　玄参 10 g　化橘红 10 g　桔梗 10 g　胆南星 6 g　黄芩 10 g　牡丹皮 10 g　夏枯草 15 g　炙鳖甲 15 g　牡蛎 30 g　白芍 10 g　酸枣仁 15 g　佛手 10 g　梅花 6 g　墨旱莲 15 g　女贞子 15 g　肉苁蓉 15 g　淫羊藿 15 g　鸡内金 12 g

上方诸药 14 剂，每日 1 剂，水煎服，早晚分服。

二诊　2015 年 6 月 11 日

服药后精神渐振，胃纳增多，但腰仍感酸楚，入寐后右半身汗出明显，脉细，苔薄质淡红。

处方　前方改黄芪为 50 g，加巴戟天 15 g、桑寄生 15 g。

上方诸药 28 剂，每日 1 剂，水煎服，早晚分服。

三诊　2015 年 7 月 13 日

患者半身盗汗已解，腰酸明显好转，时有头晕，夜尿多，舌质红，齿印，苔薄，脉细。仍治以健脾益肾，软坚散结之法。

处方　生黄芪 50 g　生熟地各 15 g　山萸肉 10 g　麦冬 10 g　玄参 10 g　化橘红 10 g　夏枯草 15 g　炙鳖甲 15 g　牡蛎 30 g　酸枣仁 15 g　肉苁蓉 15 g　淫羊藿 15 g　菟丝子 15 g　金樱子

15g 莲须15g 淮小麦30g 甘草6g 僵蚕10g 焦六神曲30g 谷麦芽^{各}30g

上方诸药14剂,每日1剂,水煎服,早晚分服。

药后患者诸症改善,后续治疗继以上方为基础,随证加减,患者服药期间体重增加,胃纳香,腰酸、盗汗、夜尿多等症状均改善,复查CT等评估病情稳定。随访至今病情稳定,仍坚持间断服用中药。

按语 鼻腔NK/T细胞淋巴瘤是恶性淋巴瘤的一种少见类型,占淋巴瘤2%~10%。现代医学认为NK/T细胞淋巴瘤发病与EB病毒感染有关,侵袭性强,如不及时诊治,则进展迅速,生存期短。临床症状包括鼻塞、流涕、血涕或鼻衄、咽痛、吞咽不适等,部分患者伴有发热、盗汗和体重减轻等临床"B症状"。鼻腔NK/T细胞淋巴瘤早期病变对放疗敏感,放、化疗综合治疗模式可改善其预后。恶性淋巴瘤属中医"恶核"的范畴。该患者平素生活压力大,思虑过度,损伤脾胃,长此以往,久病及肾,发展为脾肾两亏之证,故见神疲、纳差、头晕、口干、夜寐不安、腰酸冷感、左肩酸楚、脉细诸症。脾肾亏虚,则外不能抵御邪毒之侵,内不能输布津液之行,终至痰毒瘀结于局部,发为有形之痰毒恶核。又经放、化疗综合治疗,正气损伤,痰毒瘀结未尽消,行散走窜,致病复发。故戴师认为脾肾亏虚为此病之根本病机,以益肾健脾,软坚化痰,清热解毒为治疗大法,重用生黄芪益气健脾,托毒外出;予地黄、萸肉、麦冬、玄参、鳖甲等滋养肺肾之阴;辅以淫羊藿、肉苁蓉、菟丝子等温补肾阳,既能充养先天以助脾气,又能阳中求阴以资肾阴,正合"善补阳者,必于阴中求阳,则阳得阴助而生化无穷,善补阴者,必于阳中求阴,则阴得阳和而泉源不竭"之意也。再以夏枯草、黄芩、化橘红、胆南星、桔梗等化痰软坚、化瘀解毒。患者半身汗出乃阳气亏虚、阴阳失调所致，故加大生黄芪用量，联合浮小麦等以益气固表敛汗；焦六神曲、谷芽、麦芽健脾和胃，同时加用巴戟天、桑寄生以补肾强腰。三诊时夜尿多乃因肾虚不固，加用金樱子、莲须固涩缩尿，淮小麦、甘草养心安神，和中缓急。全方扶正祛邪，阴阳互补，寒温并举，服药至今已 9 年有余，病情稳定。

案二　淋巴瘤 内伤发热（气虚发热）

李某某，女，75 岁。

初诊　2023 年 6 月 22 日。

患者 2018 年 12 月确诊右大腿 B 细胞性淋巴瘤，倾向边缘区淋巴瘤。后行 CHOP 化疗 8 程。2020 年 1 月发现左侧腘窝肿块，穿刺提示边缘区淋巴瘤。2020 年 2 月开始起予"利妥昔单抗＋苯丁酸氮芥＋强的松"方案治疗六程，并针对腘窝肿块行局部放疗。2022 年 10 月因右腹股沟肿块增大，穿刺提示边缘区 B 细胞淋巴癌。患者及家属拒绝全身治疗，行局部姑息放疗。2023 年 1 月新发右肘肿块、右腹股沟肿块较前增大，予 GEMOX 化疗五程。化疗后出现Ⅳ度骨髓抑制。2023 年 5 月初开始患者出现发热，无恶寒，无明显咳嗽咳痰，无腹痛腹泻，无明显体重下降，曾服用泰诺、头孢药物，短暂热退后再起。PET‐CT：未见肿瘤活动征象。刻诊：发热，无明显规律，劳累后明显，热峰 38.0℃，气短懒言，自汗，汗出恶风，倦怠乏力，腰膝酸软，喜卧，食少，小便尚调，大便偏稀，舌质淡，苔薄白，脉细弱。

诊断　中医诊断：淋巴瘤 内伤发热，气虚发热。
　　　　西医诊断：恶性淋巴瘤（Ⅳ期）。

病机　中气不足，虚火内生。

治则 补中益气，甘温除热。

处方 黄芪30 g 炙甘草6 g 党参10 g 当归10 g 陈皮10 g 升麻10 g 柴胡10 g 白术10 g 桂枝10 g 芍药10 g 大枣6枚

7剂，每日1剂，水煎，早晚分服。

二诊 2023年6月29日。

服药后倦怠乏力稍有改善，进食较前稍多，间断发热，热势不甚，自汗较多。

处方 一诊方改黄芪60 g、党参20 g、炙甘草10 g、白术15 g，加煅龙骨^{先煎}30 g、煅牡蛎^{先煎}30 g。

14剂，每日1剂，水煎，早晚分服。

三诊 2023年7月13日。

服药后自觉低热，但测体温正常，自汗明显减少，乏力改善，生活可自理，食之有味，二便调。舌质淡，苔薄白，脉细。

处方 原方继服。

14剂，每日1剂，水煎，早晚分服。

患者每半月门诊复诊，以此方为主稍加减，两月后停服汤药，嘱其黄芪20 g，大枣3枚（掰开）热水冲泡茶饮调理，其后随访未见发热反复，言语平和，步履稳健，食欲恢复，夜寐安，二便调。

按语 该患者年老体弱，疾病反复，化疗、放疗、靶向等综合治疗方式多、疗程长，治疗期间副反应较大，属久病失于调理，以致中气不足，虚火内生而发热，中医辨证属气虚发热范畴。李东垣对气虚发热的辨证及治疗做出了重要的贡献，其拟定的补中益气汤是"甘温除热"的代表方。本例以补中益气汤为主方加减，具有益气升阳，大补脾胃功效，脾胃为后天之本生化之源体现了建中有生。补中益气汤中重用黄芪，补中益气，升阳固表。配伍人参、炙甘草、白术补气健脾，佐以当归、陈皮养血和营，理气和胃，升麻、柴胡升阳举陷，最终达到甘温除热的目的。汗出恶风，加桂枝芍药调和营卫。大枣味甘，性温，补气养血安神，亦食亦药。二诊时乏力、发热有所改善，自汗仍较多，黄芪、党参、炙甘草、白术加量，益以煅龙骨、煅牡蛎加强固表敛汗作用。三诊，症状去其大半，守方继进，后续门诊复诊稍加调整，两月后病情稳定，停汤药。嘱其黄芪、大枣热水冲泡茶饮，取其补中益气、养血安神之效，黄芪、大枣两味，量少而精，取材方便，服法简单，患者依从性好。

案三　淋巴瘤　虚劳（气血两虚）

赵某某，男，77岁。

初诊　2020年8月17日。

患者2019年10月发现左上肢皮肤肿块，肿块活检病理示：（左上肢皮肤活检）原发性皮肤间变性大细胞淋巴瘤。2019年11月19日PET-CT：肠系膜结节，FDG代谢异常增高，淋巴瘤浸润可能。遂予CHOP方案化疗六程，后复查评估完全缓解（CR），停药2个月后，左上肢皮肤肿块再发，予西达本胺25mg Biw口服。3次治疗后皮肤肿块消退，但头晕倦怠、腰酸乏力明显，血小板计数降至$50 \times 10^9/L$，停服西达本胺，用促血小板生成素治疗一周后血小板计数升至$125 \times 10^9/L$，西达本胺减量至20mg Biw，一周后血小板计数为$55 \times 10^9/L$。如此循环，西达本胺量减至15mg，因血小板减少无法继续服用故求诊。刻下：头晕倦怠，腰酸乏力，面色少华，纳谷不香，活动后气短，肢体麻木，阵发性耳鸣，无紫癜，无鼻衄，二便调，舌质淡，苔薄白，脉细弦，血常规检查提示血小板计数为$47 \times 10^9/L$。

诊断　中医诊断：虚劳，气血两虚。

西医诊断：血小板减少症，皮肤间变性大细胞淋巴瘤。

病机　药毒内侵，气血两虚。

治则　益气生血，补肾滋髓。

处方　黄芪45g　白术15g　当归12g　熟地黄12g　白芍12g　女贞子18g　墨旱莲18g　菟丝子15g　阿胶12g　石韦30g　六神曲30g　生甘草9g

7剂，每日1剂，水煎早晚分服。同时与促血小板生成素（TPO）1.5万单位皮下注射，每日一次，连续7日。

二诊　2020年8月24日。

头晕倦怠、腰酸乏力等症状有所缓解，食之有味，仍有肢体麻木，无耳鸣，无紫癜，无鼻衄，二便调。血小板计数为140×10^9/L。

处方　原方继进。

7剂，每日1剂，水煎早晚分服。停TPO，恢复西达本胺15mg Biw。

三诊　2020年8月31日。

倦怠乏力反复，畏寒肢冷，肢体麻木，无发热，少许自汗，口淡不渴，舌质淡胖，苔薄白，脉沉细。血小板计数为90×10^9/L。

处方　初诊方加制附片^{先煎}10g、鹿角^{先煎}10g。

7剂，每日1剂，水煎早晚分服。西达本胺续用。

四诊　2020年9月7日。

畏寒肢冷及自汗、肢体麻木症状改善，诉稍感乏力，舌质淡，苔薄白，脉细。血小板计数为75×10^9/L。

处方　三诊方改石韦为60g。

7剂，每日1剂，水煎早晚分服。停西达本胺。

五诊　2020年9月14日。

倦怠乏力明显改善，饮食如常，步伐稳健，舌质淡，苔薄白，脉细。血小板计数为 $85 \times 10^9/L$。

处方　原方继进。恢复西达本胺 15mg Biw。

后患者坚持服用中药，血小板计数维持在 $75 \times 10^9/L$ 以上，西达本胺维持治疗三个月未中断，病情稳定。

按语　本案淋巴瘤患者药物治疗后，引起血小板减少，导致抗肿瘤药物减量甚至中断。药毒内侵，肝肾不足，气血两虚，治以益气生血方，取其"益气生血，补肾滋髓"之效。方中以黄芪、白术为君，两者皆为补气要药，健脾益气生血，重用黄芪，取气生则血生、气旺则血统之旨。熟地、当归、白芍配伍，以达气血双补的作用；女贞子、墨旱莲、菟丝子补肝肾、滋血髓；阿胶为血肉有情之物，乃补血之上品，上七味共为臣药。焦六神曲消化助运；石韦为生血小板的经验用药，《本草纲目》云其"主崩漏金疮、清肺气"，上二味共为佐药。使以甘草补益调和。全方补中有运，滋中有清，君臣有序，共奏益气生血、补肾滋髓之功效。三诊见倦怠乏力，畏寒肢冷，少许自汗，口淡不渴，舌质淡胖，苔薄白，脉沉细，等阳虚之症，多由气虚进一步发展，且久病损伤阳气，加之患者年高而命门火衰等原因导致阳气亏虚，温煦、推动、气化等作用减弱。阳虚温煦失职，则畏寒肢冷；不能固摄，则见自汗；不能温化津液，水气泛滥，则见舌质淡胖；推动无力，则脉沉无力；阳气亏虚，则见神疲、乏力。制附片具有补阳固精、温肾助阳、散寒止痛之功效。鹿角具有温肝补脾、益肾补虚、强筋健骨。肾阳得以温补，温煦、推动、气化功能恢复，症状改善。四诊在未使用 TPO 的情况下，血小板计数为 $75 \times 10^9/L$，增加石韦剂量，以巩固疗效。此后，坚持中药治疗，得以维持西达本胺按期服用，保证了疗效。

杂 病 篇

第一节 咳 嗽

案一 咳嗽（痰热蕴肺）

吴某，女性，40岁。

初诊 2020年5月3日。

患者妊娠35周，于一个月前受凉后感冒，因怀孕未用中西药物，后出现咳嗽，迁延三周不愈，咯黄黏痰，身热，口干欲饮，舌红，苔薄黄，脉滑数。

诊断　中医诊断：咳嗽，痰热蕴肺。

　　　　西医诊断：咳嗽，妊娠状态。

病机　痰热蕴肺，肺失肃降。

治则　清热化痰，肃肺止咳。

处方　黄芩15 g　鱼腥草30 g　川贝母5 g　蝉蜕15 g
甘草10 g

3剂，每日1剂，水煎，早晚分服。

服上方3剂，症立减，病家甚喜。

按语　咳嗽既是独立性的病症，又是肺系多种疾病的一个症状。咳嗽的基本病机为邪犯于肺，肺失宣肃，肺气上逆。因肺主气，司呼吸，上连气道、喉咙，开窍于鼻，外合皮毛，内为五脏华盖，其气贯百脉而通他脏，不耐寒热，称为"娇脏"，易受内外之邪侵袭而致宣肃失司。肺脏为了祛除病邪，以致肺气上逆，冲激声门而发为咳嗽。诚如《医学心悟》所说："肺体属金，譬若钟然，钟非叩不鸣，风、寒、暑、湿、燥、火六淫之邪，自外击之则鸣；劳欲情志，饮食炙煿之火，自内攻之则亦鸣。"《医学三字经·咳嗽》篇亦说："肺为脏腑之华盖，呼之则虚，吸之则满。只受得本脏之正气，受不得外来之客气，客气干之则呛而咳矣；只受得脏腑之清气，受不得脏腑之病气，病气干之，亦呛而咳矣。"提示咳嗽是内外病邪犯肺，肺脏祛邪外达的一种病理反应。该患者因孕在身，忌服中西药物，外感风热，失治入肺，蕴热化痰，而致外感后咳嗽迁延不愈。

中医学认为，黄芩为"肺经专药""保胎要药"。黄芩之称谓，李时珍在《本草纲目》中云："芩，《说文》作菳，谓其色黄也。或云芩者，黔也，黔乃黄黑之色也。"黄芩之宿根中空，外黄内黑，习称"枯芩"，在古代别称"腐肠""烂心肺"等，即由此而来，其子根内外皆鲜黄，质量最佳，习称"子芩""条芩"，李时珍称"片芩"。《本草纲目》卷十三黄芩条："予年二十时，因感冒咳嗽既久，且犯戒（违反了禁忌），遂病骨蒸发热，肤如火燎，每日吐痰碗许，暑月烦渴，寝食几废，六脉浮洪，遍服柴胡、麦门冬、荆沥诸药，月余益剧，皆以为必死矣。先君（已去世的父亲）偶思李东垣治肺热如火燎，烦躁引饮而昼盛者，气分热也，宜一味黄芩汤（即清金汤），以泻肺经气分之火。遂按方用片芩（子芩）一两，水二钟，煎一钟（钟，古代一种盛酒之酒具，亦作酒盅），顿服。次日身热尽退，而痰嗽皆愈。药中肯綮，如鼓应桴，医中之妙，有如此哉！"

蝉蜕吸天地之精华，祛风止咳；鱼腥草药食同源，无毒；川贝母润肺化痰；甘草解毒利咽。全方清肺化痰、祛风止咳，立效。是谓"有故无殒亦无殒也"！

第二节 喘 证

案一 喘证（痰热郁肺）

袁某，女性，69 岁。

初诊 2022 年 1 月 10 日。

患者既往慢性阻塞性肺病病史 20 余年，长期家庭氧疗，平素咳、痰、喘间作，病情每于季节变化时加重，尤以秋冬季节明显。1 个月前受凉后咳喘又发，当地医院诊断为 AECOPD、呼吸衰竭，经内科治疗后，病情转平稳，目前呛咳阵作，排痰后咳嗽可缓解，夜间较重，痰色黄质黏，口干欲饮，手足心热，夜间时有盗汗，大便偏干，小便正常，舌红，苔黄腻，脉弦数。

诊断 中医诊断：喘证，痰热郁肺。

西医诊断：慢性阻塞性肺病（临床缓解期）。

病机 痰热郁闭，肺气失宣。

治则 清热化痰，宣肺平喘。

处方 桑白皮15g 瓜蒌子15g 浙贝母15g 川贝母3g 杏仁10g 桔梗10g 茯苓10g 黄芩15g 白茅根15g 乌梅10g 防风6g 五味子6g 麦冬15g 鱼腥草10g 冬瓜子15g 青蒿15g 醋鳖甲^{先煎}30g 甘草6g

7 剂，每日 1 剂，水煎，早晚分服。

二诊 2022 年 1 月 16 日。

咳嗽较初诊时减少，黄白痰夹杂，夜间盗汗仍存。仍以痰热闭肺，肺气失司为基本病机，继续予清热化痰，兼以滋阴止汗。

处方 上方去鱼腥草，加石膏15g、牡丹皮15g、浮小麦15g、糯稻根15g、蝉蜕6g、紫苏子9g。

14剂，每日1剂，水煎，早晚分服。

三诊 2022年1月30日。

咳嗽减半，黄痰已消，以白灰痰为主，咳痰呈块状，夜间盗汗多日未作。自觉口中黏腻不爽，舌红，苔白滑。现热退痰留，以健脾、祛湿、化痰为治。

处方 上方去黄芩、白茅根、鱼腥草、冬瓜子、青蒿、鳖甲、牡丹皮、石膏、糯稻根、浮小麦，加胆南星15g、茯苓15g、陈皮6g、姜半夏6g、苍白术各10g、藿香15g、佩兰15g、葶苈子10g。

14剂，每日1剂，水煎，早晚分服。

四诊 2022年2月14日。

呛咳已基本缓解，唯夜卧晨起时有短暂咳嗽，患者现诸症向愈，痰热已清，唯久病咳喘，肺肾已虚，当补肺益肾，培本固元。

处方 生晒参15g 麦冬15g 五味子10g 防风15g 桑白皮15g 瓜蒌皮15g 葶苈子10g 紫苏子10g 陈皮6g 姜半夏6g 茯苓15g 苍白术各10g 山药15g 山萸肉15g 生地黄15g 菟丝子15g 炮附子15g 肉桂3g 蛤蚧1对

14剂，每日1剂，水煎，早晚分服。

现患者定期来门诊就诊，每于季节变化及咳喘初起时口服中药调理，秋冬季节服用益肺平喘固本膏方调理。随访至今，本病未再急性发作。

按语 戴师宗《类证治裁》之旨，倡导"喘由外感者治肺，由内伤者治肾"的观点，在临证用药时不离肺肾两脏。恰如《王旭高临证医案》所提出的"实喘治肺兼治胃，虚喘治肾兼治肺"，用药之主次当以患者证候虚实变化为着眼点，初诊时以"痰热"为主，当以桑白皮汤加减泻肺中伏火，同时配合脱敏煎解痉止咳，杏仁、桔梗恢复肺气宣降，川贝、鱼腥草、冬瓜子等清热化痰。邪热内蕴，扰动营阴，迫津液外出，以青蒿、鳖甲出阴入阳，同时配伍浮小麦等清热敛汗药物。三诊时热已清，以痰为主，《丹溪心法》云"治喘，必用薄滋味，专攻于痰"，以二陈平胃散合三子养亲汤加减。待痰热皆清，外邪已去，当以生脉散、参蛤散肺肾双补，"肾为气之根"，纳气归元使根本得固。戴师指出，本病邪易祛而虚难补，需持之以恒地调治。在平素生活中预防为主，适寒温、节饮食、少食黏腻及辛辣之品，以减少本病急性发作诱因。

案二　喘证（痰热瘀结）

张某，男，68岁。

初诊　2021年3月10日。

咳喘5年，断续时发，春节以来哮喘发作两个月，查有"慢支、支扩"，干咳无痰，喉中有哮鸣声，喘息较著，胸闷，心慌，口干欲饮，便干，苔灰黄、腻、中裂、质暗，脉弦滑数，手足鱼肌红赤、有杵状指。

诊断　中医诊断：喘证，痰热瘀结。

　　　　西医诊断：慢性阻塞性肺病急性发作。

病机　肺阴亏虚，痰热瘀结。

治则　养阴清肺，祛痰化瘀。

处方　南北沙参各15g　麦冬10g　知母10g　炙桑皮12g
法半夏10g　炒黄芩10g　葶苈子15g　全瓜蒌20g　桃红各

10g　鱼腥草20g　陈皮6g　桔梗6g　炙白前10g　金荞麦根20g　天花粉10g　竹沥20毫升^兑　炒六曲10g

14剂，每日1剂，水煎，早晚分服。

二诊　2021年3月24日。

药后咳喘好转，咯痰不多，胸部闷痛减轻，口干好转，厌食，大便质干，2～3日一行，苔灰黑已化，黄剥，脉小滑略数。

处方　原方去半夏，加佩兰10g、太子参10g、川百合12g。

7剂，每日1剂，水煎，早晚分服。

三诊　2021年4月2日。

经治咳喘明显好转，大便如常，苔黄腻、质暗红、有裂，脉稍弦滑。守法增损。

处方　3月10日方改全瓜蒌15g，加冬瓜仁15g、生苡仁15g、芦根15g、玉竹10g、丹参12g。

14剂，每日1剂，水煎，早晚分服。

上方服完后诸症渐平。

按语　戴师认为，本案"慢阻肺、支扩、肺心病"，断为"肺虚阴伤，痰热瘀结"，从症情看，年龄虽高，目前以邪实为主，故先予清肺化痰，泻肺祛瘀，药选葶苈、全瓜蒌、桃红泻肺、润肠、祛瘀，寓"肺与大肠相表里"之意。年高体虚，不堪大黄、芒硝（承气之意重下），只予全瓜蒌、桃红、葶苈辈清泄肺气、祛瘀润肠，所谓缓泻是也。同时予南北沙参、麦冬、知母、天花粉滋养肺阴，竹沥配桔梗排痰，邪去正自安，虚实兼顾，标本缓急，正虚邪实，孰轻孰重，思路清晰。二诊时药证相合，果获良效，因苔灰黑厌食，故二诊加佩兰芳化祛湿；久病正虚，故予太子参、川百合轻补气阴，不碍痰热，加减用药,丝丝入扣。由于本案患者有肺心病,心率快,没有用麻黄,因患者诉喉间痰鸣,深部痰液无力咳出,故暂未用补肾之品,也寓急则治标,缓则治本之意。三诊时已明显缓解症状,因合并"支扩",痰热阴伤夹瘀,故三诊复入《千金》苇茎汤、玉竹、丹参辈加强清化痰热,滋阴化瘀,尤其"玉竹",既能补虚,又能养阴,于本证比较"党参、黄芪"辈更为洽合。

案三 喘证(水凌心肺)

王某,男性,76 岁。

初诊 2022 年 1 月 26 日。

患者既往有长期吸烟病史,十年前出现咳嗽咳痰,活动后胸闷气喘,双下肢偶有水肿,每年冬春季节多发,每次持续数月。十余天前劳累后再发咳喘,胸部 CT 平扫提示慢支,肺气肿,心影增大,双侧胸腔积液。刻下:胸闷气喘,不能平卧,端坐呼吸,口唇发绀,咳嗽,咳痰清稀,无力咳出,心悸,畏寒肢冷,尿少,双下肢浮肿。舌质紫润,苔白滑,脉沉细。

诊断 中医诊断:喘证,水凌心肺。

西医诊断:1. 慢性阻塞性肺疾病伴急性加重。2. 慢性肺源性心脏病。3. 心功能不全。

病机 阳虚水泛,凌心射肺。

治则 温阳化饮,利水平喘。

处方 黑附子^{先煎}6g 桂枝9g 白芍9g 炒白术9g 茯苓15g 猪苓9g 泽泻18g 葶苈子30g 干姜9g 桃仁9g 红花6g 丹参15g 炙甘草9g 大枣5枚

7 剂,每日 1 剂,水煎,早晚分服。

二诊 2022 年 2 月 1 日。

服药 7 剂后小便增多，畏寒、咳嗽、心悸、水肿均有所减轻，按原方继续治疗。

14 剂，每日 1 剂，水煎，早晚分服。

上方后续进 1 个月，诸症好转。

按语 戴师认为，肺源性心脏病合并心衰，临床上以咳喘、痰多、心悸、气短、水肿等为主症，属中医学"喘证""水肿""心悸""肺胀"等范畴。本案患者喘咳气逆，倚息难以平卧为主症，因患者肺病日久，咳喘反复发作，当为喘证（虚喘）范畴，肺朝百脉，心主血脉，肺病日久及心。心肾同源，肾主水，为胃之关。肾气从阳则开，从阴则阖。阳过盛则关门大开，水直下而为消；阴过盛则关门常阖，水不通而为肿。盖火能生土，土能制水，故温阳化气，实乃治阴水浮肿之要法。心肾阳虚，气化失司，而致水饮不化，而凌心射肺出现心悸咳嗽，治当温阳化饮。治疗上选择真武汤合五苓散合葶苈大枣泻肺汤，方中用附子、桂枝温阳化气以行水；茯苓、白术、猪苓、泽泻、生姜健脾利水；白芍敛阴和阳，红花、桃仁、丹参行瘀利水。水肿势剧，上渍心肺，心悸喘满，倚息不得卧，咳吐白色泡沫痰涎，加葶苈子行气逐水。水饮凌心证的正治法主要是利小便以及温化水饮，本案的治法与西医的心衰的强心、扩血管、利尿的治疗方法不谋而合。

第三节 喉 痹

案一 喉痹（肝阳上亢）

吴某，女，40 岁，教师。

初诊 2020 年 6 月 21 日。

患者素有咽干之症，经常头晕且痛，1个月前患声带息肉，手术切除后咽痛更甚，甚则声音嘶哑。脉细，苔根腻，咽部隐红。

诊断 中医诊断：喉痹，肝阳上亢。

西医诊断：急性咽喉炎，声带息肉术后。

病机 肝阳上亢，肺气失宣。

治则 滋阴平肝，宣肺利咽。

处方 白芍6g 穞豆衣9g 牛蒡子6g 桔梗3g 生甘草3g 元参6g 天花粉9g 川石斛9g 木蝴蝶3g 藏青果3g

7剂，每日1剂，水煎，早晚分服。

二诊 2020年6月29日

声嘶好转，咽痛轻减，唯有时仍感头痛。

处方 原方去川石斛，加菊花6g。

7剂，每日1剂，水煎，早晚分服。

三诊 2020年7月5日

咽喉干痛轻减，唯言多声高尚感作痛，左侧咽红尚存，右侧红色已淡，头晕缓而未除。脉弦细，苔淡薄。

处方 白芍6g 白蒺藜9g 穞豆衣9g 珠儿参9g 元参3g 天花粉9g 桔梗3g 生甘草3g 木蝴蝶3g 藏青果3g

14剂，每日1剂，水煎，早晚分服。

四诊 2020年7月20日

咽干作痛基本已愈，与清润之剂代茶饮之。

处方 元参6g 藏青果3g 桔梗3g 生甘草3g 射干3g

症情基本稳定，未再发作。

按语 喉痹大致相当于今之急慢性咽喉炎。其病机多为阴虚肝郁，肺气不宣。一般急性易瘥，慢性难愈。本案系声带息肉切除术后继发的喉痹，为师之业，用声过度。阴血亏损，津液不能上润，肺气失宣，故致咽痛声哑。所用桔梗、元参、牛蒡子、木蝴蝶、藏青果等味，皆益阴利咽之品。治疗喉痹之证，每以养阴利咽为大法，并针对内脏之虚及兼证之不同，随时调整药物配伍：如兼肝旺者，加稽豆衣、白蒺藜、杭菊花平肝益阴；兼心神不宁者，加茯神、远志、枣仁、淮小麦、五味子养心宁神；兼脾虚者，加焦白术、淮山药、云曲等悦脾和中；兼肾亏者，加益智仁、山萸肉、制首乌等益肾；兼肺气不宣者，加郁金、玉竹等益肺宽胸；咽中异物感明显者，加绿萼梅、野蔷薇花等。如此执常达变，随证施治，相机守方，故能收到较好的疗效。

第四节 悬 饮

案一 悬饮（饮停胸胁）

杨某，男性，46 岁。

初诊 2019 年 3 月 6 日。

患者因咳嗽咳痰十天，在当地医院就诊，查血常规示白细胞、C 反应蛋白（CRP）均轻度升高，胸部 CT 平扫提示两肺炎症，右侧少许胸腔积液，咳痰较多，色白质黏，无胸闷气促，无发热恶寒，予哌拉西林、左氧氟沙星抗感染治疗，咳嗽咳痰较前好转，胸闷气喘加重，活动后明显，右侧卧位胸闷可缓解，右侧胸胁稍隐痛，治疗七日后复查血常规、CRP 均提示正常，胸部 CT 平扫仍提示两肺感染，右侧胸腔积液较前增多，胸水 B 超提示中等量胸腔积液，胸腔穿刺术失败未引出胸水。治疗效果欠佳而来求医。刻诊：咳嗽不甚，咳痰不多，色白质黏，气喘，活动后稍加重，咳唾引痛，纳差，舌质淡红，苔薄白，脉滑数。

  诊断 中医诊断：悬饮，饮停胸胁。

     西医诊断：1. 胸腔积液。2. 肺部感染。

  病机 痰湿壅肺，饮停胸胁。

  治则 泻肺逐饮、降气平喘。

  处方 葶苈子30g 茯苓皮30g 车前子30g 丹参20g 白芥子9g 炙桑皮15g 元胡12g 郁金9g 大枣6枚

7剂，每日1剂，水煎，早晚分服。

  二诊 2019年3月13日。

  服药7剂后小便量多，咳喘渐止，胸痛好转。

  处方 上方加薏苡仁30g、党参15g、地骨皮5g。

14剂，每日1剂，水煎，早晚分服。

  三诊 2019年3月27日。

  诸症消失，精神饮食转佳。复查胸部CT平扫：两肺感染较前吸收，右胸腔积液吸收。

  按语 戴师认为，本病以外感咳嗽起病，喘不得卧，咳唾引痛，是本病主症，据此而知病位在肺；究其致病机理，则因痰饮壅肺使然。三焦上联肺系，肺为水之上源。若痰饮壅滞肺系，气道窒塞，妨碍吸清呼浊，肺气不畅，遂呈喘不能卧，呼吸困难。脾主运化，运化不利。水湿停滞，留于胸胁。悬饮本以十枣汤为宜，但临床实际药物难全，故以葶苈大枣泻肺汤灵活运用于悬饮证，亦收到不错疗效，本案以葶苈大枣泻肺汤为主方，辅以茯苓皮健脾利水，郁金、元胡、丹参行气止痛，车前子、白芥子、炙桑皮渗湿化痰，葶苈大枣泻肺汤出自《金匮要略》。"肺痈，喘不得卧，葶苈大枣泻肺汤主之"。方中重用葶苈子味苦性寒，苦能降泄，寒可除热，破坚逐邪，通利水道，治咳嗽气喘，具有下气平喘消痰，开泄肺气排浊化饮之功，为防其性猛峻泻而伤正气，伍以大枣之甘温安中而缓和药性，使泻不伤正。故二诊中加用健脾益气补肺药物。葶苈子此药因其泻肺气之痹以开其水源，行三焦之水以通调水道，对水饮停蓄实证，有较好疗效。

第五节 胃 痛

案一 胃痛（寒热错杂）

陈某某，男，36岁。

初诊 2024年3月6日。

患者有胃病史数年，胃镜检查提示为慢性萎缩性胃炎伴糜烂。近半年来胃脘灼痛，反酸时作，尤以夜间为甚，口微苦，晨起时有恶心。食纳一般，小便调，大便溏。舌淡红，苔黄腻，脉细弦。

诊断 中医诊断：胃痛，寒热错杂。

西医诊断：慢性萎缩性胃炎。

病机 寒热错杂，脾胃失和。

治则 平调寒热，理气和胃。

处方 黄连5g 黄芩10g 吴茱萸3g 半夏15g 紫苏梗15g 砂仁5g 瓦楞子15g 白及15g 甘草6g

14剂，每日1剂，水煎，早晚分服。

二诊 2024年3月20日。

胃脘灼痛、反酸较前明显改善，晨起恶心未作，但见嗳气。舌淡红，苔腻而淡黄，脉弦细。

处方 上方加海螵蛸15g、干姜6g。

14剂，每日1剂，水煎，早晚分服。服之瘥。

按语 戴师认为胃痛久而屡发，多有气滞、寒凝、血瘀、或湿热夹杂，当慎辨之。胃脘痛发病部位主要为脾胃，脾胃燥湿相济，升降相因，协调共主水谷运化，二者在生理上相反相成，病理上密切相关，容易出现阴阳表里，寒热虚实并见之证。正如《临证指南医案》所述："太阴湿土，得阳始运，阳明燥土，得阴自安。以脾喜刚燥，胃喜柔润故也"。若人之"脾升胃降"正常，则五脏安和，"脾升胃降"异常，则五脏乖戾，百病由生。本案患者以胃脘灼热疼痛为所苦，辨病属于"胃痛"之范畴。寒热互结，脾胃升降失调为其病机关键。热郁中焦，胃失和降，则见胃痛、反酸、恶心；脾失温煦，健运失司，则见大便偏溏。本病在上为痛、呕，在下为利。治当除其寒热，复其升降为法。

本案以左金丸合半夏泻心汤化裁，辛开苦降，平调寒热，理气和胃。左金丸出自朱丹溪的《丹溪心法·火六》，原方取黄连六两，吴茱萸一两或半两制丸而成，具有生克制化，寒热并用，辛开苦降的特点。半夏泻心汤主治寒热错杂之痞证，《金匮要略》中述："呕而肠鸣，心下痞者，半夏泻心汤主治之"，为辛开苦降甘调之法。一诊方中黄连、黄芩苦寒，功能清热燥湿，吴茱萸、半夏辛散疏泄，降逆止呕，又可佐制黄连、黄芩苦寒之性。苏梗行气宽胸，砂仁行气健脾，瓦楞子制酸止呕，白及收敛止血，消肿生肌，甘草调和诸药。现代药理学表明白及还可促进胃黏膜修复，有利于溃疡恢复。二诊患者症状较前大好，且舌苔由黄腻转变为腻而淡黄，故加用海螵蛸加强制酸止痛，干姜温中散寒止呕。且海螵蛸与白及配伍，一温一寒，既可收敛止血，又可清泻胃火；干姜与黄连配伍则辛苦并进，寒热并施，除寒清热。全方处处强调寒热平调之法，正如吴瑭所言"治中焦如衡，非平不安"。

第六节　淋　证

案一　淋证（瘀热蕴结）

杨某，男性，64岁。

初诊　2023年11月15日。

患者1个月前出现尿频、尿急，小便淋漓不尽，至当地医院就诊查尿常规：白细胞2+，隐血3+。泌尿系超声：前列腺增生伴钙化，前列腺大小约44mm×45mm×42mm，未见尿路结石。诊断为泌尿系感染，先后予左氧氟沙星及呋喃妥因肠溶片口服。服药后症状可缓解，停药后又发。目前患者尿频，每日10余次，小便时有刺痛，口干，不欲饮水，食纳一般，大便干，舌红，苔白腻，舌根苔黑，舌下络脉青紫，脉弦涩。

诊断　中医诊断：淋证，瘀热蕴结。

　　　　西医诊断：尿路感染。

病机　瘀热蕴结，气化失司。

治则　逐瘀泻热，通淋利尿。

处方　桃仁10g　红花15g　枳实6g　桂枝6g　白芍10g　泽泻10g　白茅根15g　炒苍术10g　生白术15g　黄柏10g　牛膝15g　生薏苡仁15g　萆薢15g　车前子15g　滑石10g　槟榔10g　麦冬15g　生地黄15g　玄参15g

14剂，每日1剂，水煎，早晚分服。

二诊　2023年11月30日。

服药后大便通畅，尿频、尿痛已改善，饮水较前增多，舌根黑苔转淡，舌下络脉青紫转淡，脉弦滑。效不更方，继续守方加减。

处方 上方去槟榔、麦冬、生地、玄参，易枳壳为枳实，加猪苓15g、金樱子15g。

14剂，每日1剂，水煎，早晚分服。

三诊 2023年12月14日。

小便日行5~7次，尿痛未作，舌淡，苔白滑，食纳一般。复查尿常规未见异常。以健脾和胃，温肾固涩为主。

处方 苍术10g　炒白术15g　炒薏苡仁15g　陈皮6g　姜半夏6g　藿香15g　佩兰10g　鸡内金15g　焦山楂10g　炒麦芽15g　金樱子15g　益智仁15g　胡桃肉15g

14剂，每日1剂，水煎，早晚分服。

上方服用后，诸症消失，复查尿常规+沉渣未见异常。

按语 戴师认为，患者以淋证所苦，本病基本病机为湿热蕴结下焦，膀胱气化不利。然而本案在湿热基础上，瘀的证型表现尤为突出，包括口干不欲饮及舌、脉均提示瘀热互结于内，膀胱气化失司，热已扰动血分，因此在选方时以桃核承气汤为主，并合用四妙散。以逐瘀泻热，使瘀热从小便而去。二诊时瘀已去其大半，饮水恢复，加入猪苓，取猪苓汤之意。《伤寒论》曰：若脉浮发热，渴欲饮水，小便不利者，猪苓汤主之。《经方例释》云："本方为治小便不利之专方。"并加入金樱子，现代药理学研究认为该药可改善前列腺增生。待三诊时膀胱气化功能已复，小便转利，热已消而湿仍存，治病必求于本，当以健脾化湿为治，以二陈汤及不换金正气散化湿和胃，同时配伍少量温肾药物"少火生气"，鼓舞脾胃同时兼以收涩。

第七节 泄 泻

案一 泄泻（肝脾不调）

程某，女性，45岁。

初诊 2018年5月10日。

慢性腹泻10余年，多方求医，始终未愈。2018-05-07查肝功能：ALT 105U/L，AST 75U/L。大便溏薄，或如水泄，日2～3次，多则6～7次，情志不畅或受凉后易发，伴腹痛肠鸣，泄后痛减。舌质淡，苔薄白，脉细。

诊断 中医诊断：泄泻，肝脾不调。

西医诊断：慢性腹泻。

病机 肝脾不调，脾阳不运。

治则 疏肝运脾，化湿止泻。

处方 炒党参15g 炒白术10g 猪苓15g 茯苓15g 陈皮6g 炒防风10g 炒白芍10g 葛根15g 泽泻10g 车前子（包煎）15g 干荷叶15g 炙甘草3g 炒苡仁15g 炒扁豆15g 炒建曲15g

14剂，每日1剂，水煎早晚分服。

二诊 2018年5月24日。

药后症状减而未已，腹痛、腹泻伴肠鸣，畏寒怕冷，舌淡苔白，边有紫气，脉濡细。久泻脾虚，中阳不运，治以温阳运脾。

处方 炒党参15g 炒白术10g 猪苓15g 茯苓15g 炮姜3g 肉豆蔻5g 肉桂3g 淮山药15g 炒苡仁15g 木香10g 炒防风10g 白芍10g 陈皮6g 炙甘草3g 神曲15g

14剂，每日1剂，水煎早晚分服。

三诊 2018年6月7日。

药后溏泄已少，受凉或生气后腹部痞胀，畏寒怕冷症状较前减轻，上方加台乌药10g、升麻3g。

服药后痛泻症状基本控制，畏寒怕冷已除，纳寐可。上方进退2个月，以善其后。

按语 患者慢性溏泄，常因情志不畅而诱发，总因情志失调以致肝气不舒，肝木横逆乘犯脾土，脾失健运，升降失调，清浊不分，而成泄泻。"痛责之肝，泻责之脾"。《景岳全书·泄泻》曰："凡遇怒气便作泄泻者，必先以怒时夹食，致伤脾胃，故但有所犯，即随触而发，此肝脾二脏之病也。盖以肝木克土，脾气受伤而然"。泄泻迁延日久，气虚及阳，火不暖土，失于温煦，故见舌质淡，受凉则诱发泄泻。初诊先予调和肝脾，首选痛泻要方合四君子汤为基础，加用荷叶、扁豆、车前子利湿止泻，苡仁、建曲益气健脾，葛根升阳止泻。二诊、三诊患者症状减轻，加强温补中焦，以助运化，加炮姜、肉豆蔻补火暖土、温中止泻，台乌药理气止痛，少佐炙升麻升提脾气。

《景岳全书·泄泻》云："泄泻之本无不由于脾胃，盖胃为水谷之海，而脾主运化，使脾健胃和，则水谷腐熟而化气化血，以行营卫。若饮食失节，起居不时，以致脾胃受伤，则水反为湿，谷反为滞，精华之气不能输化，乃至合污下降，而泄痢作矣。"戴师认为脾虚湿滞是慢性泄泻的主要病理基础，是其迁延难愈的根本原因。慢性泄泻的治疗，不但要顾及脾虚这个主脏，还要注意湿滞这个主因，标本兼顾。湿滞是泄泻的主要致病因素，治泻必治湿。针对湿滞，在健脾基础上，常综合采用不同的治湿方法。本案中先后选用葛根、豆蔻芳香化湿；

"寒湿之胜，助风以平之""下者举之，得阳气升腾而愈矣"，戴师用少许风药炒防风振奋脾气，"风能胜湿"；经云："治湿不利小便，非其治也。"《景岳全书·泄泻》云："泄泻之病，多见小水不利，水谷分则泻自止，故曰：治泻不利小水，非其治也。"本案中以茯苓、炒薏苡仁、白扁豆利水渗湿。此"利小便以实大便"不仅可以用于暴泻，也可用于久泻，但在运用时须防分利太过重伤阴液，反为其害。诸如"病久者不可利，阴不足者不可利，脉证多寒者不可利，形虚气弱者不可利，口干非渴而不喜饮者不可利"。《景岳全书》云："泻下有日，则气散而不收，无能统摄，注泄何时而已。酸之一味，能助收肃无权。"在慢性泄泻治疗中，久泄既易伤津，又可耗气，终致阴阳俱损，当此之时，非收涩无以建功，但"兜涩不可太早"，如审泄泻之证确无积滞方可。

案二　泄泻（脾肾阳虚）

陈某，女性，64岁。

初诊　2022年8月20日。

患者5年前从高处坠落致脊髓损伤，平素大便每日3～4次，质软、成形。1个月前患者因肺部感染就诊于社区医院，抗感染治疗后出现腹泻，日行6～7次，大便不成形，当地医院诊断为：抗生素相关性腹泻，先后与补中益气颗粒、双歧杆菌三联活菌片口服后效果不显。刻下：神疲倦怠，手足不温，腹部胀满，排气时伴有大便流出，夹有完谷不化。粪便常规未见异常。舌质淡，边有齿痕，苔薄白，脉沉细。

诊断　中医诊断：泄泻，脾肾阳虚。

　　　　西医诊断：慢性肠炎。

病机　脾肾两虚，阳气虚衰。

治则 温肾暖脾，涩肠止泻。

处方 党参30g　茯苓15g　炒白术15g　陈皮6g　半夏6g　木香6g　砂仁3g　补骨脂15g　吴茱萸3g　肉豆蔻5g　乌药10g　鹿角片10g　石榴皮10g　诃子肉10g　炙甘草6g

14剂，每日1剂，水煎，早晚分服。

二诊　2022年9月4日。

腹胀较前明显减轻，排气时已无大便流出，大便日行4~5次，渐已成形，手足不温亦较前好转，夜间有盗汗，仍感乏力，食纳差。久泻脾肾两虚，阳气不足，中虚气滞，仍以脾、肾两脏为治。

处方　上方加藿香15g、葛根10g、醋鳖甲^{先煎}30g、青蒿15g、焦楂曲^各15g、炙甘草6g。

14剂，每日1剂，水煎，早晚分服。

三诊　2022年9月18日。

腹胀未作，大便已成形，日2~3次，手足不温较前好转，夜间盗汗未作，乏力较前缓解，食纳已复。诸症皆改善，再以原法继进。

处方　上方去青蒿、鳖甲、木香、吴茱萸、肉豆蔻、石榴皮，加山茱萸15g、五味子10g、菟丝子30g、熟地黄15g、杜仲15g。

14剂，每日1剂，水煎，早晚分服。

上方继进1个月，诸症消失。

按语　李中梓在《医宗必读》中提出的"治泻九法"，业无遗蕴，被后世医家奉为圭臬，临证之时需圆机灵变，随证治之。戴师认为，患者手足不温，完谷不化，舌质淡有齿痕，脉沉细，证属脾肾阳虚，运化无权。概因久病耗损，脾肾本虚，更兼外邪侵扰，遂致命门火衰，温煦失司，水谷不化，清浊不分。治当温肾暖脾，涩肠止泻。方选香砂六君汤合四神丸合方加减，药用党参、白术、茯苓、陈皮、半夏益气健脾，祛湿止泻；木香、砂仁、乌药理气除胀；补骨脂、吴茱萸、鹿角片、肉豆蔻温阳散寒，补火暖土；石榴皮、诃子肉涩肠止泻；藿香、葛根提升脾胃之气。《景岳全书》云："肾为胃之关，所以二便之开闭，皆由肾脏所主。"患者久病肾气耗损，治病必求于本，三诊时症状减轻后去香燥收涩药物，而加用五味子、菟丝子、熟地等，取右归丸之意，"益火之源，以消阴翳"。

第八节　便　秘

案一　便秘（津亏热结）

冯某，男性，55岁。

初诊　2023年3月16日

患者既往大便秘结5年余，数日1行，长期使用番泻叶、开塞露等通便药物。2个月前罹患脑梗死，经治疗后遗留吞咽困难，口角流涎，常因吞咽口水而致呛咳，当地医院予山莨菪碱片口服后流涎较前好转，而大便愈干，自服聚卡波非钙片、便秘通等药物后均未见改善，目前患者鼻饲饮食，大便干，排便费力，数日未行，伴腹胀，口干，舌红，苔黄腻，脉弦数。

诊断　中医诊断：便秘，津亏热结。

　　　　西医诊断：功能性便秘。

病机　津亏热结，腑气不通。

治则　滋阴增液，润肠通便。

处方　生地30g　玄参30g　麦冬30g　生白术15g　陈皮6g　半夏6g　姜厚朴3g　黄连3g　生大黄6g　火麻仁

30g　杏仁10g　白芍15g　炙甘草6g

14剂，每日1剂，水煎，早晚分服。

二诊　2023年4月1日。

患者服药后便干稍有好转，仍数日1行，腹胀未见缓解，纳谷不馨，舌苔脉象同前，考虑患者气机不降，当以调理脾胃气机为先。

处方　生大黄15g　枳实10g　厚朴6g　黄连3g　木香3g　槟榔15g　沉香6g　陈皮6g　生白术15g　鸡内金10g　莪术10g　白茅根15g　生甘草6g

14剂，每日1剂，水煎，早晚分服。

三诊　2023年4月15日。

腹胀较前明显缓解，大便较前畅快，2～3日1行，食纳较前好转，进食后仍有腹胀，舌红，苔薄黄，脉弦细。仍以调畅气机，润肠通便为治。

处方　生地30g　玄参30g　麦冬30g　生白术15g　枳壳10g　厚朴3g　黄芩15g　陈皮6g　槟榔15g　沉香6g　乌药10g　肉苁蓉30g　当归15g　怀牛膝15g　益智仁15g　杜仲10g　皂角刺10g

14剂，每日1剂，水煎，早晚分服。

四诊　2023年4月29日。

大便已通，粪质渐软，服药后每日1行，腹胀未作，食纳已恢复，已停开塞露等辅助通便药物，口角流涎较前好转。现气机已畅，以益气润肠，补肾摄唾为治。

处方　生黄芪30g　生熟地各30g　玄参30g　麦冬30g　生白术15g　枳壳10g　陈皮6g　槟榔15g　肉苁蓉30g　当归15g　怀牛膝15g　益智仁15g　杜仲10g　菟丝子30g　枸杞子30g　覆盆子30g　龟甲胶烊化10g

14剂,每日1剂,水煎,早晚分服。

现患者长期门诊就诊,定期随访,目前已停山莨菪碱,拔除鼻饲管,经口正常进食。

按语 戴师认为,患者便秘多年不愈,肠腑本就失于濡润,更兼药物克伐,肠道腺体收缩,遂致大肠腑气失司,传导失职。初诊时考虑患者津亏热结,以增液汤合麻子仁丸泻热导滞,然而收效不显。何以效果不显?麻子仁丸又名脾约丸,《伤寒论》曰:"浮则胃气强,涩则小便数,浮涩相搏,大便则硬,其脾为约,麻子仁丸主之。"本方主治胃强脾弱之便秘。脾升胃降,斡旋中焦,胃强即胃中有邪热,胃气不能降,脾弱即脾气虚而不能升,不能布散胃中的水谷精微,使津液直接从膀胱排出而不能滋润肠道。然而,胃中邪热从何而来呢,须知"气有余便是火",患者便秘日久,腹部痞胀,气机不通,郁而生热,"气降则火降",因此当以恢复气机升降出入为先导。二诊调整为六磨汤联合增液汤以顺气导滞,降逆通便,粪便糟粕得以顺利排出,腹胀得以缓解。待患者气机调畅,腑气功能恢复后,三诊时减苦寒通下之大黄,以防伤正。同时加入温肾润肠之济川煎。《脾胃论》云:"肾主五液。"患者口腔分泌物多,济川煎可以一方兼二用,既能润肠通便,又能温肾摄唾。六腑以通为用,肠腑功能恢复后平素调理则需攻补兼施,以当归补血汤、四磨汤、右归丸等加减,升降共用,使阴平阳秘,以平为期。

第九节 不 寐

案一 不寐(肝胃不和)

江某,女,60岁。

初诊 2023年10月30日。

患者失眠1年余，现服艾司唑仑1片（1mg）QN，时有入睡困难，近期加重，难以入睡，夜寐3~4小时，少梦，白天胃胀嗳气，纳呆，时心烦，大便易溏，日2次。苔白腻，舌暗红，脉沉细。既往慢性浅表性胃炎史3年。

诊断 中医诊断：不寐，肝胃不和。

西医诊断：睡眠障碍，慢性浅表性胃炎。

病机 肝郁气滞 胃气不和。

治则 疏肝解郁 和胃安神。

处方 柴胡10g 煅牡蛎30g 煅龙骨30g 广郁金10g 石菖蒲10g 八月札30g 蒲公英15g 川芎15g 葛根30g 合欢皮20g 赤芍15g 丹参30g 茯苓30g 白术15g 生麦芽30g 甘草10g

14剂，每日1剂，水煎早晚分服。

二诊 2023年11月14日。

睡眠较前好转，胃纳欠馨，嗳气频作。苔薄白，舌尖红，脉微细。

处方 上方加旋覆花10g、代赭石15g。

14剂，每日1剂，水煎早晚分服。

药后患者睡眠明显改善，嗳气缓解，胃纳可，二便调。后期在原方基础上加减继进，艾司唑仑减量至1/4片，随访1年。

按语 老年不寐患者，合并慢性浅表性胃炎，按辨病与辨证相结合，此病隶属不寐病，肝胃不和证，主要是由于患者情志不悦、肝郁犯胃，引起失眠及胃病复发，两者又可互相影响，治以疏肝和胃安神。此方以柴胡为君药，疏肝和胃；郁金、石菖蒲为臣药，解郁开窍、理气和胃；八月札、蒲公英为佐药，有消胀清热消炎之功效；茯苓、白术、生麦芽健脾开胃；甘草调和。二诊加旋覆花、代赭石降逆。古云"胃不和则卧不安"，七情、饮食等诸多因素均可导致脾、胃、肠功能失调，胃气不和，而形成不寐。睡眠为人体的一种生命活动形式，与体内阴阳、气血、脏腑等密切相关。脏腑和谐，阴阳调和，气血充盛，气机升降协调，营卫运行有度，则寐安。

第十节 湿 疮

案一 湿疮（脾虚湿蕴）

薛某，男，20岁。

初诊 2020年3月3日。

患者面红，右眼周散在数枚黄豆大丘疹，质硬，瘙痒，皮损以丘疹或丘疱疹为主，全身皮肤色黯淡或有鳞屑，少许渗出。食少乏力明显，口干欲饮，腹胀便溏，小便黄。舌质暗红，舌体胖大，舌中见裂纹，苔薄腻，脉弱。曾多次中西医就诊，效果均不理想。

诊断 中医诊断：湿疮，脾虚湿蕴。
　　　　西医诊断：湿疹。

病机 禀赋不耐，风湿热结。

治则 清热利湿，益气健脾。

处方 牡丹皮10g　白术15g　南沙参15g　桑叶10g　北沙参15g　路路通10g　枳壳10g　炙甘草3g　广郁金10g　荆芥10g　鸡血藤15g　王不留行10g　片姜黄10g　石膏30g　车前子15g　知母10g　焦栀子10g　白花蛇舌草15g　茵陈15g　泽泻20g　猪苓15g　茯苓15g　柴胡10g　黄芩10g

7剂，每日1剂，水煎早晚分服。

二诊 2020年3月11日。

服药后面色正常，右眼周数枚丘疹减退，全身皮肤鳞屑较前就诊明显减少，胃纳可，尿黄改善，舌质暗苔薄，舌体胖大，脉细。效不更方。

处方 原方继进。

7剂，每日1剂，水煎早晚分服。

三诊 2020年4月8日。

患者二诊后症减，自行停药。一周前右耳尖丘疹再现，手臂鳞屑稍痒，烦躁，舌质红，苔薄，脉细数。考虑肝克脾不能祛湿，热蕴湿上于肺，治以清肺热为主。

处方 原方去车前子、路路通、焦栀子、牡丹皮、猪苓，改桑叶15g，加大青叶15g。

7剂，每日1剂，水煎早晚分服。

四诊 2020年4月15日。

服药后患者头皮、耳尖、面色皮肤光泽，未再现鳞屑，无口干，皮肤痒明显。加祛风止痒之品。

处方 原方基础上去猪苓、茯苓，加紫苏叶10g、地肤子30g。

7剂，每日1剂，水煎早晚分服。

后期在此基础上加减方药临床疗效显著，继续口服，随访1年，未再发作。

按语 本案患者病机总属禀赋不耐，风、湿、热阻于肌肤所致。该患者素体脾虚，运化不健，肌肤失养而成瘀，瘀阻脉络，肌肤甲错而呈慢性湿疹。初诊患者体质本弱，先天不足脾虚。脾虚湿阻中焦则纳少、神疲，外加居住环境潮湿，导致内外湿邪相杂。但症见口干、小便黄、瘙痒，为湿热浸淫肌肤之表现。《医宗金鉴·血风疮》指出："此证由肝,脾二经湿热,外受风邪,袭于皮肤郁于肺经致遍身生疮。形如粟米,瘙痒无度,抓破时,津脂水浸淫成片,令人烦躁,口渴,瘙痒,日轻夜甚"。可见本病的发生涉及肝、脾、肺、肾,然脾主肌肉四肢,现脾气不足不能运化水谷精微润养于四肢肌肉,皮肤失去润养则发硬弹性差,故本在脾。初诊治疗以疏肝理气、清利湿热为主,以茵陈五苓散为基本方加减,方中白花蛇舌草、茵陈蒿清热利湿;同时用焦栀子清利三焦、猪苓、茯苓、泽泻淡渗利湿,使湿热从小便而出;白术健脾燥湿;路路通、广郁金、王不留行、片姜黄疏肝理气降肝火。全方以北沙参、石膏、知母养阴清热以资其化源;诸药合用,湿浊积滞之邪得去,疗效显著。二诊患者临床症状明显改善,原方继进。三诊时,患者因停药症状再发,但程度较前减轻,原方去车前子、路路通、焦栀子、牡丹皮、猪苓,改桑叶15g,加大青叶以强清肺之功。四诊时,患者皮疹好转但瘙痒依旧,原方基础上去猪苓、茯苓,加紫苏叶、地肤子以增祛风止痒之效。

临床中重视整体观,根据其发病特点,审证求因,四诊合参,辨证施治,理法方药自成一体,善用经典方剂辨证、辨人(年龄、体质、性格)相结合,病症结合,依证施治,疗效显著。同病异治,异病同治,则可收较好疗效。从此案例来看,患者该病为母胎中带入,故从脾论治。脾喜燥恶湿,脾气亏虚既可以是湿邪渐盛的伴发症状,亦可以是由于患者素体脾虚湿盛而感邪患病。然不论脾虚是病因抑或是病机,中医均辨证论治以补中健脾为法,气健则化湿行水,水行则湿邪随之排出体外。所以在治疗上除根据病情进行辨别表里、寒热、虚实以论治外,还需补益先天不足,临证时应审证求因,治病求本的治疗原则。快节奏的生活压力困扰着各个年龄段的人,临床上,精神紧张、失眠、过劳、情绪变化等，常可使病情加重或湿疹发作，不忘患者精神调理，解除患者思想顾虑，树立患者治愈湿疹的信心，从而促进患者身心健康。通过该案例可以看出，在中医药理论指导下，辨证论治是中医治疗的精髓，依据湿疮为病，缠绵难愈，瘙痒明显的发病特点及规律，多采用解表祛湿、清热利湿、滋阴养血类等药物，认真分析病情，推敲参透病机，利用中医经典方剂，临床常获奇效。

第十一节　痰　核

案一　痰核（肝经湿热）

袁某，女性，35岁。

初诊　2022年10月25日。

患者颈部淋巴结增生6年，淋巴结疼痛时会发低热。查颈部淋巴结彩超：双侧颈部淋巴结稍大。双侧颈部血管旁见数个低回声呈串排列，较大约20mm×6mm，形态规则，见树枝状彩色血流信号。查血细胞分析未见明显异常，超敏C反应蛋白：15.6mg/L。6年前因双扁桃体反复发炎行手术治疗。刻下：全身浅表淋巴结肿大，伴疼痛，全身皮肤瘙痒，无皮疹，时有低热，头晕，行经时双侧太阳穴痛，鼻干，鼻翼双侧皮肤多年发红，睡眠浅，心慌，烦躁易怒，怕热，口干口苦，大便黏，阴部潮湿、痒，白带多，色黄，月经延迟7～10天，舌红，苔薄黄腻，舌下瘀络，脉结，沉细。

诊断　中医诊断：痰核，肝经湿热。

　　　　西医诊断：淋巴结增生。

病机　肝经湿热，痰瘀互结。

治则　清肝利湿，软坚散结。

处方 栀子12g 黄芩15g 柴胡12g 生地黄15g 泽泻12g 车前子15g 当归15g 川芎12g 丹皮12g 夏枯草15g 猫爪草15g 浙贝母15g 生牡蛎30g 半夏10g 马鞭草12g 防风12g 白鲜皮12g 蝉蜕12g 生白术15g 山萸肉15g 甘草3g

7剂，每日1剂，水煎，早晚分服。

二诊 2022年11月3日。

服药后即诸症明显减轻，脉结好转，右脉沉细。

处方 上方去牡蛎、猫爪草、泽泻，加厚朴10g、僵蚕12g、茯苓15g、紫苏叶10g、木蝴蝶15g、党参10g。

7剂，每日1剂，水煎，早晚分服。

上方后继进1个月，诸症消失。

按语 戴师认为，患者烦躁易怒，情志不遂，肝郁不舒，郁而化火，肝火旺盛，肝木乘克脾土，脾虚失运，湿邪内生，湿热互结，蕴于肝经，导致肝经湿热。患者全身出现了很典型的肝经湿热症状，并且母病及子，患者还出现心慌的症状。日久湿热酿生痰浊，瘀血阻滞，痰瘀互结于肝经循行的双侧颈部，出现了淋巴结肿大。处方以龙胆泻肝汤为基础方，加软坚散之品，如夏枯草、猫爪草、浙贝母、生牡蛎、半夏等。患者全身瘙痒，内风引动外风，予防风、蝉蜕、僵蚕祛风止痒。予厚朴、茯苓、紫苏叶加强祛湿之功。患者表现为典型的肝经湿热症状，且五行传变在此病案中有生动的体现，具有代表意义，是中医经络理论和五行脏腑理论在临床实践中的具体展示。

医话精要

第一节 医德与病德

我从事肿瘤内科工作近 20 载，在戴师带领、指导下，经历了从住院医师到副主任医师的工作成长历程。戴师从医初期在淮安老家，诊治内科杂病较多，到后来在昆山成立肿瘤专科，其间接触了形形色色的病患。有一位患者怀揣着一张戴师 30 多年前的泛黄的处方，不远千里从老家赶来昆山，求医问药。有一位肝癌患者从 2014 年开始始终坚持每半月一次门诊就诊，十年如一日。有一位老患者陆陆续续的带了好几位病友前来问诊求医，他说："交给你们我放心。！"还有一位癌症患者虽然过世了，但他爱人也不幸得了癌症，依然选择在我们科治疗。经历了上述种种，作为医者，我们很感动，同时也觉得很有压力，我们想用最好的方式帮患者度过这个阶段，努力让其走向康复，或者最大程度减轻他们的病痛。肿瘤科医生成就感很低，内心小小的欣慰，可能是来自某个病患的长期生存，可能是来自某个病患阶段性的病情缓解，也可能来自患者及家属淳朴的感激。当然这么多年的工作中，也会碰到一些不明就里、恶言相向者，这些人中大部分是可以通过详尽的沟通缓解矛盾的，但还真有个别蛮横无理、油盐不进者。戴师说："我们医者做好本职工作，诊断合理，用药合理，沟通合理，无愧于心！"他每每教导我们，"医者要怀仁爱之心成明医"即有"医德"，"病患要怀赤诚之心择明医"即有"病德"。

一、医德

中国医学的发展离不开中国的哲学发展。因此，传统医学都有儒、道和后来传入的佛教的影响。儒家思想以"仁"学为中心，孔子说："仁者爱人"、"仁者人也"等。爱人，这是"仁"学思想的重要构成；"仁者人也"是指人的本质是"仁"，具有"仁"的道德本性。可以说，孔子的"仁"学就是"人"学，而孔子的这种"以人为本"的思想得到了后世儒家和其他各学派的继承和发扬光大，成为中国传统文化基本精神之一。古人云"不为良相即为良医"，可见欲为良医必先为"仁者"。

对传统医药与医德影响最深远的是唐代孙思邈的论述。他的《千金要方》不但是中医的经典，更重要的是他在此书开始的"大医精诚"一章，即列出医师的专业在德与技两方面的要求。他的专业条件包括要求医师不只要精研医书验方，更要修习三坟五典，儒家的基本经典等。此种研习，不只是作为医师的个人修养，在孙思邈的理论中，实是医药的理论基础。此种学习，在现代来说，也具有医学人文的意义和培养医德的重要作用。至于医德的表现，孙思邈除了批评那些不专心致志之庸医，更提出许多有重要启示的规范。首先，孙思邈提出学医要先立志："凡大医治病，必当安神定志，无欲无求，先发大慈恻隐之心，誓愿普救含灵之苦"。学医的人所立的志，是要专精坚定追求医理，而不是为了追求私欲私利，是无欲无求的奉献，全心全意为治病救人而学。医者要秉持大慈大悲，恻隐之心，为解救天下病人之苦痛而行医。孙思邈认为医学是儒、释、道三家的精神义理的体现。慈悲一语出于佛教，是要求医者慈悲心肠扩及一切有情之生命；恻隐则是儒家的本义，是要求医师对病人及家属有一种同情共感，休戚与共的情怀；行医已不只是赠医施药，实是去践行天理，补天道化育之不足，怀抱一切苍生之大愿，此为道家之义。对于孙思邈及其后多位名医所提的医德之要求，杜治政先生曾总结为以下四个方面：(1) 仁爱救人，赤诚济世，不图钱财；(2) 一视同仁，不畏权势，忠于医业；(3) 谨慎认真，作风正派，不畏艰苦；(4) 虚心学习，刻苦钻研，敬重同道。

二、病德

明代龚廷贤在《万病回春·病家十要》中将"择明医"置于第一，明代章楠也说："是故详慎在选医之时，不在临病之际"，都认为患者在看病时的首要任务是选择一位好的医生。如何选择一位"明医"呢？清代徐大椿对此有所洞见："然则择贤之法若何？曰：必择其人品端方，心术纯正，又复询其学有根柢，术有渊源，历考所治，果能十全八九，而后延请施治。然医各有所长，或今所患非其所长，则又有误。必细听其所论，切中病情，和平正大，又用药必能命中，然后托之。所谓命中者，其立方之时，先论定此方所以然之故，服药之后如何效验，或云必得几剂而后有效，其言无一不验，此所谓命中也。如此试医，思过半矣。若其人本无足取，而其说又怪僻不经，或游移恍惚，用药之后，与其所言全不相应，则即当另觅名家，不得以性命轻试。此则择医之法也。"

找到了好的医生，在看诊时患者应将病情详尽告知，不能有所隐瞒。潘之淇云："《医家四要》曰：望、闻、问、切，犹人之有四肢也。一肢废，不成其为人。一要缺，不成其为医。然必先望、先闻而后切者，所重有甚于切也。乃病家不知此理，往往秘其所患，以俟医之先言，即以验医之能否。岂知病固有证似脉同，而所患大相刺谬。若不先言明白，猝持气口，其何能中？"。潘之淇指出："凡服药于微，则其病易疗。若过半而治疗者，什三矣。过七八而治疗者，什不得一矣。……今人染病在身，不自珍惜，罔遵医戒，忽略初机。直至深重，乃始张皇，卒以丧亡而不救。"

在治疗过程中，患者还要信任医生，做到用医不疑。明代名医张介宾说："病家之要，虽在择医，然而择医非难也，而难于任医；任医非难也，而难于临事不惑、确有主持而不致朱紫混淆者之为更难也。……以故议多者无成，医多者必败。多何以败之？君子不多也。"程国彭也说道："病家误，性躁急，病有回机药须吃，药既相宜病自除，朝夕更医也不必。病家误，不相势，病势沉沉急变计，若再蹉跎时日深，恐怕回春无妙剂。"总之，患者在治疗过程中的"任医不疑"与"及时更医"，都不应偏执化、极端化。患者对医生开出的药方和其他治疗措施，要遵照医嘱进行。龚廷贤认为"病家十要"的第二要即："肯服药，诸病可却，有等愚人，自家耽"。程国彭也道："病家误，在服药，服药之中有窍妙，或冷或热要分明，食后食前皆有道"。而且患者还应不吝惜钱财，有些药物虽然很贵，但鉴于对患者病情有帮助，医生也会开出贵的药方，患者不应认为医生是为诈取钱财而故意为之。正如龚廷贤指出的："勿惜费，惜之何谓，请问君家，命财孰贵。"医疗并不是一种单纯的技术性活动，要达到好的治疗效果，除了遵照医嘱进行治疗，患者还应在个人生活习惯等方面有所注意，用"调养之道"来配合"治疗之术"。程国彭云："病家误，最善怒，气逆冲胸仍不悟，岂知肝木克脾元，愿君养性须回护。病家误，苦忧思，忧思抑郁欲何之？常将不如己者比，知得雄来且守雌。"

和谐的医患关系更是患者获得良好效果的重要基础。孟子曰"天时不如地利，地利不如人和"。这里的"和"指的是"和谐"。中国传统文化根植于农耕文明，表现出一种"静态"的特征，它强调自然的和谐，人与自然、社会的和谐，人与人之间的和谐,以及人自身的身心和谐等。中华文化能够生生不息,中华民族能够自立于世界民族之林,与和谐精神有着密不可分的关系。医家与病家各自遵守"医德"与"病德",形成一种和谐的医患关系,使之良性循环,互相尊重,才能达到医患共赢。

第二节 祛风治皮疹

皮疹指皮肤的颜色、形态发生局限性改变,多伴瘙痒,是皮肤损害的一种表现。可见于单纯皮肤病,也可以是全身性疾病的局部症状,临床很常见,如斑疹和丘疹等,多呈反复发作和部位不固定特点。可能的原因有,变态反应与过敏性疾病、急性发疹性传染病或感染性疾病。时值春夏,也是皮疹的高发季节。

中医认为,皮疹与外感风热、阴虚血热有关。风性上扬,为百病之长。《黄帝内经·素问·风论》云"风者,善行而数变",故皮疹的治疗离不开祛风之法。急性期,以风热湿热为主。慢性期或反复发作,多夹虚夹瘀,如脾虚湿热、血虚风燥等。治疗以辨证用药基础上加祛风药物,常用防风,僵蚕,白蒺藜,白鲜皮,地肤子,苍耳子,蝉蜕等。临床以下列四种证型最为常见:

(1)风热型:皮疹多红,压之褪色,以四肢,头面和上半身为主,舌质红苔薄黄,脉浮数,消风散主之。

(2)湿热型:皮疹暗红,压之褪色或不褪色,胸腹及下半身为主,多伴水疱,舌质红苔黄腻,脉滑数,黄连解毒汤或龙胆泻肝汤主之。

(3)毒热型:皮疹紫暗,压之不褪色,多伴发热等全身症状，舌红绛苔黄，脉弦数，清瘟散毒饮主之。

（4）瘀热型：皮疹黑暗，压之不褪色，多见于慢性期或反复发作者，舌质瘀苔少，脉弦涩，当归补血汤或血府逐瘀汤主之。

古人云"治风先治血，血行风自灭"，皮疹治疗加入紫草、当归、赤芍、生地黄等入血分之品后，明显提高临床疗效。另外戴安伟教授以上述方法治疗抗肿瘤靶向药物、免疫检测点抑制剂药物导致的皮肤黏膜反应，也取得很不错的效果。

第三节　漫谈虫类中药抗肿瘤的特色与临床应用

恶性肿瘤是全球范围内影响人类健康的主要问题之一，其发病率不断增长，并且呈年轻化趋势，据国家癌症中心数据提示我国 2022 年癌症新发病例达到 482.47 万。虽然随着科技的进步，治疗手段越来越趋于个体化的精准治疗，中医药的整体观和辨证论治在精准治疗肿瘤中体现出了其独特的优势，而在众多抗肿瘤中药中，虫类中药绝对是独具特色的存在。

一、虫类中药的历史渊源

早在秦汉以前的《大戴礼记》中提到"禽为羽虫，兽为毛虫，龟为甲虫，鱼为鳞虫，人为倮虫"，古代将"虫"字作为动物的总称，所以虫类药代表所有的动物药，指的是昆虫、软体动物、节肢动物、环节动物及小型爬行类脊椎动物等药用动物的干燥全体、除去内脏的动物体或动物部分与动物的分泌物、排泄物、生理产物、病理产物以及动物加工品。目前发现最早记载虫类中药的著作是春秋战国时期的《五十二病方》，现存最早的药物学专著是《神农本草经》，一共记载了 28 种虫类药，其中全蝎、水蛭、僵蚕、地龙、鳖甲、龟甲、蝉蜕、牡蛎等被广泛运用于临床。

汉代张仲景首开辨证论治配伍应用虫类中药之先河，创立了如大黄䗪虫丸、抵挡汤、鳖甲煎丸、下瘀血汤等以虫类药为主的方剂，《金匮要略》中有 7 首方剂应用虫类药物 10 种。东晋葛洪在《肘后方》以僵蚕、炸蝉治头痛、风头眩。宋代许叔微在《普济本事方》记载了 14 味虫类药，首创以全蝎、地龙来主治历节诸病。明代李时珍《本草纲目》共记载虫类药 107 种，这使虫类药的应用得到了空前发展。清代温病学家叶天士的《临证指南医案》89 门中运用虫类药治疗的有积聚、疮疡等 9 门，吴鞠通在《温病条辨》中记载了犀角、五灵脂、蚕沙、鳖甲等虫类药的作用，王清任在《医林改错》创制了用地龙、穿山甲、五灵脂、麝香等活血化瘀虫类药配伍的逐瘀血方剂有 9 首。到了近代，张锡纯在《医学衷中参西录》中用僵蚕治疗中风、小儿急惊风，蜈蚣治疗偏枯、痿痹等疾病，疗效显著。现代运用虫类药最突出的为国医大师朱良春教授，其著作了国内第一部关于虫类药的著作《虫类药的应用》，详细论述了虫类药在临床各科的应用。

因此，自古至今，虫类药被各大医家广泛应用于临床，治疗内、外、妇、儿等各类疾病，这里主要是谈谈虫类中药在治疗恶性肿瘤方面的作用与临床应用特点。

二、虫类中药的抗肿瘤作用

恶性肿瘤在祖国医学中属于"癥瘕""积聚""瘤""岩"等范畴。《圣济总录》云："瘤之为义，留滞而不去，气血流行，不失其常，则形体和平，无或余赘，乃郁结壅塞，则乘虚投隙，瘤所以生"。国医大师周仲瑛教授认为，恶性肿瘤是在脏腑功能失调的基础上，受体内外多种因素影响而诱生癌毒，癌毒与热、瘀、痰等病理因素相互胶结，打破机体气血阴阳平衡而致。而虫类药物具有活血化瘀、攻坚破积、解毒散结、扶正补益等作用，与现今辨治恶性肿瘤所须的活血、散结、解毒、扶正等功效相一致，因此，恶性肿瘤自古虽无统一病名，但各大医家已积累了大量的运用虫类药抗肿瘤的临证经验。

1. 活血化瘀

虫类药因其走窜性强，具有活血化瘀、消癥止痛的功效，在治疗肿瘤瘀血证中效果最佳，如水蛭、虻虫、土鳖虫等。《神农本草经》中谓水蛭"味咸平，主逐恶血、瘀血、月闭、破血癥积聚"，虻虫"主逐瘀血，破下血积，坚痞、癥瘕"。《药性论》载水蛭"能治血积聚"，《医学衷中参西录》载："水蛭味咸专入血分"。《本草纲目》记载"蛭乃食血之虫，楚王殆有积血之病，故食蛭而病愈也"，刘河间云"虻食血而治血，因其性而为用也"，二者常作为对药联用，水蛭迟缓而善入，虻虫破血效猛，一飞一潜，破血瘀消癥积于无形，而又不伤正。最具典型的即为仲景的鳖甲煎丸与大黄䗪虫丸，前者用于右胁下痞块之疟母，也可用于其他原因引起的癥瘕，具有活血化瘀，消癥除瘕之效，后者则是补虚活血化瘀代表方剂，用于久病正虚血瘀毒结之癥积。吴鞠通根据"久病入络""久瘀入络"的学术思想，创制化癥回生丹，其中的斑蝥、水蛭为食血之虫，峻猛攻坚，走络中气分散气结，走络中血分散瘀血。

2. 攻坚破积

虫类药药性峻猛、性善走窜，其钻剔搜刮之性，无他药可比。对于久病入络，痰瘀互结的癥瘕积聚之病尤为适宜。根据

"坚者削之""结者散之"的治疗原则,在肿瘤处方中加入全蝎、斑蝥、蟾蜍或守宫等虫类药,往往能直达病所,缓解病情。唐容川《本草问答》曰"动物之攻利,尤甚于植物,以其动物之性本能行,而又具有攻性,则较植物本不能行,其功更有力也",指出虫类药具有攻坚通络、疏逐搜剔之特性,非植物药所能比拟。《本草汇言》云:"蟾蜍,能化一切瘀郁壅滞诸疾,如积毒、积块……之证。"吴鞠通谓:"以食血之虫,飞者走络中气分,走者走络中血分,可谓无微不入,无坚不破。"叶天士在《临证指南医案》云:"每取虫蚁迅速飞走诸灵,俾飞者升,走者降,血无凝着,气可宣通,与攻积除坚,徒入脏腑者有间。"故而选用全蝎、露蜂房、蜣螂、地龙等虫类药攻坚破积治疗诸癥瘕痼疾。明陈实功《外科正宗》六军丸,取蜈蚣、蝉蜕、全蝎、白僵蚕、夜明砂、穿山甲各等份,治疗颈部瘰疬,达到破瘀通络,消肿散结之效。

3. 解毒散结

癌毒是肿瘤的主要致病因素,贯穿于疾病始终,虫类药味多辛、咸,或甘,或苦,辛有散邪通利之性,咸有软坚散结之功。《类经》中有云"药以治病,因毒为能,所谓毒者,以气味之有偏也,盖气味之正者,谷食之属也,所以养人之正气,其味之偏者,药饵之属是也……",取药之偏,以偏纠偏,乃是中医运用药物的一个基本原则。虫类药多为有毒之物,治疗肿瘤时取其以毒攻毒之力。《纲目拾遗》谓能蟾蜍"贴大毒,能拔毒,收毒",《本草汇言》道:"蟾酥……能化解一切瘀郁、壅滞诸疾,如积毒、积块、积胀……之证,有攻毒拔毒之功也。"《本草纲目》"葛氏云:凡用斑蝥,……以毒攻毒是矣。"临床多用蜈蚣、全蝎、蟾皮等有毒之品取其以毒攻毒,解毒散结之意。

4. 扶正补益

肿瘤病理性质本属虚实夹杂，加之患病日久，多有脏腑虚损，另经手术、放疗、化疗、靶向等一系列综合治疗后，正气受损更剧，治疗上祛邪同时需注意补益扶正。而虫类药中有部分具有扶正补益之效。《本草纲目》谓蛤蚧"补肺气，益精血……助阳道"。《本草纲目》载海马"暖水藏，壮阳道，消瘕块"。《本草问答》曰："禽兽血肉之品，尤与人之血肉相近，故多滋补，比草木、金石之品更为见效。"血肉有情之品的补益扶正作用较植物类药物补益性强。临床上如阳虚用紫河车、海马、鹿茸、鹿角胶；气虚用胎盘、坎炁；阴虚用龟板、鳖甲；血虚用阿胶等；如肺癌晚期肺肾两虚者，常用蛤蚧补益肺肾、纳气平喘；另外如九香虫可理气止痛同时，具有温肾助阳之效。

三、戴安伟教授临床常用虫类药

（1）全蝎：辛，平，有毒，归肝经。息风镇痉，攻毒散结，通络止痛。《本草纲目》记载其可治诸疮毒肿。临证可用于多种恶性肿瘤，尤擅长恶性肿瘤引起或伴骨转移所致的癌性疼痛，因其能息风镇痉，亦常用于脑恶性肿瘤或恶性肿瘤脑转移引起的偏瘫、肢体麻木及癫痫的患者。常用量为 $2\sim5g$，入煎剂。研末吞服，每次 $0.6\sim1g$。外用适量。

（2）蜈蚣：辛，温，有毒，归肝经。息风止痉，解毒散结，通络止痛。《医学衷中参西录》云："蜈蚣，走窜之力最速，内而脏腑，外而经络，凡气血凝聚之处皆能开之。……而专善解毒，凡一切疮疡诸毒皆能消之"。其功效与全蝎相似，常相须而用，止痛效果甚佳。但二者亦有差异，蜈蚣温燥毒烈，性善走窜通达，息风镇痉功效较强，又可攻毒疗疮，通痹止痛疗效甚佳,全蝎性平,其力不及蜈蚣。蜈蚣常用量为1~3g,入煎剂。研末吞服,每次0.6~1g。外用适量。

(3)地龙:寒,咸,归肝、脾、膀胱经。清热息风、平喘、通络、利尿。《得配本草》记载:"能引诸药直达病所。解时行热毒,除风湿痰结……破血结"。因其具走窜之性,可降肺气、止咳平喘,常用于肺恶性肿瘤或其他恶性肿瘤引起的咳嗽、气喘,因其清热定惊,也常用于恶性肿瘤引起的肢体麻木、癫痫,通过利尿通络还可用于治疗乳腺癌术后、放疗后引起的上肢水肿及盆腔肿瘤放疗后的下肢水肿。

(4)露蜂房:甘,平,有毒,归胃经。攻毒、祛风、杀虫。《本草汇言》载其"驱风攻毒,散疔肿恶毒"。《别录》云其"治恶疽、附骨痈,根在脏腑"。蜂房尤适用于癌毒瘀积日久、正气损耗的恶性肿瘤,在攻毒散结的同时,又可健脾益肾。因其祛风止痒可用于肺恶性肿瘤、大肠恶性肿瘤、食管恶性肿瘤等靶向药物治疗后皮疹者。内服:煎汤,6~12g;研末服,1.5~3g。

(5)僵蚕:咸、辛,平,归肺、肝经。息风止痉、解毒散结、祛风止痛。《本草纲目》:"散风痰结核、瘰疬、头风、风虫齿痛,皮肤风疮,……一切金疮,疗肿风痔"。《本草汇言》谓其"凡诸风、痰、气、火、风毒、热毒、浊逆结滞不清之病,投之无有不应"。《本草备要》言其僵而不腐,得清化之气,故能治风化痰,散结行经。常用于治疗恶性肿瘤伴脑转移或脑恶性肿瘤所致中风口㖞、肝风夹痰、惊痫抽搐等证,与浙贝母、夏枯草、生半夏等同用化痰散结。僵蚕无毒,适用于体质较弱患者。

(6)蟾皮:辛,凉,有毒。归心,肺,脾,大肠经。清热解毒、利水消胀。蟾皮为蟾蜍的皮。《本草纲目拾遗》曰:

"能拔毒、收毒"。《医林纂要》谓其"能散，能行，能渗，能软，而锐于攻毒。主治痈疽疔毒，杀小儿疳积。剖其腹合肿毒上，三易则毒可消"。《本草正》载："消癖气积聚，破坚癥肿胀"。蟾皮对于瘀血可散、可行，对于痰结可渗、可软，为临床祛痰化瘀同治之品。多用于消化系统恶性肿瘤，对于癌痛患者亦有止痛效果。内服煎汤，3~6g。外用敷贴或研末调敷。

（7）鳖甲：咸，微寒，归肝、肾经。滋阴潜阳、退热除蒸、软坚散结。《药性论》："主宿食、癥块、痃癖气、冷瘕、劳瘦，下气，除骨热，骨节间劳热，结实壅塞"。《本草备要》谓其"治劳瘦骨蒸，往来寒热，温疟疟母，……肠痈疮肿"。《日华子本草》："去血气，破癥结、恶血，堕胎，消疮肿并扑损瘀血，疟疾，肠痈"。如鳖甲煎丸用于癥瘕积聚，久疟疟母。临床常用于恶性肿瘤之证属肝肾阴虚或热伤阴亏者。内服煎汤，9~24g捣碎，先煎。

（8）龙骨：甘、涩，微寒，归心、肝经。镇惊安神、平肝潜阳、软坚散结、收敛固涩。《神农本草经》云："女子漏下，癥瘕坚结"，《医学衷中参西录》谓其"善利痰，治肺中痰饮咳嗽，咳逆上气"。临床常与牡蛎相须为用，增强软坚散结之效，《本草求真》言："龙骨功与牡蛎相同，但牡蛎咸涩入肾，有软坚、化痰、清热之功，此属甘涩入肝，有收敛止脱、镇惊安神之妙"。也常用于恶性肿瘤等症见心烦、多梦、不寐、汗多者。收敛固涩煅用，其他生用。

（9）牡蛎：咸，微寒，归肝、肾经。软坚散结，收敛固涩，重镇安神，平肝潜阳。《本草备要》载可"消瘰疬结核，老血瘕疝"，李时珍谓其"化痰软坚，清热除湿，止心脾气痛，痢下赤白浊，消疝瘕积块，瘿疾结核"，王好古《汤液本草》言："咸为软坚之剂，以柴胡引之，去胁下硬；茶引之，消颈核；大黄引，消股间肿……以贝母为使，消积结"。其软坚散结消痞硬之功虽不及鳖甲，但可重镇安神除烦以助眠，常与龙骨相伍，如柴胡龙骨牡蛎汤用来治疗肿瘤相关的虚烦不寐、心情不舒等症。

四、临证强调三审论治

1. 审证求机，药随证伍

临床辨治恶性肿瘤，需审证求机，审机论治，辨清机体病机要素，辨清虫类药物的不同偏性，选择合适的虫类药物。虫类药物虽多，有些功效相似，但仍各有所偏，有的破血活血为主，有的化痰散结见长，有的搜剔止痛为胜，应重视不同药物的个性特征，适当选用。如血瘀者宜选水蛭、虻虫活血破瘀；痰滞者宜选僵蚕、天龙化痰散结；癌痛明显者宜选全蝎、蜈蚣搜风剔毒、通络止痛，药随证伍，灵活运用。

2. 审时度势，中病即止

虫类药多药性峻猛，效力专宏，攻邪性强，易耗气动血、损伤脾胃，又多为有毒之品，久用亦引起中毒不良反应，故应遵照"大积大聚，其可犯也，衰其大半而止，过者死"的理论，严格把握剂量及服用时间，中病即止，根据病情、病势，对峻猛攻伐药应减之或断续用之，不宜多用，在精不在多，避免损伤正气，亦可配伍其他扶正减毒之品，如易耗气动血、损伤脾胃者，可配伍黄芪、白术、党参、茯苓等益气健脾之品；如耗气伤阴者，可配伍麦冬、沙参、玄参、玉竹等益气养阴之品。

3. 审期论治，攻补兼施

《医宗必读·积聚》指出："初者，病邪初起，正气尚强，邪气尚浅，则任受攻；中者，受病渐久，邪气较深，正气较弱，任受且攻且补；末者，病魔经久，邪气侵凌，正气消残，则任受补"。早期正气尚充，癌毒渐盛，可重用攻伐力强、有毒的虫类药物，如全蝎、蜈蚣、蟾皮等；中期正气亏虚，癌毒较盛，选用攻伐力缓、无毒的虫类药物如僵蚕、天龙、鳖甲等化痰软坚散结之品，如选用攻伐力强、有毒之品时，需配伍扶正减毒之物，顾护正气；晚期正气虚弱，癌毒内深，慎用有毒之虫类药，可选用如蛤蚧、鹿茸、海马、鳖甲等补益扶正之品。在临证治疗肿瘤中，当审期论治，辨清正邪虚实，攻补兼施。

第四节 从"衰其大半而止"论肿瘤治疗

近年来，抗肿瘤疗效评价的理念发生了根本性变化，以"疾病为核心"，最大限度的杀伤肿瘤的治疗模式正向以"患者为核心"，谋求最好生活质量的人性化治疗模式转变，突出"以人为本，带瘤生存"的观念。无论外感疾病，或内伤疾病，其病机均为机体之阴阳失衡，出现阴阳的偏盛偏衰。如《素问·生气通天论》所云："阴平阳秘，精神乃治；阴阳离决，精气乃绝"。中医药治疗疾病主要是通过调整阴阳，使机体达到"阴平阳秘"的平衡状态。五脏功能保持平衡，机体的内在环境保持相对稳定的状态，身体就会处于健康状态。反之，平衡失调，机体内环境出现紊乱，则会发生病理变化，导致疾病的发生甚至死亡。因此，在治疗疾病的过程中，以平衡理论为指导，从机体阴阳失调病机分辨出邪气的性质是阴邪还是阳邪，从而纠正亢盛的邪气。当机体已达到或将要达到"阴平阳秘"的平衡状态时就要"衰其大半而止"。如《素问阴阳应象大论》所云："谨察阴阳所在而调之，以平为期。"

"衰其大半而止",语出《素问·六元正纪大论》:"大积大聚,其可犯也,衰其大半而止,过者死"。阐述妇人气血聚于胎元而内有积聚邪实之证的情况下,"大积大聚"损其胎气,但积聚不除难以安胎;运用剽悍滑利之品起而犯之,恐其损其母体及胎元。"安胎"与"消积"产生矛盾,药之何如?当辨缓急轻重,积聚存内,犯其胎元,故其急可攻之,有是证对是药,可达"有故无殒",不伤母体及胎元。但猛药峻攻之下,邪实"溃不成军",需应斟酌情况,不忘妇人重身,使药适至其所,不进服药,勿伤其本,即"衰其大半而止"之意也。

"衰大半",可理解为邪实作为疾病的主要矛盾,已被有效化解,暂时退居于次要矛盾。与之相对,原来的次要矛盾,如正气虚弱,转而上升为疾病的主要矛盾,治疗重点亦应随之转变,变攻逐邪气为扶助正气。由此可知,攻邪治疗如果达到了矛盾主次的转化程度,即可中止,此种程度可视为适度。只有恰当掌握祛邪的方法和用量,才能在祛邪的同时起到扶助正气的作用。祛邪治疗后亦应对患者疗效进行评估,谨守"大毒治病,十去其六;常毒治病,十去其七;小毒治病,十去其六"的原则,中病即止,一味追求完全祛除病邪会使机体由于过度治疗而陷入另一种失衡的状态。

人体自身正常情况下始终维持着动态平衡,即"阴平阳秘"。其中正气是发病与否的内在根据,所谓"正气存内,邪不可干","邪之所凑,其气必虚"。肿瘤疾病的发生发展更是与正气的充实与否有着密切的关系。"癌毒"则是疾病发生的必要条件。正气内虚与"癌毒"相互作用导致了肿瘤疾病的发生,因此扶正祛邪的治疗方法贯穿整个肿瘤疾病治疗过程。"有故无殒,亦无殒"是疾病过程中正邪斗争时存在的一种特殊情况下的治疗原则。当邪气亢盛为疾病发展过程中的主要矛盾，正气内虚相对为次要矛盾时，首先要抑制壅盛的邪气，控制病情继续发展。亢盛的邪气得到有效控制后再针对正气内虚进行治疗。符合上述情况的肿瘤患者可有以下特点：肿瘤疾病初起；疾病进展迅速；肿瘤本身对抗癌治疗敏感。治疗过程中亦应谨守"衰其大半而止"的原则，不可过度攻邪。《黄帝内经》提出"生病起于过用"，治疗中亦强调"以平为期，而不可过"。张仲景在使用十枣汤时，当其"得快利后"，疾病的主要矛盾由邪实转化为正虚，及时扶正，嘱"糜粥自养"。因此，遵从"无使过之，伤其正"的指导思想，对于指导临床治疗、提高疗效、防止不良影响等，具有十分重要的现实意义。

第五节　细数肾中宝藏

藏象学说是中医理论的核心，在五脏之中，"肾"以先天之本，构成人体的生命来源，肾中精气阴阳影响着先天脏腑的生成及后天脏腑的功能。《脉诀汇辨》云："肾为脏腑之本，十二脉之根，呼吸之本，三焦之源，而人资之以始着也"。同时病理上，各脏之精、气、阴、阳不足最终必然累及到肾，"五脏之伤，穷必及肾"。肿瘤是全身性疾病，其发生与脏腑气血津液功能失调密切相关，肿瘤也是虚损性疾病，在肿瘤病发生、发展及治疗中均会损伤脏腑功能，最终导致"肾藏衰"。在中医治疗肿瘤的理论和临床实践中，"从肾论治"是重要内容。治疗上注重对肾精、肾气的培补及肾阳、肾阴的调整。本文以"肾主封藏"为核心，梳理肾中所藏，使肿瘤"从肾论治"有的放矢。

(1) 肾精　是肾中所藏精微物质。《素问·六节藏象论》曰："肾者，封藏之本，精之处也"，肾精包括两个方面，一是指先天之精，是从父母而来，是构成人体生命的原始物质，有促进生长和繁殖后代的能力，另一个是指后天之精，主要是指由脾胃运化的水谷精微物质，有滋润濡养脏腑的作用。《素问·上古天真论》曰："肾者，受五脏六腑之精而藏之，故五脏盛，乃能泻"。肾是精的贮藏器官，肾精的充盈有赖于五脏精气的充盈，尤其脾胃对水谷的中精微物质的运化和提取功能。先、后天之精共居于肾，相互依存，相互滋养，互为所用，组成人体日常活动的物质基础。生活中常见的枸杞子，就是平补肾精之品，《药性论》认为其能"补益精，诸不足，……令人长寿"。现代药理学认为枸杞有免疫调节和免疫促进的作用，能促进造血，提升睾酮水平。还能抗衰老、降血脂、保肝、降压、降糖等。

(2) 肾气　即肾精之气，是肾精的功能表现，是人体生长发育的动力。肾的各种功能活动，如主生长发育、主生殖、主水、主纳气、主封藏，都需要在肾气的主导下完成。《素问·上古天真论》对肾气的充实、平均、壮盛、衰退并由此带来的人体的生、长、壮、老有详尽、精彩的描述。肾气虽然源于肾精，然而相较于封藏闭守的肾精，肾气的鼓动、温煦、变动不居，升降出入的特性对人体影响更大。我们常说的肾虚，主要是指肾气虚。仲景承《内经》之旨，以《金匮》肾气丸补肾助阳，化生肾气。后世以方中有桂附多遵此方为补肾阳之方，然而温补之品药少量轻（桂附各3g），意在化阴精以益肾气，正如柯韵伯所谓"此肾气丸纳桂、附于滋阴剂中十倍之一，意不在补火而在微微生火，即生肾气也，故不曰温肾，而名肾气"。生活中常见的核桃仁、冬虫夏草就有补肾益气的作用。《本草纲目》记载核桃仁能"补气养血、润燥化痰,益命门、利三焦";冬虫夏草也是补肾益精之佳品,《药性考》云"味甘性温,秘精益气,专补命门"。现代研究发现,虫草能增强体液免疫,虫草水提取液对试验大鼠急性肾衰竭有明显保护作用。

(3) 天癸 即天水,指来自父母的、先天所得的水。是肾精、肾气的伴生产物,待肾精、肾气充盈到一定程度时体内才会出现,以促进生殖功能发育、成熟、旺盛。用现代医学的思维,可以认为天癸是有类似性激素样作用,并能对遗传进行调控的物质。然而与肾精、肾气不同,天癸并不能伴随终生,具有一定的节律性、时限性、状态性等特点,《素问·上古天真论》曰:"女子二七而天癸至,任脉通,太冲脉盛,月事以时下,故有子;七七,任脉虚,太冲脉衰少,天癸竭,……故形坏而无子也";"丈夫二八,肾气盛,天癸至,……故能有子;七八,天癸竭,精少,肾藏衰,形体皆极"。由此可见,只有脏腑发育完善,各种物质、心理状态及行为能力准备充分才能"天癸至"具备生育能力。反之则"天癸竭"而逐渐丧失生育能力。这一理论目前在临床中主要用于指导妊娠病、月经病、更年期综合征及不孕不育等生殖系统疾病,其理法方药也侧重于补肾健脾、疏肝理气、调补冲任等。值得注意的是,对于儿童性早熟,有学者认为是随意给儿童进补或恣食肥甘厚腻及血肉有情之品,导致肾阴耗损、相火偏亢、天癸早至。因此,对儿童用药当慎之又慎,当尊重儿童生理发展规律,忌妄投补药。

(4) 命门 命门的之名最早出现于《黄帝内经》,其定义历经以目为命门、以右肾为命门、以两肾之间为命门三个阶段。《灵枢·根结》云"命门者,目也",认为眼睛是命门,是观察生命本质现象的门户，是反映精气充足与否以及神气外在表现之所。稍晚时期扁鹊所著《难经》中，将命门与肾并列，使命门从官窍眼目成为藏象。《难经·三十六难》云"左者为肾，右者为命门，命门者诸精神之所舍，原气之所系也"。认为命门藏精神、系原气。同时将命门置于阳位（左阴右阳），凸显其中阳气的功能，突出了命门主动，生生不息的特点。金元时期寒凉派刘完素对该理论进一步阐述为"右肾主火，游行三焦，兴衰之道由于此，……是言命门相火也"。将相火寄于命门之中，极言其鼓舞、推动作用。到明清时期在位置上将命门置于两肾之间，人体最为正中的地方，是人体生命活动的枢机与关键，功能上强调命门是生命之根，形成命门学说的基本结构"命门—水、火、阴、阳—肝、心、脾、肺、肾"。《景岳全书》云"命门者，为水火之府，为阴阳之宅，为精气之海，为死生之窦"。赵献可在《医贯》中以"走马灯"阐述命门的功用即"惟是一火而，火旺则动速，火微则动缓，火息则寂然"。由此可见，"命门火衰"直接影响人体原动力，温补命门也是中医治疗虚损疾病及调理亚健康状态的重要途径。

结合读书思考及临证实践，笔者认为命门用药应当注意以下方面：一、用药以甘温为主，如杜仲、补骨脂、青娥丸、四神丸之类，同时命门为水火互涵，用药宜相对平和，忌妄用燥热峻补之剂填命门之火；二、适量配伍辛药，如升麻、桂枝、防风之类，辛药能散能动，可助阳化气，《素问》曰："肾苦燥，急食辛以润之，开腠理，润致津液通气也"；三、重视血肉有情之品的使用。清代严西亭的《得配本草》记载肉桂"通阴跷督脉"，鹿茸"通督脉之精血"，任督两脉均在道教内丹术所谓"河车路"上，与命门丹田有密切关系。清代医家黄履素以右归丸意加紫河车治虚损证，钱国宾以六味丸加河车膏、龟胶、鹿胶等补益"真元肾命"治疗腰痛。为后世医家用药提供宝贵的经验。

（5）相火 相火的概念肇始于《内经》，《素问·天元纪大论》中说"君火以明，相火以位"。到金元时期，朱丹溪在吸收前人学说的基础上，创造性地提出了相火论。朱氏认为相火发源于肝肾"具于人者，寄于肝肾二部"，以肝肾内藏之精血为物质基础，即所谓"肝肾之阴，悉俱相火"。其生理作用方面是人生生不息的功能活动动力，是一切生命活动的基础，丹溪云："人有此生，亦恒于动，其所以恒于动，皆相火之谓也"，李阳波在《开启中医之门》中说"人生最重要莫过于君相二火，……而消化腐熟、生育、月经等，则由相火所司"，邓铁涛在《中医大辞典》所说"君火与相火相互配合，以温养脏腑，推动人体功能活动"。正常状态下，相火寄于肝肾之中，安居于下焦，发挥其功用而不显其行，如龙之潜于海，雷之伏于地。若相火反常，浮越于上，则称为相火妄动。李东垣云"火与元气不两立，一胜则一负"，即妄动之相火消耗元气，使疾病丛生。对于相火妄动的原因，朱丹溪解释说"醉饱则火起于胃，房劳则火起于肾，大怒则火起于肝"，用现代的理解不外饮食厚味，色欲无度，情志过极等。这些因素均是当代人生活中常见的不健康的生活方式，因此，探讨相火妄动的治法，具有重要的现实意义。

首先，要谨守君火。所谓"君火以明，相火以位"，君火不妄动，相火唯有禀命守位，而无虚炎、狂热之患。这就要求患者修身养性，以理智克服欲念。正心、养心、收心。赵献可在《医贯·相火雷龙论》中曰："在复则曰先王以至日闭关，欲其复之静也。在随则曰向晦入宴，意欲其居之安也。在颐则曰慎言行，节饮食，欲其养之正也，明乎此义，则相火不药自伏矣。"其次，培补中焦，顾护脾胃。《医理真传·五行说》中载"五行之要在中土，火无土不潜藏"，若脾胃虚弱，气血生化乏源，相火无以滋养则不安其位，升腾于上。治疗方面，当"大补其土以伏火"。用药方面，可以选用四君子汤及东垣补中益气汤以补气健脾，甘温除热。对于相火之实火，医家多用黄连清心饮或黄连解毒汤等，大苦大寒之药易败胃伤津，决不可长期大量使用，中病辄止。最后，注重滋补肝肾之阴。熬夜劳倦、年老体衰、房事不节，进补温燥药物，均可使肝肾阴亏。《医贯》曰："相火者，寄于肝肾之间，此乃水中之火"。相火功能的正常发挥有赖于肝肾阴精的滋养，现相火亢于上而不能下潜，阴亏于下而不能上承，阴阳不交，水火不济，成上实下虚之证。治以补水泻火之法，补水可选六味地黄丸、麦味地黄丸、知柏地黄丸、左归丸等，泻火可选交泰丸、黄连阿胶汤等。补泻当配合使用，注重龟甲、鳖甲、女贞子、墨旱莲、枸杞子、山茱萸等滋阴药物的使用。

（6）肾阳、肾阴　相比于前文所提到的肾精、肾气、相火、命门，肾阳、肾阴的理论直到明代才出现。张景岳在吸收前人经验基础上，大胆创新，面对当时苦寒学说流行，攻伐人体真阳的弊端，针对性地提出"阳非有余"的理论。重视对人体阳气的培补，"人之大宝，只此一息真阳"，肾阳是全身阳气的根本，又称元阳、真阳。《景岳全书·命门余义》："五脏之阳气，非此不能发"，强调肾阳对人体的温煦、推动及振奋作用，其所创制的右归丸，以培右肾之元阳。益火之源，以消阴翳。阴以阳为主，阳以阴为根，《类经图翼》云："阳不可以无阴，非形无以载气也，故物之生也生于阳，物之成也成于阴，此所谓元阴元阳，亦真精真气也"。张景岳认为，人身阳既非有余。阴亦仍属不足。肾阴为脏腑阴液之本,"五脏之阴气,非此不能滋",其所创制的左归丸,以培左肾之元阴。壮水之主,以制阳光。对于肾精、肾气、肾阳、肾阴之间的关系,有的医家认为肾精即肾阴,肾阴代表肾的物质,肾气即肾阳,肾阳代表肾的功能。也有医家认为肾精按性质、功能、作用分为肾阴、肾阳。由此可见,各代医家对此问题莫衷一是,使得初学者对于这些概念出现困惑和混淆。笔者认为,当以发展的观点来看这个问题,中医肾脏学说是逐渐发展,逐步丰富的。没有必要将上述概念强行绑定,强行统一,从上文所述我们可以看到,这四个概念并不是同一时间产生的,它基于不同时期,不同医家对人体生理功能及病理机制的不同认识。肾精、肾气是一组完整的概念。静态的封藏的肾精与动态的蒸腾气化的肾气共同构成人体盛衰的物质基础,肾气的功能发挥,有赖于肾精的充实与否。肾阳、肾阴是命门学说的一部分,《景岳全书》中载"命门为元气之根,为水火之宅。五脏之阴气非此不能滋,五脏之阳气非此不能发"。命门是人体盛衰的物质基础,肾阳、肾阴由此滋生,二者为人体阴阳的根本。肾阳、肾阴在功能及内涵方面,均较前两者有缩小。在药物治疗方面,右归丸在金匮肾气丸基础上减去三泻(泽泻、牡丹皮、茯苓)而加入鹿角胶、菟丝子、当归、枸杞子组成纯甘补阳之剂。相比于"三补""三泻"的益肾精而化生肾气的肾气丸,甘温补阳之力强而蒸腾气化之力弱。概因气化之功在命门而不在肾阳。

综上所述,肾中"宝藏",经历了由简到繁,由单一到复杂的过程,反映了历代医家对人体生长、发育、繁殖、衰老这一现象的接力探索。恰如王冰在《黄帝内经素问注》中所言:"咸日新其用,大济蒸人,华叶递荣,声实相副"。也激励着我们对中医理论的潜心研究和探索。

第六节 浅谈临床常用抗癌中药

中药抗肿瘤历史悠久,从《神农本草经》开始,历代本草专著浩如烟海,记载和论述了众多治疗癥瘕积聚、恶疮毒瘤的中药和方剂。在现代科学的证实下,中药的抗癌谱也逐渐清晰,中医治癌应在辨证论治的基础上加入有针对性的中药,即辨病理论治,疗效才能提高。与此同时,不同部位的癌症,转移途径大相径庭,治疗癌症还应根据不同癌症的特点,应用不同的中药引经药,引药直达病所,即辨病位论治。以下对临床常用抗癌中药作了简单的归纳:

一、广谱抗癌用药

在临床运用中药治疗恶性肿瘤时,常常出现一药多用的情况,例如在治疗直肠癌时,常用白花蛇舌草、半枝莲,在治疗肾癌、乳腺癌时也常用白花蛇舌草、半枝莲。这类中药大多具有广谱抗肿瘤活性,其他常用药物包括龙葵、半边莲、山慈菇、猪苓、半夏、黄连、苦参、莪术、黄芩、羊蹄根等。除广谱抗癌中药外,用于肿瘤治疗的抗癌专药大多都具有归经特色。

二、肝系肿瘤用药

《黄帝内经》云足厥阴肝经"循股阴入毛中,过阴器,抵小腹,挟胃属肝络胆,上贯膈,布胁肋,循喉咙之后,上入颃颡,连目系,上出额,与督脉会于巅"。根据肝经循行部位可知,肝癌、胆管癌、乳腺癌、卵巢癌、前列腺癌、宫颈癌、甲状腺癌均为肝系肿瘤。在治疗肝癌时，常配伍八月札、白英、夏枯草、重楼、菝葜、鳖甲、土鳖虫等中药增强抑癌疗效。治疗乳腺癌时大胆运用蒲公英、猫爪草、蜈蚣、全蝎、僵蚕等中药，药专力宏、直达病所。在甲状腺癌治疗中，夏枯草、黄药子、重楼、蒲公英、海藻、昆布等为常用配伍。在治疗宫颈癌方面，常用蒲公英、土茯苓、重楼、蜈蚣、白英、夏枯草、全蝎等。对于胆管癌，中医常用八月札、蒲公英、白英、蒲葵子、夏枯草、僵蚕、徐长卿等药物治疗。治疗卵巢癌，常用蜂房、白英、重楼、夏枯草等。治疗前列腺癌，多用重楼、白英、积雪草、夏枯草、海藻等。

三、脾系肿瘤用药

脾主运化，中医之"脾"涵盖解剖学中消化系统多个器官，包括口腔、食管、胃、胰腺、肠道等，这些脏腑的肿瘤均属于脾系肿瘤。在治疗口腔癌时常用漏芦、马尾连、白残花等药物增强抗肿瘤作用。对于食管癌的治疗，常用薏苡仁、莪术、三棱、壁虎等药物。在胃癌治疗方面，常用藤梨根、薏苡仁、仙鹤草、威灵仙等药物。治疗胰腺癌方面，常用半枝莲、苦参、莪术等药物与藤梨根、薏苡仁、大黄等配伍。直肠癌的治疗，常用凤尾草、败酱草、椿根皮、墓头回、仙鹤草、藤梨根、漏芦、鬼针草、薏苡仁、白头翁、马齿苋等药物。

四、肺系肿瘤用药

中医理论认为肺系脏器包括肺、鼻、咽、息道（即由气管、喉、鼻道等连成的呼吸道）。基于肺主皮毛的理论，临床将皮肤癌，如黑色素瘤，也归入肺系肿瘤，因此肺系肿瘤包括肺癌、鼻咽癌等呼吸系统肿瘤以及皮肤癌。中医治疗肺癌时，多配伍露蜂房、石上柏、鱼腥草、石见穿、无花果等药物。对于鼻咽癌，常用蛇六谷、黄芩等广谱抗癌中药联合山豆根、石上柏等药物，配伍辛夷、苍耳子、白残花等对症药物。

五、肾系肿瘤用药

中医理论认为肾藏精，精化髓而充养骨髓、充盈脑髓，推动智力与机体的生长发育，因此中医学有"肾主骨、生髓"之理论；肾与膀胱相表里，肾气蒸腾气化之功能是膀胱行使司开合、贮津液功能的内在动力。因此将脑肿瘤、骨肿瘤、肾癌、膀胱癌均归入肾系肿瘤范畴。治疗肾癌时常以冬凌草、莪术、白英等广谱抗癌中药配伍鹿衔草、萹草、冬葵子等利湿祛浊药物。在膀胱癌治疗方面，运用莪术、白花蛇舌草、苦参等广谱抗癌药物配伍萆薢、地龙等中药获得良好的疗效。对于脑胶质瘤，常用搜风剔毒之品配伍石菖蒲开窍破结，直达脑窍发挥抗癌作用，同时常用五味子固肾收涩。

六、血液相关肿瘤用药

血液相关肿瘤包括白血病、淋巴瘤、骨髓瘤等。治疗白血病常用砒霜、雄黄、青黛、玄参、紫草等清瘟解毒药物；治疗淋巴瘤多用肿节风、皂角刺、木鳖子等涤痰解毒散结之品；对于骨髓瘤，首选石菖蒲开髓窍，再配伍青风藤、雷公藤等散结通络。

中医对肿瘤病机的基本认识为痰、瘀、毒、虚，治疗上讲究标本兼治，以扶正祛邪为基础，人参、黄芪、当归、三七、莪术、半夏等补虚、活血、化痰药物常用于抗癌治疗，为主要治疗药物。而配伍"抗癌专药"可协同增效，同样不可或缺。治疗上则需掌握扶正与祛邪的关系，及"衰其大半而止"的原则。

第七节 肿瘤中医治疗中的"存津液"思想

津液是机体正常水液的总称，包括脏腑、形体、官窍的内在液体及其正常分泌物，如汗液、尿液、泪液等。津液具有滋润濡养和充养血脉的生理功能。《读医随笔》中言"夫精也、血也、液也，莫不赖津濡之，乃能各成其体而不病"。同时，在肿瘤治疗中，包括手术治疗、放疗、化疗均会造成津液丢失及代谢障碍，影响肿瘤患者生活质量。"存津液"在中医肿瘤治疗中有重要意义。

一、存津液思想论述

"存津液"思想当首推张仲景与吴鞠通。陈修园在《长沙方歌括》里指出"《伤寒论》一百一十三方，以存津液三字为主"。太阳病以麻桂剂解肌养液，阳明病以承气汤急下存阴，少阴病用附子令津液内守，不随汗涣。在使用麻黄汤、大青龙汤等汗法解邪时，反复强调分次少服，中病即止，"不可令水如流漓"。饮食调护方面，注重啜热饮，啜稀粥，在组方时注重大枣、甘草等滋养阴津之品。对于咽喉干燥、淋家、疮家、亡血家等平素津液匮乏者，提出"不可发汗"的禁忌。可以看出，仲景在理论和临证中对津液的重视。吴鞠通作为温病大家，在《温病条辨》中多次提到"救津液"的原则。在理论上，吴鞠通提出了"存得一分津液，便有一分生机"，在临证用药方面，提出"救阴不在血，而在津与汗"，创立了雪梨饮、五汁饮等甘寒补津之方，并在仲景承气汤的基础上发展出增液承气汤、新加黄龙汤，在炙甘草汤基础上，化裁出复脉汤辈、大定风珠等。从三焦立法，指导养阴理论，上焦治以甘寒辛凉，如沙参、梨皮、菊花、银花等，中焦治以苦寒甘寒，如黄连、黄芩、玉竹、知母、白芍等，下焦治以滋养填补、重浊收敛，如阿胶、干地黄、猪脊髓、鳖甲等。因此可见，无论是伤寒还是温病，均有伤津液的共通之处，治疗方面，均提倡"存津液"的法则。对我们在临证中认识津液、保护津液、调理津液代谢均有重要的指导意义。

二、肿瘤治疗过程中损伤津液

手术、放疗、化疗是目前肿瘤的主要治疗手段，三者均会对津液造成损害。

（1）手术治疗　手术是目前最主要的根治性疗法，手术治疗耗伤人体正气，部分手术如食管癌切除术、卵巢癌根治术等，手术切口范围大，创伤较大，术中失血、失液，术后患者常有气血津液亏虚，如气短乏力、口舌干燥，尿少便秘等表现，在临床治疗中，除了补液、输血纠正循环不足之外，也可以投入中药以益气养血，养阴生津，常选用十全大补汤、补中益气汤等。对于术后出现的便秘，遵仲景急下存阴之意，可以在辨证的前提下选择承气汤类方及麻子仁丸等。

（2）放疗　放疗对部分肿瘤具有很好的杀伤作用，其所应用的射线具有高能、快速、穿透性强，热源性等特点，从中医角度看放射线当属于"火热毒邪"，治疗后出现口干口渴、皮肤黏膜红肿破溃等热盛伤阴的表现，治疗方面当以清热解毒，养阴生津为治疗大法。临证中当结合具体部位，辨证论治。如治疗头颈部及呼吸道肿瘤时，热毒之邪易犯上焦肺阴，出现口鼻干燥、口腔黏膜破溃、干咳无痰或少痰等，可选用沙参麦冬汤、桑杏汤、竹叶石膏汤等。戴师在长期基础研究和临床实践的基础上，在国内率先提出放射线为火热毒邪，易于耗气伤阴的理论，应用益气养阴解毒法治疗放疗引起的毒副反应，也是传承了先贤的"存津液"思想，创制"养阴护膜饮"。全方由金银花、连翘、黄芩、沙参、麦冬、生地、玄参、赤芍、丹参、黄芪、党参、桔梗、牛蒡子、甘草组成。用以治疗头颈部肿瘤放疗所致的口腔黏膜反应。因放射性损伤发生率较高，临床中可采用"预护津液"的方法，在放疗前及放疗期间予清热养阴之品，以避免或减少放射性损伤发生。戴师根据中医传统理论和现代药理研究，创制"黄芪三参饮"。本方由生黄芪、党参、炒白术、北沙参、麦冬、玄参组成，方中以黄芪、党参、白术健脾益肺，补气生津为君；北沙参、麦冬养阴清肺，益胃生津为臣；玄参清热凉血，泻火解毒滋阴为佐。诸药共奏益气养阴、清热解毒之功。在配合放疗的治疗中，可以减轻毒副作用，其效果业已得到临床及基础研究验证。

（3）化疗　化疗是目前肿瘤治疗的主要手段，其对津液影响主要包括三个方面：第一，消化道反应引起的呕吐和腹泻造成体液的丢失；第二，化疗损伤脾胃，胃失收纳，脾失运化，使后天气血生化乏源；第三，化疗时大量补液，影响人体气化功能，造成津液输布障碍，产生痰、饮、水、湿等病理产物，加重病情。针对上述情况，在化疗期间应时时顾护脾胃，可选四君子汤、香砂六君子汤等健脾益气、化湿和胃。对津液输布障碍，宗仲景"病痰饮者，当以温药和之"，适量配伍附片、吴茱萸、桂枝等温运助阳之品，以"少火生气"，鼓舞气机正常运行，促进津液在人体正常输布。戴师在临床实践中总结的"化湿和胃饮"正源于此，本方由苏叶、白术、砂仁、薏苡仁、白扁豆、茯苓、苏梗、麦芽、山楂、六神曲组成，方中紫苏叶散寒解表，宽中行气；白术健脾燥湿；共为君药。吴茱萸散寒降逆，炒薏苡仁、茯苓渗湿利水，协同白术利水燥湿，苏梗利膈宽胸，炒白扁豆健脾和中、砂仁化湿，厚朴燥湿化痰降气，黄连清热燥湿、解毒泻火，协同紫苏叶宽中行气，共为臣药。炒麦芽、焦山楂、焦六神曲开胃健脾，导滞消食，共为佐药。诸药共奏理气化湿和胃之效，临床多用于防治放化疗后恶心、呕吐。

三、重视肺脾肾三脏功能

《黄帝内经》云："饮入于胃，游溢精气，上输于脾，脾气散精，上归于肺，通调水道，下输膀胱，水精并布，五经并行"。津液的输布有赖于肺之宣降、脾之转输、肾之蒸腾气化及三焦水道通常，相关脏腑的密切配合，使气津液生化有源，输布有节，三脏功能或因本身病变，或因他脏病变的治疗中受损，均会造成津液生化即输布异常，因此，需要着重恢复三脏功能，以体现中医"治病必求于本"的思想。

1. 养阴润肺，恢复宣降功能

肺为水上之源，肺的宣降功能是津液代谢的重要动力，且肺为娇脏，为阳中之阴，喜润而恶燥，由于肺脏本身的生理病理特点，癌毒侵犯后易出现声音嘶哑、口燥咽干、潮热盗汗、痰少难咳等气虚津亏的症状。治以"益肺阴，养肺气"。养肺阴使肺气生化有源，补肺气以恢复肺气宣降，增强祛邪能力。临证遣方用药方面可用参芪补肺汤、麦门冬汤、沙参麦冬汤加减。对于肺气郁痹，宣降失司，实证可予厚朴麻黄汤宣降肺气，射干麻黄汤温肺化饮。虚证可予甘草干姜汤振奋肺气，助肺宣发。阴伤是放疗后并发的放射性肺炎的极为重要的病理环节，戴师认为放射性肺炎的主要中医病机为"阴虚""气虚"

"热毒""痰凝""血瘀"。治以益气生津，养阴润燥。在临床上善用黄芪、党参、白术、太子参等药益气；沙参、百合、麦冬、石斛、黄精、枸杞、墨旱莲、女贞子等滋阴；鱼腥草、黄芩、知母、金银花、玄参等清热解毒；生地、玉竹、天花粉、五味子等益胃生津；半夏、制南星、贝母、桔梗、瓜蒌等化痰散结，重用葶苈子泻肺平喘。

2. 培补中焦，津液生化有源

叶天士在《临证指南医案》中说："有胃气则生，无胃气则死，此百病之大纲也"。张景岳在《景岳全书》中亦指出："凡欲察病者，必须先查胃气，凡欲治病者，必须常顾胃气"。对于肿瘤病人来说，作为一种难治性，消耗性疾病，胃气受损是本病发生发展的主线，因此治疗中顾护中焦在肿瘤防治中十分重要。在癌病治疗早期，邪盛而正虚不显，治疗常以祛邪抗瘤为主，然而不能片面强调以毒攻毒，过用苦寒，以免败伤胃气，可选用石打穿、半枝莲、白花蛇舌草、薏苡仁、仙鹤草等既抗癌又相对温和的中药，或者小剂量三棱、莪术与健脾药如大枣、甘草、白术等配伍，祛邪同时又有增进食欲之效。中晚期癌病邪愈盛而正愈虚，病变错综复杂，治疗当寓攻于补。戴教授师从全国名老中医刘沈林教授，临床多以四君子汤、参苓白术散、归芍六君子汤加减，常重用黄芪、党参益气健脾，如兼见阴伤，则可改用太子参；神疲乏力气虚甚者，则用生晒参替之。脾以升为健，胃以降为和，方中有时配以升麻、葛根等升清之品，有时伍以旋覆花、代赭石等降逆之药，使升降有序，提高治效。

3. 重视补肾，勿忘性命之根

肾对人体的水液代谢具有主导作用，《素问·逆调论篇》说："肾者水藏，主津液"。肾为先天之本，水火之宅，内寓元阴元阳，其相互资助并调节一身脏腑之阴阳，在肾气的蒸腾气化作用下，与肺脾共同调节全身的津液代谢。肾的调控作用失常，或为津液生成不足，或为津液输布或排泄障碍。前者可加重口腔黏膜溃疡、口渴欲饮、纳差恶心、尿频尿急等津亏症状，后者可发为痰饮水湿等病理产物，与淤血、癌毒等病理产物相胶结，发为局部有形之积块。"五脏之伤，穷必及肾"，同时也可以从肾出发治疗多种肿瘤及并发症。有医家从肾论治甲状腺癌、肺癌、胃癌、肝癌、化疗后骨髓抑制、化疗后呕吐、骨转移等。戴师常从补肾角度治疗肿瘤并发症，对于津亏热结所致便秘，在增液承气的同时，予引火汤、左归丸、六味地黄丸等培补肾水、引火归元。对于肝肾亏虚所致化疗后骨髓抑制，自拟益气生血方，全方以黄芪、白术为君，重用黄芪取气生则血生、气旺则血统之旨；熟地、当归、白芍气血双补、女贞子、墨旱莲、菟丝子补肝肾、滋血髓；阿胶为血肉有情之物，乃补血之上品。上七味共为臣药。焦六神曲消化助运；石韦为生血小板的经验用药，《本草纲目》云其主崩漏金疮、清肺气。上二味共为佐药。使以甘草补益调和。全方补中有运，滋中有清，君臣有序，共奏益气生血、补肾滋髓之功效。

四、医养结合，辨证辨病施食

《黄帝内经》曰："毒药攻邪，五谷为养，五果为助，五畜为益，五菜为充，气味和而服之，以补益精气"，饮食康复是癌症患者治疗中不可缺少的部分。在经过多种方法治疗后，脾胃功能均会受到一定损伤，所以在饮食方面应以易消化、富有营养、清淡食物为主。忌食辛辣、油腻、生冷、黏硬食物，以免滋腻碍胃，耗气伤津。在这一治疗原则之下，应辨证辨病施食，一方面，应综合肿瘤患者体质、禀赋、年龄、治疗经过及环境等因素进行辨别，遵循"虚则补之""实则泻之"的原则，调配组合恰当性味食物。对于阴虚、血虚者可予清补之品，如百合、银耳、枸杞子、甲鱼等。对于阳虚、气虚者可予温补之品，如羊肉、牛肉、龙眼肉、荔枝等。另一方面，可根据肿瘤治疗手段的不同，配合相应的食疗。如在手术前后，以增加营养、增强体质为主，一般以补益气血食物为主，包括猪瘦肉、鸽子肉、山药、小米粥、龙眼肉等。化疗期间易出现恶心呕吐、食欲减退等消化道症状及贫血、血小板减少等骨髓抑制副作用，食疗应以理气和胃、补骨生髓为主，可选用陈皮、白萝卜、山楂、猪肝、猪骨、甲鱼等。放疗期间应摄取高蛋白、高热量、易消化食物，如面条、粥、馄饨等。放疗后，患者以津液亏耗为主要不适，包括口干、舌燥等症状，饮食中应增加养阴生津食物，如萝卜汁、梨汁、藕汁、黄瓜、莴苣、银耳、百合等，应避免羊肉、兔肉、狗肉、葱、姜、蒜等热性食物。

第八节　论癌毒理论的对立与统一

随着医疗水平的发展及生活质量的改善，癌症的发病率伴随人均寿命水平的提高也逐年增高，随着癌症综合治疗水平的提高，患者生存期延长，"慢病化"成为肿瘤管理的现状。基于此现状针对癌症的临床研究亦较为丰富。而在中医方面，古代医学无明确相关专著论述，根据其主要症状特点多总结为"岩""癥瘕""翻花"等病名。至近现代，中医学界逐渐认识到癌症具有其特殊的致病因素及临床特点，诸如"侵袭性""走窜性""隐匿性""难治性"。将其总结为"癌毒"理论，并以此引申出诸多观点。

癌毒的概念源自中医的毒邪理论。王冰注《素问·五常政大论》曰："夫毒者，皆五行标盛暴烈之气所为也"，可见邪气过盛，即可化毒；《金匮要略心典》曰："毒者，邪气蕴蓄不解之谓"，意指邪气长期蓄积于体内留而不走，久而不去，同样可以化毒。肿瘤与毒邪有关，古今医家皆有类似的论述，如《中藏经》曰："夫痈疽疮肿之所作也，皆五脏六腑蓄毒之不流则生矣，非独营卫壅塞而发者也"，认为肿瘤的发生乃是因为"脏腑蓄毒"。至近现代"癌毒"理论则起源于江苏地区，尤其以"孟河医派"张泽生教授为首次提出，其论述宫颈癌、阴道癌"病理上由于癌毒内留，湿热内伏，瘀血凝滞"，此为癌毒学说的最初概念。而周仲瑛教授根据多年辨治肿瘤临床实践，首倡"癌毒学说"，认为癌毒是在脏腑功能失调、气血郁滞的基础上，受内外多种因素诱导而生成，是导致癌病的一类特异性致病因子，并阐明了癌毒的内涵、致病特性、基本病理，以及从癌毒辨治肿瘤的临床治则治法等，并逐渐得到中医界同人的广泛认同。在此基础上，相关学者亦总结引申出如"癌毒三级病因"学说、"癌毒－正虚"学说、"癌毒－态靶"理论等众多观点，因此产生了部分学术观点的碰撞与探讨。

正由于现阶段癌毒理论的多方位多角度发展，诸多理论学说解释了癌毒临床的各种特殊表现，但因解读角度及临床认识的不同，我们发现部分理论观点具有一定的不同甚至对立的方面，戴教授师从全国名中医刘沈林教授，平素每每针对该问题进行探讨，现选取以下角度浅述异同。

一、病邪为"阴邪"或是"阳邪"？

对于癌毒的阴阳属性，部分观点认为癌毒为"阴邪"，因癌毒乃为"阴成形有余"的病理产物，失于"阳化气"的转化，则其性质当属阴。其性深伏，病势缠绵，正为阴邪之表现。癌毒患者临床表现为局部肿块并且疼痛，其性沉伏，非人体之正常组织，坚硬如石，面色晦暗，舌质青紫，发病隐，病程长，病位深等皆与寒为阴邪，易伤阳气，寒性凝滞，阻滞不通，寒主收引等病理特性相符。而部分观点认为癌毒为"阳邪"，因在肿瘤发病中起首发作用的癌毒的病理性质属阳，同时因癌毒自产生起就表现出过度的侵袭性、走窜性，其肿物盲目、无秩序地生长，掠夺营养，摧毁人体每多耗伤阴津、精血，这均属于阳的躁动的特征，符合阳的特点，但不是正常人体该有之阳，因此称之为"阳邪"。

就癌毒阴阳属性问题，戴教授认为正如阴阳可互根互用，癌毒的阴阳属性或更符合"体阴而用阳"，即归属于阴的病理范畴，但临床表现亦有阳的特点，故此阴阳均非正常之阴阳，且其临床表现与夹杂因素相关。若感受的外毒性质属阳，则阳毒侵入机体，与人身之阳相加而成热毒，易耗伤阴液，出现热毒炽盛之征；若感受的外邪性质属阴，则可阻遏机体之阳气，始见阴盛则寒之象。故既可郁久形成阴毒，亦可日久化热，转成热毒。临床上应以动态、发展的观点来观察当前癌毒阴阳之强弱，或温或清，随证变之。

二、病因为"外邪"或是"内生"？

癌毒是肿瘤发生发展的关键，只要肿瘤形成，体内必然存在癌毒，但癌毒产生的病因是外邪内侵或内生毒邪？大多数专家认为癌毒是外感、内伤等多种因素综合作用下的结果，但论述侧重点又有所不同。周仲瑛教授认为癌毒是在脏腑功能失调的基础上，受内外多种因素诱导而生成，正所谓"壮人无积，虚人则有之"。若素体脏腑功能强健，癌毒生成较难；若素体脏腑功能亏虚，癌毒便较易生成。癌毒产生后常依附于风、寒、热（火）、痰、瘀、湿等相关非特异性病理因素杂合而为病，即毒必附邪。即癌毒必由他邪甚或外邪引申而出，非单独内生之毒邪。另有观点认为癌毒产生的基础是素体亏虚而内生，同时与痰、浊、湿、食、气、血甚或寒邪相合，郁积化毒，乃正虚基础上的多邪积变，但并非几种病邪的简单叠加，而是多种内生病邪蓄积到一定程度后质变而成的新的病理产物。此观点则认为癌毒以内生为要，并夹杂其他病邪。亦有学术观点参考陈无择的三因学说将癌毒分为内因癌毒、外因癌毒、不内外因癌毒。内因癌毒可以包括饮食、情志、年龄等；外因癌毒包括外感六淫、各种理化致癌因素、病毒等，即参考了现代医学的致癌不良因素；不内外因癌毒包括了无法细分的其他因素。可见针对癌病的病因"外邪""内生"观点各方皆有不同的认识结论。

戴教授结合临床感悟，认为病邪是癌毒形成的关键因素。风、寒、暑、湿、燥、火六气本是自然界正常现象，一旦表达过甚，侵犯机体，便成为六淫，伤及脏腑，影响气血的运动生化，易成积聚。《灵枢·五变》言："百疾之始期也，必生于风雨寒暑，循毫毛而入腠理，或复还，或留止……或为留痹，或为积聚……人之善病肠中积聚者……皮肤薄而不泽，肉不坚而淖泽，如此则肠胃恶，恶则邪气留止，积聚乃伤"。癌前病变的产生也与六淫相关，如《灵枢·水胀》认为息肉是由于外寒内侵、寒热相搏而生。此外癌毒作为一种特殊的致病因素，可结合外感六淫共同致病，导致瘀血、湿热、痰饮进一步阻碍气机，促使肿瘤内生。同时肿瘤在形成过程中，癌毒内生是使动因子，痰浊、气滞、血瘀是病理产物，正虚是病理基础。机体正气虚弱，在内外合邪共同的作用下，便易生癌毒。故戴教授认为外邪是致病因素，内生是使动因素，两者辩证统一，合而致病。

三、病机为"正虚"或是"邪盛"？

对于癌毒的病机，多数专家认为正气虚衰是癌毒形成的先决条件，癌毒是在正虚的基础上受多种因素诱导而成。内虚是肿瘤发生、发展的关键因素，内虚一般指由先天禀赋不足或后天失养引起的脏腑虚亏，或由于外感六淫、内伤七情、饮食不节等因素引起的气血紊乱和脏腑功能失调。正所谓"正气存内，邪不可干""邪之所凑，其气必虚"。患者的气血阴阳虚弱、脏腑功能失调是癌毒发生、发展的必要条件。而癌毒作为一种特殊毒邪，其在正虚的基础上，多种致病因素相互作用，机体阴阳失调，脏腑、经络功能障碍，导致病理产物聚结，日久质变而生。但也有学者认为癌毒是邪盛而致。恶性肿瘤患者并非全是因虚致病，临床上可以看到同样身体羸弱之人，有的患恶性肿瘤，有的则不患恶性肿瘤；年轻人与老年人相比，肿瘤恶性程度往往更高，肿瘤进展更快，且预后更差。癌毒致病并不违背《黄帝内经》"邪之所凑，其气必虚"的理论，而是对其的继承与发展，事实上一些肿瘤并不完全是因虚致病，一些暴戾邪气侵袭人体，导致机体阴阳失衡，气血失和，卒起发病，随着病程的发展，不断耗损人体之正气，以致虚证出现，而癌毒就属于这一类型。

戴教授就此论点认为癌毒发病后病机应为"本虚标实"表现，正虚为本，邪实为标。在正虚的基础上瘀毒内生，进而导致脏腑功能失调和气血运行失常，使体内生理病理产物不能排出，蕴结体内而成癌症。同时我们要观察到肿瘤的特异表现，比如异质性、易感性、侵袭性、难治性、隐匿性，这虽然是现代医学的解释观点，但在癌毒理论中亦有所体现。异质性说明的是肿瘤在生长过程中经过多次分裂增殖后细胞在分子生物学或基因学方面的改变，这种改变使得即使同种肿瘤在不同人体内其生长速度、侵袭能力、药物敏感性及预后的不同；易感性指不同人群不同个体因遗传结构不同呈现的罹患恶性肿瘤的倾向，具有多种因素的差异。这便与中医学的"三因制宜"类似，其关键便在于癌毒理论中素体本虚与标实的程度不同导致的结果。尤其在癌症的不同病程中，其本虚及标实会有不同的侧重，这也是为何产生不同学术观点的原因。总结下来即为"早期标实，后期本虚"，因早期正气尚可，邪气尚浅，以标实为主。但随着病情进展，邪气较盛，正气渐虚，虚实兼夹，后期正气溃败，则以本虚为主。同时本虚多为"气阴两虚"，标实则以"毒、痰、瘀、热"为主。

四、走窜为"直中"或是"传变"？

在恶性肿瘤的发病过程中，癌毒并非固定在某个位置，癌毒亦会向其他部位传舍。当癌毒生长到一定阶段，便不受正气所束，随经络、血脉等走窜流注，并在最虚之处停积，阻隔经络气血，导致气滞血瘀，酿生痰瘀，稽留不去，息而成积，最终癌毒与痰瘀搏结形成新的肿块，与相关脏腑亲和，导致肿瘤发生转移。在现代医学中部分特殊肿瘤的特异表现或可与中医古籍经典相印证，如"肺朝百脉"，该理论在《素问》原文中主要指两方面，一是肺的功能通过人体的各条经脉、各个穴位而发生作用和表现；二是人体的各条经脉、各个穴位，其功能作用的好坏，最终表现在肺。而肺癌的转移部位可谓全身都有所涉及，而其他多部位的肿瘤也更易转移至肺。如肠癌易于肺转移,或与"肺与大肠相表里"的中医理论相关。故现代医学肿瘤的转移在中医学的观点中可归纳总结为循经走窜,尤其类似于《伤寒论》的六经传变规律。而癌毒的走窜传舍,在中医理论中属于"直中"即越经转移,或是"传变"即循经转移。前者认为正气具有固摄癌毒,抑制癌毒走窜的作用。只有在癌毒的扩散能力超过了正气的固摄能力时,在正气不断消耗的情况下,各脏腑功能减弱,痰瘀形成,又与癌毒杂合为病,诱发传舍走窜,且此时多为直接转移。后者认为癌毒传变遵循人体的经络系统,经络是沟通内外、周身流通的网络系统,正气亏虚,癌毒可以侵入这些通道进行转移,该传变并非杂乱无章,而是基于五行生克理论进行传变,即类似现代医学的血液、淋巴转移。此时癌毒走窜性强,可随经络流窜于脏腑血脉间,于至虚之处停留生长,日久形成转移瘤。

正如《灵枢·百病始生》所言:"是故虚邪之中人也……留而不去,则传舍于络脉……传舍于经……传舍于伏冲之脉……传舍于肠胃……或着孙脉,或着络脉,或着经脉,或着俞脉,或着于伏冲之脉……",表明经络是诸多疾病亦包括癌毒的发病、变化的重要条件。经络是沟通人体表里内外及脏腑的网络系统,癌毒具有"直中"走窜的特点,其远端转移是提示预后的重要因素,此时以经脉为依托的播散,进而侵犯脏腑、组织,形成转移,是癌毒特殊走窜性的理论依据。故戴教授在临床治疗时强调"已病防变"原则,即将预防转移作为肿瘤诊治中的重要方面。

五、治疗为"扶正"或是"抗癌"?

扶正抗癌是比较公认的中医药治疗恶性肿瘤的总则。多数学者强调"虚则受邪",主张以"扶正补虚""养正积自除"

为核心；一些学者则强调"邪去正自复""祛毒即是扶正，邪不去，正必伤"，认为癌毒是恶性肿瘤发生、发展及走窜的原动力，主张"祛除癌毒"为核心；还有学者提出"人本"和"病本"的"二本论"，"人本"当扶正，"病本"当抗癌，扶助正气和抗癌杀毒都应是肿瘤治疗的核心。虽根据不同医家的临床经验对癌毒治疗具有"扶正"或是"抗癌"两种观点，但临床实际多认为需根据病情进展和正邪消长的不同阶段，扶正抗癌可以有所侧重。肿瘤初期，正气不衰，邪气正盛，当以毒攻毒，兼顾正气；肿瘤中期或进展期，正气亏虚，癌毒猖獗，应抗癌解毒和扶助正气并举；手术或放化疗后，正气受损，癌毒残留或已减，当以扶正为主，辅以抗癌解毒，或两者并举；晚期及终末期，正气极虚，则以扶正为主，或辅以抗癌解毒，其目的是尽可能地减缓癌毒生长扩散，延长生存期、提高生活质量。

戴教授对肿瘤诊治的经验上亦认为需"扶正""抗癌"并重。在扶正治法上，有针对各脏腑的补阳、滋阴、益气、养血、生津、填精的不同，同时注重兼顾调畅气机和疏经通络；在抗癌治法上，则是"以毒攻毒"和"清热解毒"为主，同时考虑癌毒多兼杂湿热痰瘀等病邪因素，攻毒解毒之外，还应注重化痰散结、活血化瘀等多种治法的联用以及用药上的寒温并举。需重视抗癌解毒、化痰散结、活血化瘀、化湿泄浊、清热泻火、理气解郁、益气养阴、扶正培本等治法以复方大法的形式进行联合治疗。同时考虑经络、血脉等是癌毒传舍的通道和蓄结之地，以"排毒、解毒、剔毒"等为代表的通络解毒治法也可酌情参考。即以"先安未受邪之地"的治未病思想指导肿瘤的防治工作。

六、论述上的对立、根源上的统一

正因癌病的难治特点，近年来针对癌毒的研究主要围绕概念、性质、病机、传变等方面展开，以期达到对癌毒理论的归纳总结，并对恶性肿瘤的中医临证起到一定的指导作用。虽然各理论观点具有一定的异同，但皆对癌毒理论进行了充分探讨并取得长足进展。诸位学者针对癌毒的属性、病因病机及传变规律的研究为临床遣方用药提供了诸多参考。但另一方面，当前研究中也存在不少问题值得我们关注。首先，癌毒的概念至今没有达成统一的共识，部分学者提出的癌毒理论仅从物质角度或从思维角度认识癌毒，具有片面性，无法完全解释癌毒的特点，因而产生了思想上的差别甚至对立。

同时目前许多研究工作正在进行，癌毒理论的研究仍是一个浩大的工程。正如戴教授亦在放疗相关方面对癌毒理论进行了补充论述，其认为放射线为火热毒邪，其对体内癌毒具有杀伤作用，但火热易伤阴耗气，故易致"气阴两虚"的表现。该观点与周仲瑛教授认为癌毒本虚多为"气阴两虚"的观点甚为符合。可见即使因解读的角度不同产生一定的区别，但只要把握癌毒理论的基本原则，其本质上是统一的。因此现阶段对癌毒理论的研究首先需要达成基本共识，并针对现代癌毒理论研究中的难点进行攻克。诸如不同癌种的诊治异同，即"同病异治、异病同治"；精准医学时代的靶向治疗与"癌毒-态靶"理论的结合；癌毒走窜传舍在经络、五行理论解读的基础上进一步深入研究等。最终统一认识，形成共识，指导临床。

第九节　从《本草纲目》谈经典学习

戴师常说，中医经典著作是中医的根，是中医学最具代表性的特殊文化宝藏。如王冰序所言：将升岱岳，非径奚为，欲诣扶桑，无舟莫适。经典是"径"亦是"舟"，只有认真研读经典，潜心体会，方能明其要妙，契其真谛。

一、研读经典，勤求古训

学习中医经典首先要在"读"字上下功夫，研读经典可得千载之精华，历代之嘉许而为我所用。以明代李时珍所著的《本草纲目》为例，《本草纲目》"上自坟典，下及传奇，凡有相关，靡不备采"，是我国本草学中一部承前启后的伟大著作。该书上承十六世纪以前本草学成功，下启医药乃至博物学先河，对晚明以后的本草研究产生了巨大的影响。全书分16纲60目52卷，收录记载药物1892种，附方1110个，绘图1109幅，可谓洋洋大观，值得我们仔细研读，深入发掘。

以疫病而言，《本草纲目》在"百病主治药"中专列"瘟疫"一章，分辟禳、瘴疠两类，详细记载瘟疫范畴之病证方药。"寒乃标，热乃本。春为温，夏为热，秋为瘅，冬为寒，四时天行为疫疠"，李时珍认为瘟疫有别于一般伤寒热病，疫疠邪气是导致瘟疫发生的根本原因。根据病因的不同，李时珍总结并创立了一系列瘟疫内外防治的方法，包括汤药、烟熏、洗浴、蒸煮、酒服、饮水、食疗等，这不仅在当时对防止瘟疫的传播流行起到了重要作用，也对后世中医预防医学的理论和实践产生重要影响，至今仍有一定实用价值。在近年新冠疫情暴发时，《本草纲目》中记载的艾灸法、熏蒸法、蒸煮法、洗浴法,在各地出台的《中医药预防推荐方案》中也多有荐举。由此可见,我们当认真研读经典,勤求古训,温故而知新。

二、承古而融新

《本草纲目·百病主治药》是李时珍在总结前人对疾病认识的基础上,结合自己的经验对各种疾病病因病机以及治则治法的高度概括。"百病主治药"不仅融历代医家辨证用药之精华,亦阐发了其自身对药物功效的认识与临床应用,新增历代本草所未记载或记录甚少的药物,于中药效用理论方面有重要贡献。如现代临床常用之三七就首载于《本草纲目·草部·第十二》:"主治止血散血定痛,金刃箭伤跌仆杖疮血出不止者,嚼烂涂,或为末掺之,其血即止。亦主吐血衄血,下血血痢,崩中经水不止,产后恶血不下,血运血痛,赤目痈肿,虎咬蛇伤诸病"。前人的成就,固然要学习、要继承,但如果止于此,那就永远只能步前人脚印。在临床实践中,戴师常常告诫我们学习经典的目的是于旧学中求新知,在继承中得创见。李时珍之所以对中医学做出了伟大的贡献,不仅是因为他总结了前人的经验,集我国十六世纪以前药学之大成,更是因为他承古而融新,创立了本草学新体系。能够在经典的基础上把原有的知识发展拓宽,探索更有效的解决问题的方法和理论,这才是我们学习经典的最终目的。

三、师古而不泥古

然而由于历史条件及古代科学技术水平的局限性,经典古籍也不免存在一些瑕疵与不足,即使是被誉为"性理之精微,格物之通典,帝王之秘录,臣民之重宝"的《本草纲目》亦不能除外。我们在学习经典古籍时当采取实事求是、与时俱进的态度，正确认识处理其不合理之处。如《本草纲目》中水银项下附方记载："初生不乳，咽中有噤物如麻豆许用水银米粒大与之，下咽即愈"，如今我们对于水银等重金属的危害已经有了充分的认识，对于此类药物当不再使用。而有些药物则可更正再用，如枸杞子在木部卷三十六所载为"苦、寒"之品，而现代中药学认为其性味甘、平；薄荷在草部第十四卷中记载为"辛、温、无毒"，与现代中药学所载其性味"辛、凉"相悖。上述种种均提醒我们，需要辩证看待古代中医药书籍，在学习宝贵医药经验的同时更需要注意辨别其错误及不确切之处，去粗取精，去伪存真。

第十节 "治未病"理论在防治恶性肿瘤中的应用

"治未病"理论产生于两千多年前的中医经典论著——《黄帝内经》，它是中医理论中的一颗璀璨明珠，被历代医家所尊崇，为中华民族的繁衍昌盛发挥着重要作用。

一、《内经》对"治未病"的认识

《素问·四气调神大论篇第二》载"是故圣人不治已病治未病，不治已乱治未乱，此之谓也。夫病已成而后药之，乱已成而后治之，譬犹渴而穿井，斗而铸锥，不亦晚乎"；《灵枢·逆顺》载"黄帝曰：候其可刺奈何？伯高曰：上工刺其未生者也，其次刺其未盛者也，其次刺其已衰者也。……故曰：上工治未病，不治已病，此之谓也"。以上两处经典条文均是从是否发病的角度，论述了在"未病先防"。

《素问·刺热篇》载："肝热病者，左颊先赤；心热病者，颜先赤；脾热病者，鼻先赤；肺热病者，右颊先赤；肾热病者，颐先赤。病虽未发，见赤色者刺之，名曰治未病"。此条从疾病是否发作的角度，论述了"未发先防"。

中医治未病有两层含义：一是未病先防，强调了预防疾病的重要性；二是既病防传或既病防变，突出了根据疾病的现状及其发展规律和发展趋势，早期、有预见性的合理治疗，防止疾病的发展和传变。其中"未病先防"是"治未病"的关键。"未病先防"是指疾病未发生前应予以主动的预防，以减少其发生、发展，它提出要调适饮食、规律起居、调摄心神、锻炼身体、劳逸结合，使机体阴阳气血平和，各脏腑功能协调平衡，达到"阴平阳秘"的状态，则"正气存内，邪不可干"；同时要求"虚贼邪风，避之有时"，"五疫之至"应避其毒气，且在"天花""瘟疫"等疫毒来犯前食用汤药以进行预防等。

二、"治未病"思想在肿瘤防治中的意义

对于恶性肿瘤而言，"未病"指身体处于健康或亚健康的状态，但是存在肿瘤高危因素或疑似肿瘤的情况。

随着社会的发展、人们生活水平的提高，人类平均寿命已大大延长，然而恶性肿瘤仍然是当今患病致死的一个主要疾病。现代医学研究认为，肿瘤的发生是多因子、多步骤的复杂生物学过程，人类在征服恶性肿瘤过程中，在病因研究方面花费了巨大的人力、物力及财力，虽然取得了较大进步，但随着研究的深入，针对肿瘤病因的预防措施仍难以实现、效果难以评价，因为仅导致恶性肿瘤的外因（物理、化学、病毒等）就达数千种，内因也有数百种。目前虽然肿瘤治疗手段很多，除了占统治地位的传统三大法宝（手术、化疗、放疗）外，还有分子靶向、免疫疗法等，但无论是单用或是联合应用，其

结果仍具较多的不确定性。因此,"治未病"理论积极主动的预防思想不失为恶性肿瘤的防治开辟出一条新思路。

三、"治未病"思想在肿瘤防治中的应用

基于"治未病"理论,个体要认识到:绝大多数肿瘤的发生、发展与环境、生活方式、饮食习惯及个体差异有关,因此个体要重视"未病先防"。在生活、工作中要"起居有常,不妄作劳",始终固护正气。此外,通过明确肿瘤发生的高危因素,在"未病"阶段利用合理措施进行干预,以对恶性肿瘤的发生、发展起到早期控制,不仅有助于降低死亡率,还能有效减轻社会经济负担和医疗资源的消耗。如在"未病"阶段利用中医功法,如五禽戏、八段锦、太极拳等来调节人体的正气,同时改变自身不良生活习惯,尽可能消除导致恶性肿瘤发生的风险,充分提高自身免疫力,调动机体的抗癌能力,达到"未病先防"的目的。

在过去相当长的时间里,人们认为肿瘤生长方式隐匿,早期缺少临床表现,难以早期诊断。现代医学认为肿瘤的发生是一个漫长的过程,任何一个肿瘤的发生发展都不是一朝一夕的事。这个过程中,各个不同时期肿瘤会表现出不同的生物学特性。一个健康人在某种致癌因素作用下,使机体正常细胞发生增生、间变,然后恶变,多数要经过一个长期缓慢的发展过程。有文献记载,从原位癌发展为浸润癌再到播散癌的发展过程,有时要经历 5~15 年,若在其变化早期即发现其存在,并采取相应的治疗防范措施,患者完全可以安然无事。因此对待肿瘤不能消极等待,而应积极主动发现,及时预防,做到"既病防变"。

基于"治未病"理论,社会要做到:有效监控,防患于

未然。肿瘤多发于免疫低下的人群，是有规律性的。如不同肿瘤的地区性、免疫人群的分布、家族遗传性等都表现出不同规律。因此，要早期发现肿瘤，争取到一个好的治疗效果，就要由过去的任其发展转变为有效监控。针对肿瘤发生的地域性、人群易感性等特点建立一整套完善的监控手段，有步骤地去执行。例如，对40岁以上人群建立健全的肿瘤普查档案，定期检查，发现体内微小的异常变化，及时跟踪观察，肯定会有超早期患者被发现；对于有家族遗传性肿瘤的群体，增加体检和筛查频率，及时发现处置，不至于发展到晚期而束手无策。这既是最有效的防癌方法，也是最经济的治癌措施。若已出现症状而后去诊断，这种确诊的病人大多已属晚期，这时无论选择什么样的治疗措施，无论花费多么大的代价，大多难以完全治愈。因此在对待肿瘤问题上，我们要由过去任其自然发现再去求医问药，转变为健康状态下经常定期采取简单、经济、易行的体检方法，主动发现超早期尚未有任何症状的肿瘤，及时采取有效措施，防患于未然。

新时代下，充分发挥"治未病"理论在恶性肿瘤疾病防治上的优势，做到"未病先防"和"既病防变"，将恶性肿瘤对人们健康的威胁降到最低，同时提高肿瘤患者的生存率和生活质量，以期构建新时代中医预防管理恶性肿瘤的新体系。

第十一节 《伤寒杂病论》话疼痛

随着时代的发展进步，患者的生存质量逐渐被临床所重视，"疼痛"作为患者较难以耐受的体征对医者诊治提出了更高的要求。1995年，美国疼痛学会将"疼痛"列为"第五大生命体征"并得到医学界的广泛认同。现代医学对疼痛尤其是癌痛的治疗观点较为一致,临床镇痛治疗多采用三阶梯用药原则,即由"非甾体抗炎药"直至"阿片类药物"。虽目前对"强阿片类药物"滴定已无剂量限制,但其伴随的副反应常是临床医生难以处理的棘手问题,如何在患者镇痛效果与副反应之间取得平衡,中医药或可在其中起到补充治疗效果。《伤寒杂病论》作为方书之祖,论述了诸多外感病与内科杂病,疼痛的诊治亦穿插其中。戴教授时常温故而知新,并与学生分享其所悟所得。

一、话疼痛病机

中医学对疼痛的发病病机总结为"不通则痛,不荣则痛"。主要因外感六淫、情志、饮食、劳倦诸多因素所致气机郁滞、经脉失养、脉络痹阻,因而发为疼痛。《伤寒论》以"六经"作为分证纲领,诸多条文都有与疼痛相关的论述。如《伤寒论·太阳病》言:"太阳之为病;脉浮,头项强痛而恶寒"。该文阐述了太阳经脉循行于头、项、背部,外邪束表,太阳经气运行受阻,故而出现头项强痛。《伤寒论·少阳病》言:"正邪分争,往来寒热,休作有时,默默不欲饮食,藏府相连,其痛必下,邪高痛下,故使呕也,小柴胡汤主之"。该文说明邪入少阳,气郁而不达,易克害中土,胃气不降,故生呕吐,脾络不和则腹痛。《伤寒论·太阴病》言:"太阴之为病,腹满而吐,食不下,自利益甚,时腹自痛。若下之,必胸下结鞕"。这里腹痛是因脾阳虚弱,运化失职,寒气内停,胃肠气机壅滞,故腹满时痛。《伤寒论·厥阴病》言:"厥阴之为病,消渴,气上撞心,心中疼热,饥而不欲食,食则吐蛔,下之利不止"。此处体现了上热下寒证的疼痛。在《金匮要略》中,疼痛多为内伤疼痛。常见于"百合狐惑阴阳毒""血痹虚劳""奔豚气""胸痹心痛短气""腹满寒疝宿食""水气病""妇人杂病"等诸多篇章。从中可见,无论是《伤寒论》的外感疼痛为主,包括循经传变或本身病势病位不同的疼痛,抑或是《金匮要略》中的内伤杂病疼痛为主,其病机不外乎外邪、情志饮食内伤、素体亏虚等虚实夹杂因素,从而导致以脏腑气机阻滞,气血运行不畅,经脉痹阻的"不通则痛",或是脏腑经脉失养的"不荣则痛"。

二、话疼痛辨证

《伤寒杂病论》开创了对疼痛的辨证体系,对后世疼痛辨证发展具有重要意义。无论是八纲辨证、脏腑辨证抑或是气血津液辨证皆对疼痛辨证具有相对应的特殊表现。

1. 八纲辨证定病性

八纲辨证是自明清以来依托于《内经》《伤寒论》逐步总结完善的辨证纲领,主要包括阴阳、表里、寒热、虚实。《伤寒论》的六经辨证为其奠定了重要基础。六经病证的发生、发展、传变贯穿着阴阳表里寒热虚实的内容。针对疼痛的特点,八纲辨证阴阳标明了总体属性,表里确定了疼痛的病位,寒热虚实确定了疼痛的病性。

(1)就阴阳言,在《伤寒论》中,疼痛虽有六经的分别,但可纳入阴阳两大范畴。如三阳经疼痛多属阳证,三阴经疼痛多属阴证。《金匮要略》总论便提出"阳病十八"及"阴病十八"概念。以咽喉痛为例:"阳毒之为病,面赤斑斑如锦文,咽喉痛,唾脓血。五日可治,七日不可治。升麻鳖甲汤主之";"阴毒之为病,面目青,身痛如被杖,咽喉痛。五日可治,七日不可治。升麻鳖甲汤去雄黄、蜀椒主之"。

(2)就表里言,《伤寒论》认为三阳属表三阴属里具有对立性，而疼痛伴随经络传变具有趋向性。疼痛由表入里或由里出表，出表为顺，入里为逆，因此针对表里病位的不同治则亦有不同。如《伤寒论》38条"太阳中风，脉浮紧，发热恶寒，身疼痛，不汗出而烦躁者，大青龙汤主之"。此处的疼痛是感受风寒之邪而发为太阳病疼痛，是风寒外束，卫气闭塞的太阳伤寒症状之一，但烦躁不为太阳伤寒证所有。本方中应用生石膏兼清里热，此即后世医家总结之表寒里热灯笼证的特点。

（3）就寒热虚实言，寒热虚实是辨别证候性质的纲领。《伤寒论》中既有阳明证燥热亢盛、汗多渴饮的实热证，亦有少阴证阴寒内盛、形寒肢冷的虚寒证。《金匮要略》既有"肠痈者，少腹肿痞，按之即痛如淋，小便自调，时时发热，自汗出，复恶寒，其脉迟紧者，脓未成，可下之，当有血。脉洪数者，脓已成，不可下之，大黄牡丹汤主之"的热毒内结的实证痛证，亦有"肾着之病，其人身体重，腰中冷，如坐水中，形如水状，反不渴，小便自利，饮食如故，病属下焦，身劳汗出，衣里冷湿，久久得之，腰以下冷痛，腹重如带五千钱，甘姜苓术汤主之"的素体阳虚、寒湿留着的慢性寒痛证。因此不通则痛为实，不荣则痛为虚。不论是阴阳表里寒热虚实，八纲辨证对疼痛的病性把握具有无法替代的作用。

2. 脏腑辨证立病位

脏腑作为人体功能活动核心，其病理变化通过六经与全身各部产生联系。肝因其厥逆特点，其病多复杂，《伤寒论·厥阴病》："厥阴之为病，消渴，气上撞心，心中疼热，饥而不欲食，食则吐蛔，下之利不止"。该病之疼痛多与肝气侵犯脾胃有关。脾属太阴，脾阳不足，运化失职，寒湿内阻，故有腹满而吐、食不下、时腹自痛等。少阳之腑，病入少阳则胆火上犯，出现口苦、咽干、目眩的症状，与胆及三焦相关。同时因少阳属半表半里，常常少阳一经之病涉及多个脏腑，如小柴胡汤证："正邪分争，往来寒热，休作有时，默默不欲饮食，藏府相连，其痛必下，邪高痛下，故使呕也，小柴胡汤主之"。其痛多为横逆犯脾之腹中痛。

3. 气血津液明病理

气血的条达是素体生理平和的基础。而气病的表现多为气虚、气逆、气滞、气陷等病理表现。如《伤寒论·318条》"少阴病，四逆，其人或咳，或小便不利，或腹中痛，或泄利下重，四逆散主之"。本条为肝气郁结，疏泄失常，肝木犯脾土，而导致腹痛。《金匮要略·奔豚气》"奔豚气上冲胸，腹痛，往来寒热，奔豚汤主之"。本证由情志刺激致肝气郁结化热，随冲气上逆而发，亦是肝郁气滞，肝木犯土致脘腹疼痛的表现。血病的表现多为血虚、血瘀，且多与气机相关，如气虚血虚，气滞血瘀。在《金匮要略》中尤以"惊悸吐血下血胸满瘀血病论治"篇章对瘀血疼痛作出了详细的表述，并创建了诸如桂枝茯苓丸、桃核承气汤、抵挡汤、鳖甲煎丸等传世名方。而对津液病理表现，多责之痰饮。人体水液输布多赖以"肺、脾、肾"三脏气化运行，若水液停聚则易生为痰饮。痰饮逆甚，则易发而为疼痛。如《金匮要略》中"胸痹不得卧，心痛彻背，瓜蒌薤白半夏汤主之"。背为胸之府，心之腧在背，痰饮壅塞于胸而致痹阻心阳，脉络不通发而为胸痛。治以通阳散结、豁痰下气。

三、话疼痛方药

《伤寒论》及《金匮要略》全篇针对疼痛诊治条文及方药诸多，范围较广，但总结来看不外乎外感、内伤疼痛。针对部分疼痛的病位及特点，戴教授总结如下经验。

1. 腹痛

腹痛常用药物多见芍药、附子、当归、甘草。芍药多起缓肝补中效果。"虚劳里急，悸，衄，腹中痛，梦失精，四肢酸疼，手足烦热，咽干口燥，小建中汤主之"。条文里的腹痛悸衄，是失血伤精、气阴两虚，尤以中气不足所致，所以方中以桂枝汤调和营卫为基础，倍用芍药滋阴以配其阳，通过缓肝脾两脏逆气，腹痛可消。小建中汤为仲景治疗腹痛名方，以此为基础演变出各类建中汤，如黄芪建中汤、当归建中汤等。其枳实芍药并用为后世经典药对，收敛行气并用以柔肝缓中止痛。附子治疗腹痛则以其温脾肾、散寒邪为功。"腹中寒气，雷鸣切痛，胸胁逆满，呕吐，附子粳米汤主之"。方中附子配伍粳米，起防附子过热从而固护脾胃，调中温中。当归治疗腹痛多为妇人腹痛，以产后血虚寒疝腹痛及胁痛里急者为主，代表方为当归生姜羊肉汤。配伍方面可配伍川芎疏肝活血、化瘀止痛；配伍白芍养血止痛。而甘草在诸多腹痛方剂中皆可见，多因其甘缓之效。如虚证的虚劳里急小建中汤，或上热下寒的黄连汤，皆取其调和止痛功效。

2. 心胸痛

瓜蒌、半夏、干姜、附子为经典用药。《伤寒杂病论》所述心胸痛多包括临床常见冠心病、心绞痛甚则真心痛的心肌梗死。原文中"胸痹不得卧，心痛彻背者，瓜蒌薤白半夏汤主之"。方中瓜蒌味甘性润，甘能补肺，润能降气，祛除胸膈顽痰。半夏多由痰涎壅塞所致心痛彻背以期祛痰开结，平冲降逆。而针对当今现代医学仍觉棘手的心肌梗死真心痛，仲景已有较为完整的理论体系。先是将疾病危重性总结为"旦发夕死、夕发旦死"。在病机方面《金匮要略·胸痹》篇中"阳微阴弦"作出了高度概括，即上焦阳气不足、下焦阴寒偏盛的本虚标实证，为"少阴病，脉沉者"脉证的一部分，反映了阴寒收引凝滞、阳气无法上达的病理状态。《伤寒论·323条》言："少阴病，脉沉者，急温之，宜四逆汤"。选方用药为附子、干姜为主，取其"急温之"之效。

3. 寒痛

乌头因其为散寒止痛要药，既可祛经络之寒，又可散脏腑之寒。临床因其大毒，用之少之又少。原文如下："寒疝腹中痛，逆冷，手足不仁，若身疼痛，灸刺诸药不能治，乌头桂枝汤主之"。《金匮要略论注》言："起于寒疝腹痛而至逆冷，手足不仁，则阳气大痹，加以身疼痛，营卫俱不和，更灸刺诸药不能治，是或攻其内或攻其外，邪气牵制不服，故以乌头攻寒为主，而合桂枝全汤以和营卫。所谓七分治里，三分治表也"。乌头煎能治寒疝，特别是里寒极盛的寒疝，通过温阳散寒来治腹痛。而桂枝汤则能散寒解表，调和营卫而止身痛，二者共用正适寒疝兼有表证。乌头之大毒仲景已告知我们处理之方法，在条件更为先进的当代不应畏其毒性而因噎废食，即所谓"大黄救人无功、人参害人无过"，世间的偏见不应遮蔽乌头的临床价值。

四、话肿瘤癌痛

总结《伤寒杂病论》所述疼痛，其病因无非是湿阻、寒凝、气滞、血瘀、热灼、失养等病因所致，导致"不通则痛"和"不荣则痛"之病机。癌痛病机亦不外乎于此。癌毒是在特定条件下而产生的一种毒邪，性猛烈，易走窜，为阴毒，"积之始生，得寒乃生"，与寒邪关系尤为重要。寒邪痹阻肌表，或寒实结于内，阴寒内盛，阳气阻滞，均可导致疼痛的发生。寒邪在体内日久，还可损伤阳气，甚至出现病理代谢产物的积聚，日久导致虚实夹杂的疼痛。实邪积于体内，阻滞气机，日久气血运行不畅，气滞血瘀，可致疼痛发生。癌毒侵袭机体，与气血互结，形成肿块，可致疼痛。患病日久，正气受损，脏腑经络亏虚，属"不荣"之痛，多由于气血阴阳的亏虚，导致局部脏腑组织失于濡养所致。在《伤寒杂病论》中，仲景所述实痛多于虚痛，但实痛之中亦可夹虚，形成虚实夹杂，或先实后虚，或本虚标实的复杂病机，虚实难以截然分开。

因此在治疗上，考虑癌毒致痛多夹杂寒邪、痰饮、瘀血，临床诊治可参考仲景针对疼痛的不同病理特性治法为基础。若表现为阴寒内侵、阳气不足的肢体关节寒痛者，以温阳散寒止痛法，乌头汤主之；若表现为胸阳不振、饮邪上乘的胸痹疼痛，以通阳散结止痛法，瓜蒌薤白半夏汤主之；若表现为寒邪内结、阻滞气机的胁下偏痛，以温下止痛法，大黄附子汤主之。逐饮止痛法适用于饮邪停留于胸胁所导致的缺盆及胸胁疼痛。活血止痛法用于瘀血阻络所致的疼痛，此类疼痛多固定不移，且疼痛多呈刺痛。同时癌痛治疗虽标实为主，攻伐较多，但考虑患者久病常合并正气亏虚表现，在诊治中需酌情加予扶正补虚之品。补虚止痛法适用于气血阴阳亏虚所引起的疼痛，如补气止痛、养血止痛、温阳止痛等方法，如第十八条"寒疝腹中痛，及胁痛里急者，当归生姜羊肉汤主之"。

三阶梯镇痛治疗已成为临床肿瘤癌痛治疗的基本原则，但临床运用中仍有诸多短板，中医中药作为肿瘤患者诊治中的重要一环，在癌痛的补充治疗及副反应处理方面不应缺席。医圣张仲景所著《伤寒杂病论》内容翔实、理论完善，对中医临床工作具有重要里程碑意义，值得我们充分借鉴参考。

第十二节 《金匮要略》话消渴

糖尿病可归属中医学的"消渴""消瘅""肺消""鬲消""食亦""消中""热中""风消"等范畴,病名首见于《黄帝内经》。《内经》中对消渴病的病因认识,主要涉及饮食偏嗜、情志失调、外感六淫,病位主要在脾胃、肝胆、心、肺、肾,病理因素有寒、热、湿,病性大多属虚实夹杂。汉代张仲景的《金匮要略》最早提出了治疗方药。明代戴思恭的《证治要诀》明确提出了上、中、下的三消分类。研读《金匮要略》可以发现以下治疗糖尿病及并发症的经方,现总结如下:

一、清热生津法

本法适用于肺胃热盛,津气两伤之上、中消证。表现为口渴多饮,虽饮而渴不解,伴口舌干燥,脉大滑实等症,方以白虎加人参汤为主,可随症加入花粉、葛根、麦冬等。正如《金匮要略》云:"渴欲饮水,口干舌燥者,白虎加人参汤主之"方中白虎汤清肺胃之热,加人参益气健脾以生津,此方为后世治疗糖尿病主方之一。

二、温阳化气法

《金匮要略》曰:"男子消渴,小便反多,以饮一斗,小便一斗,肾气丸主之。"论述了肾阳虚弱,命门火衰,既不能蒸腾津液以上润,又不能化气助阳以摄水的下消证治。表现为渴饮无度,尿频无制,舌淡苔白,脉多沉细。方用八味肾气丸补肾阳之虚,恢复其蒸津化气之功,则消渴自止。

三、通腑止渴法

《金匮要略》云:"趺阳脉浮而数,浮即为气,数即消谷而大坚;气盛则溲数,溲数即坚,坚数相搏,即为消渴。"阐述了胃热气盛,逼迫津液偏渗膀胱而形成的中消证。其以消谷善饥,小便数,大便坚为主症。然本条重论机理,未出治方。后世医家多谨守本条病机,采用仲景调胃承气汤加减以通腑泻热,生津润燥以止渴。该方对于以尿频便干为主要表现者每多获效。

四、滋阴泄热法

《金匮要略》消渴篇首条即云:"厥阴之为病,消渴,气上冲心,心中疼热,饥而不欲食,食则吐蛔,下之利不止。"此条仲景置于消渴篇之首,其用意自然明了,当为消渴病之纲领。然因其又见于《伤寒论·厥阴病》篇,以致后世医家不明仲景之意,多云此消渴乃厥阴病热胜之症,不可与消渴病混为一谈,或言此为错简,或言采《伤寒论》条文凑人。岂不知厥阴乃风木之脏,内寄相火,若木郁生热,则风火相煽,燔烁津液则成消渴。对此清代名医陈修园早已论及,治当选乌梅丸滋阴泄热,温阳通降以解木火内炽,而方中乌梅、人参更能生津以止渴,故用治消渴,甚为确当,尤适用于糖尿病伴慢性腹泻者。

五、活血化瘀法

糖尿病为一慢性消耗性疾病,其病程较长,缠绵难愈。中医认为久病多瘀,久病入络。加之本病以热淫津伤为总因,日久必致气虚不运,津亏而瘀,瘀热阻滞,脉络不通。《金匮要略》第十六篇有云"病者如热状,烦满,口干燥而渴,其脉反无热,此为阴伏,是瘀血也,当下之",初次提出了瘀血致渴的证治。之后唐容川《血证论》中明确提出"瘀血致渴及从瘀治渴"的观点。选《金匮要略》下淤血汤、桃核承气合增液汤等。亦有医家提出了用大黄䗪虫丸加味治疗本型消渴,对年老体虚者更为对证。

六、化气利水法

《金匮要略》不仅论述了消渴的证治,对消渴并发症也有论述。如第十二篇《消渴小便不利淋病脉证并治》第四条曰:"脉浮,小便不利,微热消渴者,宜利小便发汗,五苓散主之。"第十三条:"渴欲饮水,水入则吐者,名曰水逆,五苓散主之。"第十三条:"脉浮发热,渴欲饮水,小便不利者,猪苓汤主之。"此三条原文详尽论述了消渴患者感受外邪致水热互结膀胱,气化不行并发小便不利的证治。

七、温肾健脾法

此法适用于糖尿病合并肾病型水肿患者,方以瓜蒌瞿麦丸加味。如《金匮要略》第十二篇云:"小便不利,有水气,其人若渴,瓜蒌瞿麦丸主之。"文中"若渴"据校勘当为"苦渴",即苦于口渴不解。此即仲景将本条未列入水气病而列入消渴病篇讨论之缘由。消渴之病本为阴虚,日久不解必及于肾,阴损及阳而致肾阳衰微,气化不行,则既不能化津上承以润燥,又不能助膀胱气化以行水,故成上燥下寒之候。瓜蒌瞿麦丸乃肾气丸之变剂,方中附子、山药、茯苓温肾健脾为主药,瓜蒌根生津润燥以治本,瞿麦利水以消肿,诸药合用共奏温肾健脾利水,润燥生津止渴之功。

八、化瘀通淋法

此法适用于糖尿病合并尿路感染者。《金匮要略》消渴病篇第十一条曰："小便不利,蒲灰散主之;滑石白鱼散、茯苓戎盐汤并主之。"本条叙证极简,而治疗却三方并列,意在示人消渴所并发之淋证,虽均为日久病及下焦,瘀热、湿邪阻络,气机不利所致,然多有偏重,机理不一。临证时当谨守病机,随证而治。若湿热偏胜而致小便不利,尿道涩痛,小腹急痛者,可用蒲灰散加味,化瘀利窍以泄热。若热胜血瘀所致之血淋,以血尿,小便淋涩不畅,尿道刺痛,少腹胀满为主者,则用滑石白鱼散加味以化瘀止血,凉血利尿。如以中焦脾虚,下焦湿盛所致小便滴沥不畅,尿后余沥不尽,当用茯苓戎盐汤健脾利湿益肾为宜。三方临证应用时均可酌加生津止渴之品以收标本同治之效。

九、宣痹通络法

本法适用于糖尿病并发周围神经病变。所谓消渴合并血痹。消渴日久不愈,气血阴阳俱虚,血脉失充,脉络空虚,极易遭受外邪入袭,以致营卫失和,血行涩滞,不能濡养肢体肌肉筋脉,故有肢体麻木疼痛等症。此病机与《金匮要略·虚劳病》篇所论血痹之病而如出一辙。故临证时选用治疗血痹之主方黄芪桂枝五物汤加活血通络,益气生津之品治疗本病,每多获效。

戴安伟教授在上述辨证诸法基础上加玄参、黄连、黄精、天花粉等药,多能增加疗效,临床取得不错的效果。

第十三节　风能胜湿

湿邪致病，可有外湿，也可有内湿，我们此处，分开讨论。

现代人营养丰富，活动又少，容易酿生湿邪，表现为舌苔厚腻，头身困重，大便黏滞，或没精神，或咽喉中有痰，或口黏，或嗜睡，怕冷，或身体肥胖，或口干不欲饮，或饮不能解渴，或水肿，或白带多等。湿气重浊黏滞，缠绵难去。轻者，病程短，用健脾运湿，或淡渗利湿，或芳香化湿，或苦寒燥湿，或温阳化湿，或理气祛湿等方法皆可消除。但病重者，病程长，多需加用风药方能取效。何故？风能胜湿！

《素问·阴阳应象大论》云："湿伤肉，风胜湿。"王冰注："脾主肉而恶湿，故湿胜则肉伤。风为木气，故胜土湿。"《内经》云："寒湿之胜，助风以平之。"风药首见于李东垣之师张元素的《医学启源》："羌活，气微温，味甘苦，治肢节疼痛，手足太阳经风药也。"金元医家李东垣悟透风药的特性而创"升阳除湿"法，每集大队风药于处方中，乃是灵活运用风药的典范。如脾虚湿盛所致的泄泻，李东垣认为久泻当用升法，运用风药，以胜湿止泻，兼以升举清阳之气，善用羌活、独活、防风等，该法不同于"治湿当利其小便"。李东垣将泄泻的根本病机归为脾胃虚弱，若用淡渗利湿之剂，更伤脾胃，用风药一则胜湿，二者升引下陷之清气。《医碥》中解释的较全面，"泄泻因于湿者，治湿宜利小便，若气虚下陷而利之，是降而又降也，当升其阳，所谓下者举之也。升阳用风药，风药又能胜湿"。

外湿，风湿之邪在表，见一身尽痛或关节疼痛，或手足太阳经为风湿之邪所袭，见头痛、项强、腰腿痛等证候。在"风湿相搏也，以升阳发汗，渐渐发之"（《兰室秘藏·腰痛门·麻黄复煎散》）的原则下，李东垣重用风药如羌活、独活、防风等风药胜湿，代表方，如"羌活胜湿汤"。

叶天士说"湿去则热孤"，其意在于强调治湿热病亦当治湿为要。即使是热重于湿者，在清热除湿时，亦不可一味地苦寒清热，要适当酌用少许风药，以防冰伏病机，湿凝不化，热亦难除。运用风药治湿病，还要遵东垣之旨，药量宜轻，过重则湿邪不去而反有伤脾胃耗正气之弊。

清代医家龙之章，对于风药的运用，见解独到。他在《蠢子医》"治病风药断不可少"篇云："但置风药三两味，便是卢医到身边。"表明龙之章对风药的重视已经到了无病不用的程度，这在历代中医文献中是不多见的。

现代人吃得多，动得少，很多都有湿气，并且有些人的湿气胶着难去，这时可适当加些风药，可能会有更好的效果。

第十四节 从"肺朝百脉"论肿瘤肺转移

肺朝百脉始见于《黄帝内经·素问·经脉别论》曰："食气入胃，浊气归心，淫精于脉，脉气流经，经气归于肺，肺朝百脉，输精于皮毛。毛脉合精，行气于府，府精神明，留于四脏，气归于权衡。"其为对"肺脏"生理功能的高度概括，囊括了肺生血、肺行血等多重内涵。因此，肺朝百脉失常势必会影响到生血、行血的生理功能。

肿瘤肺转移是指肺部以外的恶性肿瘤，通过直接浸润转移、血液循环以及淋巴管道播散至肺部，也包括肺的肿瘤经原发部位转移至肺其他部位。肿瘤转移的经典学说有二：即

"机械和解剖"学说和"种子-土壤"学说，此处就不展开论述了。通过对肿瘤侵袭转移途径分子生物学机制的深入研究，显著提高了肿瘤治疗的临床疗效，如分子靶向治疗、免疫治疗、基因治疗等新兴疗法在治疗肿瘤侵袭转移方面展现出独特优势。

而中医学对肿瘤转移的认识最早可追溯至秦汉时期。《灵枢·百病始生》中提到："虚邪之中人也……留而不去，则传舍于络脉……传舍于伏冲之脉。"可见经络是大多数病邪传播的主要通道，而癌毒亦不例外。癌毒流注为肿瘤转移之因，百脉汇聚于肺，肺部肿瘤向全身播散的同时，也是其他部位肿瘤最常见的累及器官。肺脏血管分布丰富，具备双重血流供应，其血管网一方面为肿瘤转移提供了理想的通道，另一方面为肿瘤细胞提供复制转移的场所并供给养分和生长因子，促进新生血管生成。由此可见，癌毒和丰富血管互相作用，通过"肺朝百脉"的途径，促成肿瘤肺转移。肿瘤转移的最终结果是肿瘤细胞在靶器官的停留、增殖，"百脉"仅仅为癌毒传舍提供了生理通道，脉管通利则血无以为滞，癌毒难以定植，所以肿瘤肺转移的形成往往基于百脉的气滞血瘀，也就是"肺朝百脉"功能的失常。

随着现代医学对肿瘤转移发生发展机制研究的深入探索，肿瘤转移机制在分子、基因水平不断取得新进展新成果，丰富了中医癌毒传舍的内涵，在治疗可遵循"未病先防，已病防变，病后防复"的原则，使用扶正固本，补益肺脾等治法抑制癌毒传舍。在中医理论指导下的肿瘤肺转移观还需深入开展机制研究，以中医经典理论结合微观机制的多学科综合治疗模式，将使肿瘤患者获得更加科学合理的个体化治疗策略，最终提高生存率和生存质量。

第十五节 基于"六经辨证,治从三阴"论治化疗相关性腹泻

化疗相关性腹泻(Chemotherapy-induced diarrhea,CID)是化疗过程中常见的消化道不良反应之一,目前部分止泻药物及手段对CID的疗效具有一定局限性。《伤寒论》之六经辨证以方证论病,通过观察疾病脉证以明确病机及所犯脏腑经络,方证对应,随证治之,若应用得当,则效若桴鼓,对于现代诸多疾病的治疗有指导意义。通过归纳《伤寒论》三阴病篇中"下利"的相关条文,试从太阴病、少阴病、厥阴病三个层面浅谈六经辨证论治CID的思路。

《阴阳离合论》云"太阴为开,厥阴为阖,少阴为枢",人体阳气于三阴经开枢阖之间宣发布散,运转交合,构成阴阳离合。太阴病的立论多在脾胃,化疗药毒寒凉导致阳气受损、太阴虚寒,久病累及少阴寒化,或邪入厥阴导致厥阴之寒热失调,结合CID患者久病虚损、病程反复缠绵等特点,将其归于"三阴经"病证颇为恰当。对于CID的六经辨证论治,邪犯太阴,宜治以温中健脾;邪入少阴,宜治以温阳散寒;邪在厥阴,宜治以清温兼施。戴教授基于《伤寒论》学术思想,最擅用半夏泻心汤、乌梅丸等经典方临证化裁,随证变通。

一、脾阳虚弱,太阴虚寒

化疗攻伐败损脾胃,脾阳虚弱,太阴阴土主湿,病多从湿寒化。太阴寒湿,故见自利。可症见腹泻、喜温喜按、腹满时痛、纳差等,属《伤寒论》辨太阴病脉证并治篇之"食不下,自利益甚,时腹自痛""自利不渴者,属太阴,以其脏有寒故

也,当温之,宜服四逆辈",宜服理中丸类方加减以温脾祛湿散寒,"四逆辈"非具体某方,临证遣方应依疾病轻重缓急而为进退。化疗后亦可见腹痛下利伴心下痞满等中焦寒热不调之症,其病机在于太阴湿盛,郁而化热,湿热胶着,热犯阳明胃。太阴脾寒、阳明胃热,则脾胃气机升降失常,遂见腹痛下利伴痞满不适的寒热错杂之症,证属太阴与阳明合病,且中医认为化疗药毒亦有药性寒热之分,可扰乱机体之阴阳及寒热,此当归类于《伤寒论》之"寒热错杂痞证"。对于化疗后腹泻伴胃脘部痞满者,戴教授注重四诊合参,辨其寒热轻重,若见兼有舌红苔黄之热象者,予半夏泻心汤加减,意在辛开苦降,调畅气机,亦可稍佐清热、止泻之品。《伤寒论》辨太阳病脉证并治篇云:"伤寒五六日,呕而发热者,柴胡汤证具,而以他药下之……但满而不痛者,此为痞,柴胡不中与之,宜半夏泻心汤。"此属他证误用下法,误下则伤脾胃之阳,邪气内传阳明导致寒热错杂,与CID下利痞满症状相类似,可考虑以泻心汤类方化裁以辛开苦降、条畅气机、平调寒热。

二、寒湿内传,少阴寒化

久病者多素体阳虚,若化疗后腹泻日久,损及肾阳,阳虚生寒,少阴肾属水,主藏精主水液,肾病多属阳虚化寒,少阴寒化而致下利。《伤寒论》辨少阴病脉证并治篇云"少阴病,欲吐不吐,心烦但欲寐,五六日自利而渴者,属少阴也""少阴病,二三日不已,至四五日,腹痛,小便不利,四肢沉重疼痛,自下利者,此为有水气。其人或咳,或小便利,或下利,或呕者,真武汤主之"。症见下利清谷,小便清长,甚则形寒肢冷,腰膝酸软者,较太阴虚寒下利之"寒"更甚,"脉沉"者宜治以四逆汤类方加减补火温阳。此以四逆汤中生附子、干姜、炙甘草散少阴寒郁之邪，振奋经络元气，使全身阳气于开枢阖之间运行不息，抵御百病。"脉微"者根据其病情轻重，可调整对四逆汤中附子、干姜用量，加减化裁为通脉四逆汤、白通汤回阳救逆。戴教授认为具体遣方用药仍需随证治之，少阴病伴下利脓血者可以桃花汤温涩止利；伴发热口苦，尿短色赤者可以黄芩汤清热止利；伴小便不利，周身浮肿沉重者可以真武汤行水止利。

三、寒热错杂，厥阴失调

化疗后出现腹泻便秘交替、形寒肢冷等寒热错杂的全身症状，可考虑为病入厥阴。《伤寒论》辨厥阴病脉证并治篇云"厥阴之为病，消渴，气上撞心，心中疼热，饥而不欲食，食则吐蛔，下之利不止"，提示厥阴病即为寒热错杂之象。厥阴者，寓意"两阴交尽，一阳初生"，厥阴经顺接阴阳，癌病经久不愈，化疗攻伐，若邪入厥阴，阴阳气不相顺接则阳气难出，无法通达机体，气机升降不畅，且厥阴肝为风木之脏，内寄相火，邪入厥阴，可损及肝阳致厥阴虚寒，郁而化火，呈现寒热错杂的全身症状，其病机在于上实下虚、阴阳不接。戴教授善用乌梅丸化裁治疗各类疾病，乌梅丸亦为治疗厥阴病的代表方，其具有寒热并用、补泻兼施之功效，用于治疗化疗导致的上热下寒、寒热错杂之泄泻，疗效颇佳。同时，其应用临床当与泻心汤类方加以鉴别，三泻心汤辛开苦降，缓解胃肠寒热错杂之痞证，乌梅丸酸甘辛苦相合，意在阴阳合化，治疗上热下寒、阴阳不顺之泄泻。

在临床处理 CID 时，当遵仲景之法，崇六经辨证，从三阴论治，灵活运用，随证加减。

第十六节 基于"肝肾同源"探讨中药保肝护肾的理论基础

中医整体观认为人是一个统一的机体，人体各部既相互独立又紧密联系。脏腑经络维系着人体的正常生命活动。"肝肾同源"理论是祖国医学五脏理论之一，它揭示了同属于下焦的肝肾两脏在生理上相互滋生、病理上相互影响的密切关系。其内涵丰富，大致可以归纳为五个方面：母子相生，精血互化，共司相火，各为先天，共属奇经。

一、肝属木，肾属水，肾为肝之母

张景岳《质疑录》中有云"肾者，肝之母；肝者，肾之子。肾肝同病，乙癸同源之意也"。陈士铎《石室秘录》又曰"肾生肝也，肾之中又火存焉，肾水干枯，肾不能生肝木矣，火无水制，则肾火沸腾……水足而熄，肾不克木，而反生木矣……至于肝为木脏，木生于水，其源从癸"。具说明肝肾两脏关系密切，犹如水为木源，水源不竭才可根深叶茂。反之，则"肾经不足，肝元自虚，水木不能相生，则窍俱不利"。

二、肝肾同源，精血互化

精与血均是人体功能活动的重要物质基础。中医藏象理论认为肝主藏血，肾主藏精，两脏精血互化，肝肾同源亦称为"精血同源"。《素问》"北方生寒，寒生水，水生咸，咸生肾，肾生骨髓，髓生肝"，《类经》亦有"肾之精液入心化赤而为血"，是以精血可相互滋生转化，且二者共同源于水谷精微，如张璐在《张氏医通》中记载"气不耗，归精于肾而为精，精不泄,归精于肝而为清血",肝血有赖于肾中精气的气化,肾精亦需借肝血的滋养,精足血自旺,血旺精自足。

三、肝肾同居下焦,共司相火

李中梓在《医宗必读》中曰:"相火者,处乎下而主动……君火唯一,心主是也;相火有二,乃肾与肝……泽也,海也,莫非水也,莫非下也。故曰肝肾同源。"是因肾在卦象中为坎,在形象中为龙,龙藏于海底;肝在卦象为震,在形象为雷,雷寄于泽中。泽与海均为水,居下,同时内藏龙雷之火,故有肝肾共司相火,进一步补充了肝肾同源理论。朱丹溪在《格致余论》中亦有同意:"主闭藏者肾也,司疏泄者肝也,二脏皆有相火,而其系上属于心"。

四、各为先天,共属奇经

肾为先天之本,内寓真阴真阳,肾阴肾阳分别为五脏阴阳之本。肾水又为肝木之母,肝阳根于肾阳,肾阳温煦肝阳,肝木得荣,可防肝脉寒滞,如何梦瑶在《医碥》中所云:"肾水为命门之火所蒸,化气上升,肝先受其益。"肾阳温煦肝阳,肝阳对于肾阳亦有资助作用。《石室秘录》曰:"肝木不能生肾中之火,则肾水日寒。"明代周慎斋在《慎斋遗书》说到:"木者,火之母也,木浮,则火在上,而肾水寒,木沉,则火在下,而肾水温。"可知木为火之母,肝木性温,肝气温和,肾水获得补给;而若肝阳不足,机能减退,肾水亦虚寒。肾藏精,肝主疏泄,二者藏泄互用,肝肾在机体生殖功能方面发挥协同作用。此外,叶天士在《临证指南医案》中记载"奇经八脉,隶于肝肾为多""肝肾内损,渐及奇经八脉""肝血肾精受戕,致奇经八脉乏运用之力"等,都阐明了奇经八脉与肝肾关系密切。

五、临床意义

因此，肝肾在生理上相互联系，在病理上又相互影响。肾水不足，则水不涵木；肾阳不足，则肝失温养；肝阳妄动，则下劫肾阴；精血亏虚，则肝肾两亏，肝肾通过阴阳、精血、相火等多因素相互影响、传变，临床可见肝病及肾，肾病及肝，以及肝肾同病。多年来，中医大家也基于肝肾同源理论提出了许多治法，包括滋水涵木、肾肝同治等。这些宝贵的理论对我们娄江医学亦有所启发。江苏省名中医戴安伟教授在临床选方用药中认为"保肝即保肾，保肾即保肝"。临床中，应用中草药致肝损伤、肾损伤的病例屡见不鲜，特别是在中医药治疗肿瘤方面，大处方、多虫类中药、多抗肿瘤中药等所致肝肾损伤尤为常见。因此，戴教授认为，肿瘤患者素体亏虚，后天失养，其中医药治疗方案更需较常人慎重。方选精简，每在辨证施治的基础上，平衡用药，一为中正平和；二为刚而不猛，柔而不懦。常加用保肝药金钱草 30~60 克或鸡骨草 30~45 克，保肾药猪苓 15~20 克或白茅根 30~50 克或芡实 15 克联合糯稻根 30 克，故临床应用中鲜有中药致药物性肝肾损伤的情况。此外，针对特殊人群，用药常"衰其大半而止"，"有故无殒亦无殒也"。如孕期用药，用药无碍胎孕最为理想，但非峻猛药物而病不能除去时，亦当果断用药。应衰其大半而止，不足以害生，若过禁待尽，毒气内余，无病可攻，以当毒药，攻毒不止，则败损中和，故过则死。

第十七节　从体质辨识谈肿瘤预防

根据中国国家癌症中心 2022 年最新数据显示,2016 年中国新发癌症病例约 406.4 万例,新发癌症死亡病例约 241.35 万例。当前中国癌症负担日益加重,严重影响人民健康。普通大众谈癌色变,故每有新患就诊者,除了详细介绍具体诊疗方案以外,家属总会反复询问病因、饮食、起居调摄等。基于此类种种,向戴师讨教,从体质辨识谈疾病防治。

《灵枢·寿夭刚柔》说:"人之生也,有刚有柔,有弱有强,有短有长,有阴有阳",表明古人已经认识到先天禀赋强弱对个体的影响。《灵枢·五变》说:"肉不坚,腠理疏,则善病风""五脏皆柔弱者,善病消瘅""小骨弱肉者,善病寒热""粗理而肉不坚者,善病痹",证明了不同体质均有其易感的发病因素,并易于形成某类病症。章楠曾指出:"病因症状虽同,而禀质强弱不同,则治法自殊"。中华中医药学会综合各家共识颁布了《中医体质分类与判定》标准,将中医体质分为平和质、气虚质、阳虚质、痰湿质、阴虚质、湿热质、气郁质、血瘀质、特禀质等九类中医体质,为中医体质辨识在各学科中的规范诊疗提供了参考标准。

一、体质辨识

平和质即是气血阴阳平衡的健康体质,是内经中所谓"阴平阳秘,精神乃治"的最佳状态。以阴阳气血调和、以体态适中、面色红润、精力充沛等为主要特征。体形匀称健壮,面色、肤色润泽,头发稠密有光泽,目光有神,鼻色明阔,嗅觉、味觉正常,唇色红润,不易疲劳,精力充沛,耐受寒热,睡眠良好,食欲良好,大小便正常。舌色淡红、苔薄白、脉和缓有力。性格随和开朗,平时患病较少,男性多于女性,年龄越大,平和体质的人越少。对自然环境和社会环境适应能力较强。

《素问·举痛篇》曰:"百病生于气也",提出了气的失调是气虚质和气郁质形成的病理基础。气虚质和阳虚质是气与阳气受损,使脏腑组织活动减弱和御邪能力下降的体质。气虚质元气不足,以疲乏、气短、自汗等气虚表现为主要特征。虚胖,肌肉不健壮,性格内向,情绪不稳定,胆小,不喜欢冒险。容易呼吸短促,接不上气;喜欢安静,不喜欢说话,说话声音低弱,容易感冒,常出虚汗,经常感到疲乏无力;舌淡红、舌边有齿痕、脉弱。气虚体质者多分布在西部、东部地区,没有工作的人、学生和长期从事体力劳动的人容易气虚。不耐受寒邪、风邪、暑邪。容易感冒,生病后抗病能力弱且难以痊愈,还易患内脏下垂比如胃下垂等。阳虚质阳气不足,以畏寒怕冷、手足不温等虚寒表现为主要特征。肌肉不健壮,性格多沉静、内向;总是手脚发凉,胃脘部总是怕冷,衣服比别人穿得多,耐受不了冬天的寒冷,夏天耐受不了空调房间的冷气,喜欢安静,吃(喝)凉的东西总会感到不舒服,容易大便稀溏,小便颜色清,量多;舌淡胖嫩、脉沉迟。东北地区多见,可能与东北寒燥的天气有关,女性明显多于男性。长期偏嗜寒凉食物也会形成这种体质。不耐受寒邪,耐受夏季,不耐受冬季,易感受湿邪。发病多为寒证,易患泄泻、阳痿、水肿等。

痰湿质是痰湿凝聚,为脏腑输布排泄水液功能不足,水液凝结于皮下、肌肉所致。以形体肥胖、腹部肥满、口黏苔腻等痰湿表现为主要特征。体形肥胖，腹部肥满松软；性格温和，处事稳重，为人恭谦，多善忍耐；出汗多而黏腻，手足心潮湿多汗，常感到肢体酸困沉重、不轻松，面部经常有油腻感，嘴里常有黏黏的或甜腻的感觉，平时痰多；脉象或滑、或濡。喜欢吃甜腻食物、不爱运动爱睡觉、生活安逸的中老年人，男性多。易患糖尿病、中风、眩晕、咳喘、痛风、高血压、冠心病等。痰湿凝聚使局部气血运行不畅，可进一步凝聚为肿块这一病理产物，如在乳房结为乳癖，在颈部结为瘿瘤、瘰疬，在肢体聚为痰核，若失于调适有发展成乳腺癌、甲状腺癌、恶性淋巴瘤可能。

阴虚质阴液亏少，以口燥咽干、手足心热等虚热表现为主要特征。体形瘦长，性情急躁，外向好动活泼；经常感觉身体、脸上发热耐受不了夏天的暑热，皮肤干燥，经常感到手脚心发热，面颊潮红或偏红，常感到眼睛干涩，经常口干咽燥，容易失眠，经常大便干结；脉象多细数。在多风、干燥、强紫外线辐射的地区容易产生这种体质的人。对外界环境适应能力：平时不耐暑热干燥，耐受冬季，不耐受夏季。易患咳嗽、干燥综合征、甲亢、糖尿病、闭经发热等。

湿热质湿热内蕴，以面垢油光、口苦、苔黄腻等湿热表现为主要特征。形体偏胖或苍瘦，性格多急躁易怒，易患疮疖、黄疸、火热等病证。面部和鼻尖总是油光发亮，易生粉刺、疮疖，常感到口苦、口臭或嘴里有异味，经常大便黏滞不爽，小便有发热感，尿色发黄，女性常带下色黄，男性阴囊总是潮湿多汗，脉象多滑数。喜欢吃煎炸烧烤等食物或嗜好烟酒的人群多见。对湿环境或气温偏高，尤其夏末秋初，湿热交蒸气候较难适应。湿热易下注肠道、二阴，易患痢疾，若失于调适有部分发展为肛肠癌、宫颈癌、阴道癌的可能。

气郁质多气机郁滞，以神情抑郁、忧虑脆弱等气郁表现为主要特征。形体瘦者为多，性格内向不稳定，忧郁脆弱，敏感多疑。常感到闷闷不乐、情绪低沉，易紧张、焦虑不安，多愁善感或容易受到惊吓，常感到乳房及两胁部胀痛，常有胸闷的感觉，经常无缘无故地叹气，容易心慌、心跳快，喉部经常有堵塞感或异物感，容易失眠；脉象多弦。该体质的人多是年轻人，而且女性明显多于男性。对精神刺激适应能力较差；不喜欢秋冬天和阴雨天。易患失眠、抑郁症、神经官能症等。由于情志内伤影响气的流通，导致某些脏腑如肺、肝、胃、脾和经络的功能障碍，形成瘀血、痰饮，出现胀满、疼痛等症状；病理产物进一步堆积，易患瘿瘤、乳癖等，若失于调适有发展为甲状腺癌、乳腺癌等可能。

血瘀质多血行不畅，以肤色晦黯、舌质紫黯等血瘀表现为主要特征。瘦人居多，容易烦躁，健忘，性情急躁；皮肤常在不知不觉中出现紫瘀斑（皮下出血），皮肤常干燥、粗糙，常常出现疼痛，面色晦暗或有色素沉着、黄褐色斑块，眼眶经常黯黑，眼睛经常有红丝（充血），刷牙时牙龈容易出血；脉象有涩、有弦、有细。南方人、脑力工作者，女性多见。不耐受风邪、寒邪。易患出血、中风、冠心病等。若失于调适，血行不畅程度加重，或血液离经，瘀积于脏腑组织器官，在腹腔内可形成"推之不移、按之疼痛、坚硬有形"的块状物，即为癥积，部分发展成肝癌、肠癌；血溢脉外，可形成血证，部分发展成血液病。

特禀质多为先天失常，以生理缺陷、过敏反应等为主要特征。形体无特殊，或有畸形，或有先天生理缺陷，适应能力差，如过敏体质者对季节适应能力差，易引发宿疾。临床多表现为过敏体质，即使不是感冒也经常鼻塞、打喷嚏、流鼻涕，容易患哮喘，容易对药物、食物、气味、花粉、季节过敏，皮肤容易起荨麻疹，皮肤常因过敏出现紫红色瘀点、瘀斑，皮肤常一抓就红，并出现抓痕。皮疹反复发作难愈，是发生皮肤肿瘤的高危因素。

以上体质类型除平和质外，均可使脏腑机能活动减弱，抗御邪气能力下降，不能清除代谢产物或自我修复，可致病理产物堆积不化，是肿瘤形成的危险因素之一。《疡科心得集》曰："瘿瘤者，非阴阳正气所结肿，乃五脏瘀血浊气痰滞而成也。"《局方发挥》对肿瘤也有"自气成积，自积成痰""……又行痰挟瘀血，遂成窠囊"的论述，都表明体质偏颇、失于调适，是肿瘤发生的重要因素。

二、分类引导

平和质主要养生策略为：（1）饮食营养要均衡，多吃水果和蔬菜，避免暴饮暴食，忌吃过热、过凉和油腻食物等；（2）生活作息要规律，早睡早起；（3）在运动方面，适量即可。

气虚质主要养生策略为：（1）饮食多吃具有益气健脾的食物，如黄豆、白扁豆、香菇、大枣、桂圆、蜂蜜等，少食具有耗气作用的食物，如槟榔、空心菜、生萝卜等；（2）生活要规律，避免过度劳累；（3）运动时要注意防风防寒；（4）平时可服玉屏风散预防，亦可按摩足三里穴。

阳虚质主要养生策略为：（1）可多吃甘温益气的食物，比如牛羊狗肉、葱、姜、蒜、花椒、韭菜、辣椒、胡椒等。少食生冷寒凉食物如黄瓜、藕、梨、西瓜等；（2）秋冬季节要注意保暖，注重腰背部的防寒保暖；（3）运动时要以散步和慢跑为主，夏季不宜做剧烈运动；（4）自行按摩气海、足三里、涌泉等穴位，或经常灸足三里、关元。可服金匮肾气丸。

阴虚质主要养生策略为：（1）多吃甘凉滋润的食物，比如绿豆、冬瓜、芝麻、百合等。少食羊肉、狗肉、韭菜、辣椒、葱、蒜、葵花籽等性温燥烈的食物；（2）生活环境要安静，避免熬夜；中午保持一定的午休时间；（3）平时多听一些曲调舒缓、轻柔、抒情的音乐，防止恼怒；不宜做剧烈运动，锻炼时要控制出汗量，及时补充水分；（4）可酌情服用六味地黄丸、杞菊地黄丸。

痰湿质主要养生策略为：（1）多食葱、蒜、海藻、海带、冬瓜、萝卜、金橘、芥末等食物，少食肥肉及甜、黏、油腻食物；（2）居住环境需干燥；（3）多进行慢跑运动，达到出汗水平即可；（4）可服用化痰祛湿方。

湿热质养身策略：（1）饮食以清淡为主，多吃甘寒、甘平的食物如绿豆、空心菜、苋菜、芹菜、黄瓜、冬瓜、藕、西瓜等；少食辛温助热的食物；戒除烟酒；（2）居住环境应通风干燥、不宜熬夜；（3）适当做大强度锻炼；（4）日常可服六一散、清胃散、甘露消毒丹。

血瘀质养生策略：（1）饮食多以清淡易消化为主，可多食海藻、海带、紫菜、萝卜、胡萝卜、柚、山楂、醋、绿茶等具有活血、散结、行气、疏肝解郁作用的食物，少食肥猪肉等，睡前可以喝点红酒；（2）作息要规律，保持足够的睡眠；（3）加强体育锻炼；（4）可服用桂枝茯苓丸等，保健按摩可使经络畅通，起到缓解疼痛、稳定情绪、增强人体功能的作用。

气郁质养身策略：（1）少量饮酒，多吃小麦、葱、蒜、海带、海藻、萝卜、金橘、山楂等具有行气、解郁、消食、醒神的食物，睡前避免饮茶、咖啡等提神醒脑的饮料；（2）注意劳逸结合，睡前避免饮茶和咖啡等；（3）多参加户外活动，解除自我封闭状态；（4）可以服用逍遥散、舒肝和胃丸、开胸顺气丸、柴胡疏肝散、越鞠丸调节。

特禀质养身策略：（1）饮食清淡、均衡，粗细搭配适当，荤素配伍合理，少食荞麦、蚕豆、白扁豆、牛肉、鹅肉、茄子、浓茶等辛辣之品、腥膻发物及含致敏物质的食物；（2）作息规律，不宜养狗和猫等宠物；（3）适度参加体育活动，选择步行或者慢跑；（4）可服玉屏风散、消风散、过敏煎等。

辨识体质，分类引导，防患于未然，是治未病思想之"未病先防"理论在肿瘤预防中的重要体现。

第十八节　从肝脾肾论癌性疲乏

癌性疲乏（cancer-related fatigue，CRF）是肿瘤患者最常见的症状之一，在各个年龄阶段、各病理类型的肿瘤患者中均有发生，且在肿瘤的治疗和康复过程中长期存在，严重影响肿瘤患者的生活质量。癌性疲乏的报道最早出现于1979年，在1986年首次从护理学的角度将其定义为：受生物节律影响的主观疲倦感，其强度、持续时间和主观不舒适感经常发生变化。在1996年其被定义为：疲乏是一种主观的、令人不快的症状，从疲劳至精疲力竭产生的全身症状干扰着患者的日常生活。1998年，其被定义为：一种包括生理、情感、认知与伴有时间性在内的自我知觉体验，以及一种动态的、多维的自我感知状态。《NCCN癌因性疲乏指南（2018版）》将癌因性疲乏（即癌性疲乏）定义为：一种痛苦的、持续的、主观的、有关躯体、情感或认知方面的疲乏感或疲惫感，与近期的活动量不符，与癌症或癌症的治疗有关，并且妨碍日常生活。

与一般性疲乏相比，癌性疲乏具有发病快、病情重、能量消耗大、持续时间长、不可预知、不能通过休息或睡眠缓解的特点。第十次国际疾病分类修订会议（ICD-10）将癌性疲乏定为一种疾病并提出了具体的诊断标准：在过去一个月内的任何两周中，（1）如果肿瘤患者每天或几乎每天都出现下列任何一种表现：①明显的疲乏；②精力下降；③休息需求增加；（2）同时伴有以下五个或五个以上的症状表现：①虚弱或肢体沉重；②不能集中注意力；③缺乏激情、情绪低落、精力不足；④嗜睡或失眠；⑤睡眠后感到精力未能恢复；⑥活动困难；⑦出现以下情绪反应如悲伤、挫折感或易激惹；⑧不能完成原先能胜任的日常活动；⑨短期记忆减退；⑩活动后经过休息疲乏症状持续数小时不能缓解。

疲乏导致肿瘤患者出现明显的抑郁症状，或对其社交、工作和日常生活等诸多方面造成严重影响，排除精神因素（如极度抑郁、极度兴奋或精神错乱）造成的影响，且病史、体格检查、实验室检查结果证明这些症状由癌症或癌症的治疗措施所引起，即可诊断为癌性疲乏。

癌性疲乏可作为症状亦可作为病证，归属于中医学的"虚劳病"范畴，其主要病机是因脏腑功能亏损，导致气血阴阳不足。中医认为癌症的形成是癌毒日积月累的过程，久病必虚。虚劳的症候虽多，但总离不乎五脏，而五脏之辨，又不外乎气、血、阴、阳，故对虚劳的辨证应以气、血、阴、阳为纲，五脏虚证为目。《杂病源流犀烛·虚损痨瘵源流》云："五脏虽分，而五脏所藏无非精气，其所以致损者有四，曰气虚，曰血虚，曰阳虚，曰阴虚"。所以各种原因所致的虚损往往互相影响，由一虚渐致多虚，由一脏而累及他脏，使病情趋于复杂和严重，辨证时须悉心分析。验之临床，癌性疲乏尤与肝、脾、肾关系密切。

一、从肝论治

肿瘤病人一般精神压力较大，又多忙于四处求医问药，身心俱疲，超过肝的调节能力，引起肝脏疏泄功能失常以及耗伤肝血。《素问·六节藏象论》曰："肝者，罢极之本"，肝脏通过脏腑气血等多个途径影响疲劳感的产生和调节疲劳程度。

肝失疏泄，气血运行失常。体力与脑力的产生均以气血为基础，以经络为通道，通过五脏功能的相互协调而实现。肝主疏泄，调畅气机，对气血津液的生成、输布和代谢有着重要意义。《读医随笔》曰："肝者贯阴阳，统气血……握升降之枢"。李用粹又云："气不周流之关键在于肝气不舒……"。肝失疏泄则气机失调，必然导致气血运行失常，脏腑筋脉失养而产生疲劳乏力。肝气郁结易化火生痰成瘀，痰浊瘀火阻滞经络，又加重气机不利，以气机不利为先导，引起一系列脏腑虚实寒热的病理改变，导致疲乏日益加重；并且因疲乏而导致的运动减少，也加重了气机的阻滞，二者形成恶性循环。肝失疏泄，情志内伤是虚劳病的重要原因。如《潜斋医话》提出："劳病之因非一，总缘情志不舒，所谓七情不损，五劳不成者，真至言也"。《三因极一病证方论》说得更明确，曰："五劳者，皆用意施为，过伤五脏，使五神不宁而为病，……是皆不量禀赋，临事过差，遂伤五脏"。提出了五劳是在禀赋不足的基础上，因情志过极所致。在临床上针对此证常用越鞠丸加减，药用香附、柴胡、郁金、佛手、八月札疏肝解郁，以顺肝性；川芎活血行气，当归、白芍养肝血，柔肝体，助柴胡恢复肝的顺达之性；苍术、白术健脾燥湿；薄荷辛凉，疏肝气、解郁热；神曲、山楂、谷麦芽消食健脾，诸药相配，共奏疏肝解郁、理气活血之功。

肝血不足，筋脉失养。肝主藏血，主筋，为"罢极之本"，肝可储藏血液和调节血量，能保证运动过程中血液的正常输布。《素问·五脏生成》篇曰："人卧血归于肝……足受血而能步，掌受血而能握，指受血而能摄"，明确指出运动能力与肝和血相关。肝主筋，筋具有"主束骨而利机关"的功能，筋的营养来源于肝血，肝血充盈，筋膜得养，则运动灵活有力。因此，全身骨骼、关节、肌肉的协调运动实质上受肝的调节，机体运动能力的大小也与肝密切相关。正如《类经·卷三》所言："人之运动，由乎筋力，运动过劳，筋必罢极"。肝藏血，藏魂，魂与神密切相关，可影响心理活动，神经活动过度会影响肝，从而降低肌肉活动能力。养肝是消除疲劳的有效手段。临证中针对此证多取补肝汤加减，药用生地黄、枸杞子、山茱萸、玄参滋阴养肝；茯苓、泽泻祛湿健脾养肝；红花养血柔肝，赤芍凉血软肝；酸枣仁养阴安神；柴胡舒肝气，引药入经；炙甘草甘平调补，缓和药性，调和诸药。共奏养阴柔肝、祛疲醒神之功。

二、从脾论治

虚劳病的成因虽多，但不外先天不足和后天失调两个方面，尤其以后天失调所至者颇多。因脾为后天之本，故后天失调多与脾有关。人之一身，气主煦之，血主濡之，脾胃一伤，气血生化乏源，五脏六腑，四肢百骸皆失濡养，气机升降出入运动亦相继失调，致使百病丛生。所以脾脏一虚，不仅可渐伤它脏，它脏疾病亦易传脾胃。又可由正虚外邪易侵，更损气血形成因虚致病，因病成劳的恶性循环。

脾虚气血生化乏源，脾为后天之本，气血生化之源，主肌肉、四肢，运化水谷精微及水湿，饮食不节或思虑过度损伤脾胃，脾失健运，则气血生化乏源，脾主升清阳，清阳实四肢，脾虚清阳不升、浊阴不降，四肢肌肉失养故见四肢酸痛无力等，都说明脾参与形体运动，与疲劳相关。张仲景对虚劳病的治疗上，非常重视甘温扶脾，建立中气。"阴阳俱不足者，补阳则阴竭，泻阴则阳脱，如是者，可将以甘药"。在人体阴阳俱虚的情况下，补阴则碍阳，补阳则损阴，唯以甘温之剂来恢复脾胃之气，脾胃复健，纳化正常则气血自生，营卫调和，阴阳平衡，虚劳之证，才能得以缓解。仲景治疗虚劳病主以"建中"，不仅告诉人们诸建中汤可以治疗多种虚劳杂病，更重要的是借建中之名，示人对虚劳应注重调理脾胃，建立中气，培补后天，绝不是谨守一方而万病皆应。脾虚不能化生水谷精微，气血来源不充，肢体经络失于濡养，故见疲劳乏力，少气懒言，倦怠嗜卧，临床常用四君子汤加味，药取人参或党参、黄芪甘温益气，健脾养胃；白术苦温，健脾燥湿，加强益气助运之力；茯苓甘淡，健脾渗湿，苓术相配，则健脾祛湿之功益著；山药益气养阴健脾；薏苡仁渗湿健脾；炙甘草益气和中，调和诸药。

脾虚生湿，肢体困重疲劳感常与四肢困重并存，肢体困重多属湿邪为患。湿为阴邪，其性重浊、黏滞，易阻遏气机。湿邪致病，侵入部位以中焦脾胃为主，脾为湿土之脏，胃为水谷之海，湿土之气同类相召，故湿邪为病，最易侵犯中焦脾胃。脾主运化，喜燥恶湿，脾失运化，易致水湿内停而致病。章虚谷说："三焦升降之气，由脾鼓运，中焦和则上下顺，脾气弱则湿自内生，湿盛而脾不健运，浊壅不行，自觉闷极"。可见脾病与湿的关系非常密切，脾病不论虚实，都可出现湿的兼证。脾主四肢肌肉，湿邪困脾，可见怠惰嗜卧，四肢乏力，大便泄泻，懒于言语，恶食纳少，舌苔薄白腻，或厚腻，或舌质偏淡，脉缓而大或浮，或细，或濡诸症。临证常用参苓白术散加减，药取西洋参或党参、炙黄芪、炒白术、茯苓益气健脾，砂仁、陈皮、木香行气调中运脾，苏梗、藿香化湿醒脾，鸡内金、莱菔子消食理脾，甘草益气和中。诸药共奏益气健脾、祛疲养神之功。

三、从肾论治

劳字始载于西周文献，气血阴阳不足以及脏腑亏损是引起多种慢性疾病的病因。肾阴肾阳为五脏阴阳的根本，肾为五脏中的根本。肾精不足，肾阴不足、肾阳亏虚则五脏精气阴阳均亏虚或衰败，表现各脏腑功能失司，情志失常，一派衰败景象。因此对虚劳的治疗，历代医家也多从肾论治。例如，明代的龚廷贤在《寿世保元·补益》里面提到："肾水一虚，心火即炽，酿成劳瘵。"李中梓在《病机沙篆·虚劳》里面提到要治疗这种虚劳病应该从本源出发，认为"血之源头在乎肾，盖水为天一之源，而人资之以为始者也"。认为只有补肾才是治好虚劳病的关键。

肾为"先天之本"，"脏腑气血之根"。癌症属于慢性消耗性疾病，久病及肾，癌毒本身及治疗手段均可伤肾，肾主纳气，主骨生髓。一方面，肾不纳气，则出现乏力气短、动则喘甚、呼多吸少等症状；另一方面，肾精亏虚也会引起腰膝酸软、失眠健忘、注意力不集中等症状。有些学者认为"血之源头在肾，气之源头在脾"，治疗上应注重脾肾兼顾，除了补脾益气，滋肾养血同样重要，临床常用枸杞子、补骨脂、生地黄、熟地黄、酒黄精、牛膝、盐杜仲、骨碎补、槲寄生等药物补肾填精，强筋壮骨，固养先天之本。经云"形不足者温之以气，精不足者补之以味"，形指阳和气，即官桂附子之类是也，精指阴和血，味即厚味，包括鹿茸、河车血肉有形之品。

正如《内经》所言："肝虚、肾虚、脾虚皆令人体重烦冤"，对从肝、脾、肾三脏论癌性疲乏提供了重要理论依据。在临床工作中癌性疲乏非常常见，西医治疗缺乏有效手段，而中医以其辨证论治的特点，临证化裁，根据虚劳病因，辨明病情，注意考虑邪实、正虚、虚实夹杂的情况，除中药内治外，还可辅以针灸，火罐，太极等治疗手段，扶正培元，以抵病邪，达到除已病，防未病的目的。

第十九节　癌热治疗心得

中医将发热分为外感性发热和内伤性发热。肿瘤发热，若无感染依据，多与肿瘤相关，属内伤性发热范畴，简称癌热。

现代医学治疗癌热，可概况为以下四方面：（1）非甾体解热抗炎药物，如消炎痛（吲哚美辛）、阿司匹林。（2）激素治疗，激素具有抗炎、抗过敏、退热作用，临床应用于多种原因所致的发热。（3）物理疗法，如酒精冰帽、冰袋，物理降温方法可减少机体代谢、增加传导散热。（4）抗生素，减少肿瘤或肿瘤治疗相关的感染而造成的发热。以上药物临时使用过程中可不同程度的控制体温，但停药后体温易反复，如长期使用又会带来不同程度的毒副反应，如非甾体类退热药物会导致白细胞减少增加感染风险，这类药物也易诱发溃疡出血、出汗虚脱等，不利于患者的康复。

中医学认为癌热是由人体气血阴阳亏虚，脏腑功能失调，痰瘀热毒互结为病。癌热分虚实，实证常见湿热内蕴、瘀血阻滞、肝经郁热、热毒壅盛四种证型，治疗以清利湿热、活血化瘀、清肝泻火、清热解毒为主；虚证分气虚和阴虚，治疗以甘温除热、养阴清热为法。根据戴师多年的临床经验，具体辨证分型及治法方药如下：

一、实证

（1）湿热内蕴证表现为低热，午后热甚，心内烦热，胸闷脘痞，不思饮食，渴不欲饮，呕恶，大便稀溏或黏滞不爽，舌苔白腻或黄腻，脉濡数。

治法：清利湿热，和中化痰。

方药：甘露消毒丹合三仁汤加减。

甘露消毒丹、三仁汤均为祛湿剂。前方具有利湿化浊，清热解毒之效，方中重用滑石、茵陈、黄芩以清热燥湿，利水渗湿，泻火解毒；以石菖蒲、藿香、白豆蔻行气化湿，运脾和中，令气畅湿行；热毒易上攻，导致颐肿咽痛，连翘、射干、贝母、薄荷合以清热解毒，散结消肿而利咽止痛。后方三焦分消，方中杏仁宣利上焦肺气，气行则湿化；蔻仁芳香化湿，行气宽中，畅中焦之脾气；薏苡仁甘淡性寒，渗湿利水而健脾，使湿热从下焦而去。

若呕恶加竹茹、藿香和胃泄浊；胸闷，苔腻加藿香、佩兰芳香化湿；湿热阻滞少阳枢机，证见寒热如疟，寒清热重，口苦呕逆，加青蒿、黄芩。

（2）瘀血阻滞证表现为午后或夜晚发热，或自觉身体某个部位发热，口燥咽干，但不欲饮，自体有固定的痛处或肿块，面色萎黄，舌质青紫或有瘀斑，脉弦或涩。

治法：活血化瘀，通络散热。

方药：血府逐瘀汤加减。

本方具有活血化瘀，行气止痛的功效，适用于血瘀气滞所致的胸痛、头痛、发热等证。常用药：当归、川芎、赤芍、地黄养血活血；桃仁、红花、牛膝活血祛瘀；柴胡、枳壳、桔梗理气行气。

发热较甚者，可加秦艽、白薇、丹皮清热凉血；肢体肿痛者，可加丹参、郁金、延胡索活血定痛。

（3）肝经郁热证表现为低热或潮热，热势随情绪波动而起伏，精神抑郁，胁肋胀满，烦躁易怒，口干而苦，纳食减少，舌红苔黄，脉弦数。

治法：疏肝利胆，解郁泻热。

方药：轻证选方丹栀逍遥散加减；重证选方龙胆泻肝汤加减。

丹栀逍遥散由逍遥散加丹皮、栀子组成，具有疏肝理气，清热泻火的功效，适用于气郁化火轻证。方中丹皮、栀子清肝泻火；柴胡、薄荷疏肝解热；当归、白芍养血柔肝，茯苓、白术补脾培土。

龙胆泻肝汤具有清泻肝胆实火，清利胆经湿热之功效，适用于气郁化火重证。方中龙胆草大苦大寒，既能泻肝胆实火，又能利肝胆湿热，泻火除湿，故为君药。黄芩、栀子苦寒泻火，燥湿清热，增君药泻火除湿之力，用以为臣。泽泻、木通、车前子渗湿泄热，导肝经湿热从水道而去，诸药合用，均有助于发挥其功效。

（4）热毒壅盛证表现为热势壮盛，无汗，久稽不退，或局部肿块灼热疼痛，鼻干口渴，心烦寐差，或咳嗽少痰，或痰中带血，腰酸背痛，小便短赤，大便秘结，舌质红，苔黄腻或薄黄少津，脉细数或弦数，甚者神昏谵语，二便闭塞，脉滑数。

治法：清热解毒，凉血散瘀。

方药：犀角地黄汤加减。

方用苦咸寒之犀角（现以水牛角代）为君，直入血分，凉血清心而解热毒，使热清毒解血宁，臣以甘寒之生地黄，清热凉血养阴，既助君药清热凉血，又复已失之阴血。君臣相伍，以清为主，兼以固涩。芍药、丹皮为佐，清热凉血，活血散瘀。

加入石上柏、半枝莲、白花蛇舌草凉血散瘀；土茯苓、苦参、藤梨根清热祛湿，解毒散结；山慈菇清热解毒，化痰散结。若热毒伤阴，口咽干燥，咳嗽少痰，加天冬、麦冬、北沙参；热毒久稽，损伤络脉，痰中带血或尿血者，加大蓟、小蓟、藕节炭、侧柏叶、白茅根；热毒壅盛，腑气不通者，加生大黄、芒硝。

二、虚证

（1）气虚发热表现为热势或高或低，常在劳累后发作或加剧，倦怠乏力，气短懒言，自汗易于感冒，食少便溏，苔质淡，脉细数。

治法：补中益气，甘温除热。

方药：补中益气汤加减。

本方具有益气升阳，大补脾胃功效，脾胃为后天之本，生化之源，体现了建中有生。常用药：黄芪、党参、白术、甘草益气健脾扶正，即所谓"养正积自除"之旨，当归养血活血，陈皮理气和胃，升麻、柴胡能升举阳气又能透泄热邪。

自汗较多者加龙骨、牡蛎、浮小麦；汗出恶风者加桂枝、芍药调和营卫；脾虚夹湿，见胸闷脘痞，舌苔白腻者，加苍术、厚朴、茯苓健脾燥湿。

（2）阴虚发热证表现为午后潮热，或夜间发热手足心热，烦躁，少寐多梦，盗汗，口干咽燥，舌质红或有裂纹，苔少或无苔，脉细数。

治法：养阴清热。

方药：清骨散加减。

本方具有清虚热，退骨蒸功效，为治疗阴虚发热的常用方剂。常用药：银柴胡、知母、胡黄连、地骨皮、青蒿、秦艽退虚热，鳖甲滋阴潜阳。

盗汗者可去青蒿，加牡蛎、芍药、甘草、浮小麦，失眠者加夜交藤、柏子仁、酸枣仁；气虚者加太子参、麦冬、五味子。

在发热至极时可以辨证的选用中成药，高效便捷，如高热惊厥者用安宫牛黄丸，热盛伤津致厥者用紫雪丹，热盛动风者用至宝丹。在随证治疗的基础上加用抗肿瘤中草药如半边莲、半枝莲、山慈菇、白花蛇舌草、红豆杉等提高抗癌除热之效，即所谓"邪去正自安"之意，有效提高了肿瘤患者的生活质量。

第二十节　衷中参西思想在肿瘤治疗中的应用

"师古而不泥古，参西而不背中"是"中国近代医学第一人"——张锡纯的治学宗旨，其用一生的临床经验撰写的《医学衷中参西录》更是"衷中参西、汇通中西"治学思想的集中体现。张氏提出"合中西融贯为一"的设想，并以"中医包括西医之理"学说为理论依据，力图沟通中西医。"衷中参西"，不是口号，要求我们立足中医，以中医为本；继承发扬，推陈出新；衷中参西，融汇贯通。

一、立足中医，以中医为本

"衷中参西"，就是要立足于中医，坚持中医的诊疗思维，这是原则，也是根本的治学方法。若见肿瘤就堆砌诸多活血化瘀药及现代药理研究证明有抗肿瘤作用的中药，那么，这就不是中医的诊疗思路，而是用西医来指挥中医。只有在坚持以中医理论为指导，坚持中医的理法方药，在辨证施治的基础上，再参考西医的研究成果，才可以提高临床疗效。比如对于大肠癌患者的术后辅助化疗，一线化疗方案中就有草酸铂、氟尿嘧啶类的易致腹泻的药物，如果此时再用西医的理论来指导中医的临床治疗，就会用华蟾素等药物去抗肿瘤治疗，结果就会加重患者腹泻的发生率和严重程度。不论从肠癌本身，抑或是药物性腹泻，从中医整体角度出发，其病机均可是脾虚湿滞，"治病必求于本"，应给予健脾助运化湿之方药，来减少腹泻发生率和严重程度。

二、继承发扬，推陈出新

《医学衷中参西录》中有关"医论"90条，条条以《黄帝内经》《伤寒杂病论》为宗旨，使之立说有据，治法有源，活用经方，灵思巧变。在论治心脾思虑过度所致虚劳内热证时，张氏云"《内经》所谓脾主思者，非谓脾自能思也，盖脾属土，土主安静，人安静而后能深思""是知思也者，原心脑相辅而成，又须助以脾土镇静之力也"。故精神调摄与药物治疗必须相结合，首先要告诫病患"淡泊寡欲，以养其心"。然后再给予资生汤以补脾助胃，使脾健胃和，运化升清，气血充足，营润脏腑，则劳热自消。在论治肝病时，根据《内经》

云"厥阴不治,求之阳明""肝苦急,急食甘以缓之"。在论治脑充血证时,《素问·调经论》曰"血之于气,并走于此,则为大厥,大厥则暴死,气反则生,不反则死"。张氏认为脑充血即为《内经》中所云之厥证,后误称为中风证,并据此拟定建瓴汤为防治之方,甚为有效。《金匮要略》谓:"知肝之病,当先实脾"。张氏推陈出新,自创"新拟和肝丸"药7味,以柔肝、缓肝、醒脾、制肝、健胃于一体,疗效甚佳。

三、衷中参西,融会贯通

张氏云"斯编于西法,非汉采其医理,互有采其化学之理,运用于方药者,斯乃合中西而融贯为一"。张氏在临床用药过程中,深刻体会到中药、西药各有所长,配伍不宜互相抵触,而应相济为用,从而增加疗效。在理论上,他将中医、西医加以结合,互相渗透,更全面的解释病症;在临床上,中西药并用,取长补短,发挥更好的临床疗效。

张氏认为,噎膈(食管癌)的治疗必须中西合用,应"中药与西药相助为理,诚能相得益彰",并说到"西医用药在局部,是重在病之标也;中医用药求原因,是重在病之本也。究之标本原宜兼顾"。张氏治疗噎膈(食管癌)是在用参赭培气汤的基础上,逐步使用活血药、破瘀药以及虫类药,此外,另加口服变质化瘀丸,而在这个方子里面有中药,同时还有两个西药——碘化钾和胃蛋白酶。张氏言消瘤赘,唯此两药有效矣。众所周知,中药有化瘀之功效,却难以消瘤赘。

在临床上,我们看到很多肿瘤病人会有血瘀的临床表现,如舌质紫黯、有瘀斑瘀点、舌底静脉曲张等,用药可以使用活血化瘀药,如三棱、莪术等,甚至可以使用虫类药,如蜈蚣、水蛭等。但是对于消化道肿瘤,却很难消去,如食管癌、胃癌，也就是说如果在消化道肿瘤已经出现梗阻的时候，单纯用中药是很难解决问题的，此时就需要采用一些西药来配合中药的治疗，加强抗肿瘤作用，甚至是采用手术的方法来解决问题。采用西药或手术，并不违背我们中医的思路，因为这些手段实际上就是中医杀毒消瘤思想的体现，也就是中医讲的"消法"，只不过是具体使用的手段不同，所以我们在临床治疗过程中并不反对化疗、放疗、手术以及其他抗肿瘤治疗手段。真正的中西医结合实际是中西医方法的结合，不是单纯理论的结合。

四、方药创新，疗效显著

张氏的《医学衷中参西录》载述、拟制方剂160余首，用药精当，疗效显著，被后世赞赏，其所创制的方剂目前仍被临床各科广泛应用，如心内科治疗胸闷憋气的升陷汤、肾内科治疗肾病综合征的宣阳汤和济阴汤。

张氏云："赭石：色赤，性微凉。能生血兼能凉血，而其质重坠，又善镇逆气，降痰涎，止呕吐，通燥结，用之得当，能建奇效"。代赭石的应用是张氏非常有特色的经验之一，其认为代赭石既能下气，又能通便。在临床上，如果肿瘤患者出现大便干燥，且不宜用大黄、芒硝一类峻下药，若用之，则会使正气下陷，故用代赭石通大便，而又不伤气。另外，张氏受旋覆代赭石汤的启发，认为人参、代赭石并用能纳气归原，这就给了我们在临床工作中很好的启示。

临床上常用的参赭镇气汤和参赭培气汤就是张氏人参、代赭石并用纳气归原的代表方剂。《内经》云："五脏六腑皆令人咳，非独肺也。"在治疗一个长期伴有慢性咳嗽的肺癌患者时，并不能说病灶在肺，就单独治肺，只用一些宣肺、化痰、止咳的方法就可以了，而是一定要在辨证论治的基础上用五脏并调，纳气归元的方法，这样往往才能收到很好的疗效。另外一个参赭培气汤，是治疗噎膈（食管癌）的代表方，在这个方剂中我们可以看出张氏很重视培补后天中焦脾胃，应用此方治疗食管癌、胃癌，以及减轻化疗后的胃肠道反应取得了较好的临床疗效。

戴老师经常跟我们说"师古而不泥古"，要深刻体会"衷中参西，汇通中西"治学思想，学以致用，反复实践，为提高临床疗效服务，更要将祖国医学这个宝藏进行挖掘和提高，使之发扬光大，真正立于世界医药学之林。

第二十一节　从风论治黧黑斑

黧黑斑是一种颜面皮肤出现对称性淡褐色或黄褐色不规则斑片为特征的色素沉着性疾病，日晒后斑色加深，女性多见。该病易诊断，难治疗，各大医家对其病因病机均有不同见解。如《灵枢·经脉第十》云"胃足阳明之脉……颜黑……是主血所生之病者"；《外科大成》中记载"黧黑斑多生女子之面。由血弱不华，火燥结成"等。

而戴师认为风邪贯穿黧黑斑发生发展的整个过程，应当从风论治黧黑斑。《素问·太阴阳明论篇》"伤于风者上先受之"，风邪常会伤及人体的上部、肌表、阳经等部位。中医认为风邪有内外风之别，外风多与气候变化相关，如《诸病源候论》所言"或腠理受风，致气血不和，或涩或浊，不能荣于皮肤，故变生黑皯"，外风袭表，卫气不固，阳气浮越，阴不内守，气血不荣，则生黧黑斑；而内风多为脏腑功能失调所致，有诸内而形于诸外。内风循经入里，肝脾肾失调，精血枯槁，肌肤失于濡养，皮肤营卫郁滞，气、血、水液运行不畅，大量色素沉积而见黧黑斑。此外，风为阳邪，其性开泄，易引发皮下毛细血管扩张，皮肤屏障功能受损，而见色斑形成，并兼有瘙痒、脱屑等。

因此，在临证中常用风药治疗黧黑斑，因其具有祛风解表、升阳宣透、通络活血、引药入经的特点，既可以直达面部，又可因其轻灵之性，疏通经络，畅达气机，恢复气、血、水液的循环，从而消除黧黑斑。临床常用白芷、僵蚕、白附子、防风等。其中白芷历来被视为中医美容要药，具有祛风燥湿、止痛排脓、生肌之功效，《神农本草经》云白芷"长肌肤，润泽，可作面脂"，《本草经疏》云"辛香散结，入血止痛，故长肌肤，芬芳而辛，故能润泽"，《滇南本草》称其"祛皮肤游走之风"；僵蚕在众多医籍中均记载其有消除黧黑斑之功效，《神农本草经》称其"灭黑䵟，令人面色好"；《本草经疏》中记载："肺主皮毛，而风邪客之，则面色不光润，白僵蚕辛温入肺，去皮肤诸风，故能灭黑䵟及诸疮瘢痕也"；白附子具有燥湿化痰，祛风止痉，解毒散结之功效；《名医别录》称其"主面上百病"；防风则为"治风之通用药"。

此外，戴师在临床治疗黧黑斑时，在运用祛风类药物的同时，也常佐以养血活血、补益肝肾类药物，如当归、紫草、女贞子、菟丝子等，起调和气血、疏通脉道的作用，使气血得以上荣于面，从而消除黧黑斑，使面色红润。正所谓"治风先治血，血行风自灭"，临床需根据疾病特点，四诊合参，整体把握。

验案举隅：

陈某，女，37岁，颧部黄褐色斑片近5年，对称分布，缓慢增大，面无光泽，无痒痛。素体偏瘦，乏力，纳差，二便尚调。口唇黯，舌质瘀，苔少，脉弦细。中医诊断为黧黑斑（血瘀证），治宜养血活血、补益肝肾。处方：白芷15克，僵蚕20克，紫草20克，当归15克，赤芍15克，蒺藜30克，地肤子30克，白鲜皮30克，红花5克，女贞子20克，墨旱莲20克，白术15克，黄芪30克，黄精20克，玉竹10克，乌梅10克，甘草15克。水煎服，每日1剂。半月后黄褐斑虽无明显变化，但面色渐有光泽，继续服药半月，面部褐色斑片开始颜色略变浅，整体面色进一步改善，皮损与周边对比减弱。4个月后黄褐斑颜色明显变淡，面积减少近一半。后间断服药近一年，面部褐色斑片基本全消。

第二十二节　从《黄帝内经》看咳嗽证治

咳嗽为中医临床常见症状，古人云：有声无痰谓之咳，有痰无声谓之嗽，有痰又有声谓之咳嗽。现代医学认为咳嗽是人体的一种保护性呼吸反射动作，传统医学认为，咳嗽是因为外感六淫侵袭，脏腑功能受损，影响及肺，而致有声有痰的病症。对于咳嗽，因其病机复杂，方药使用较为混乱，往往使初学者迷茫不知其理。历代对咳嗽之研究专著甚少，民间有俗语"诸病易治，咳嗽难愈"，可见咳嗽治疗之不易。名医名家也常感治咳棘手，清·徐灵胎言："诸病之中，唯咳嗽之病因各殊而最难愈，治或稍误即贻害无穷"。历代医家也都有自己独到的看法，究其源头，大致都来源于《素问·咳论》。

一、"外感"和"内伤"咳嗽

外感咳嗽是指由外邪所致的咳嗽症状，大部分是新病即新咳，但也有久病复感新邪者。《咳论》中主要论述的是风寒客肺，肺失宣降导致咳嗽的病因病机。而在内经的其他篇章中，还论述了湿、热、火、燥诸邪外袭导致的咳嗽。必须辨清风、寒、暑、湿、燥、火（热），特别是风寒、风热、暑热、秋燥、寒湿、湿热等证；其症状主要包括咳嗽、咳痰、发热、头痛、鼻塞、流涕等。病因主要是由于外邪侵袭了人体，导致肺气失宣、气机不畅，从而引发咳嗽等症状。

内伤咳嗽，大部分是久病，但亦有新病因内伤而引发者。有先病在肺而影响他脏者，亦有他脏先伤而病及于肺者。其中尤以肺、脾、肾三脏的关系最为密切。必须首先辨清肺脏的虚、实、寒、热，其次必须深究发病的脏腑，搞清楚究竟这种咳嗽是由于肺脏本身引起的，还是由于其他脏腑的疾病涉及肺脏所致。

治病必求其本，所以临床当"知犯何逆"，辨清是内伤还是外感，是何所内伤何所外感，然后"随证治之"，方能药到病除。

二、五脏六腑皆令人咳

根据肺与五脏六腑的关系，给出了肺咳的症状，咳而气喘，呼吸有声，甚至咳血。心咳的症状，咳则心痛，喉中似有物堵，甚至咽喉肿痛闭塞。肝咳的症状，咳则两侧胁肋下疼痛，甚至痛不能转侧。脾咳的症状，咳则右胁下疼痛，并隐隐然牵引肩背，甚至动则咳嗽加剧。肾咳的症状，咳则腰背互相牵引作痛，甚至咳吐痰涎。并说明因"五脏之久咳，乃移于六腑"，五脏咳嗽日久不愈，就要传移于六腑。脾咳不愈，则胃就受病；胃咳的症状，咳而呕吐，甚至呕出蛔虫。肝咳不愈，则胆就受病，胆咳的症状是咳而呕吐胆汁。肺咳不愈，则大肠受病，大肠咳的症状，咳而大便失禁。心咳不愈，则小肠受病，小肠咳的症状是咳而矢气，且往往是咳嗽与矢气同时出现。肾咳不愈，则膀胱受病，膀胱咳的症状，咳而遗尿。以上各种咳嗽，如经久不愈，则使三焦受病，三焦咳的症状，咳而腹满，不思饮食。凡此咳嗽，不论由于哪一脏腑的病变，其邪必聚于胃，并循着肺经而影响及肺，使人多痰涕，面部浮肿，咳嗽气逆。

五脏的咳，是邪犯各脏经脉，导致经脉气血逆乱，并影响到肺所致，是咳嗽的初期阶段，其病机以各脏经脉气血阻滞不通为主。六腑的咳是因为五脏久咳不愈，按脏腑表里传变关系而成。因病深日久，病情较重，影响到相应脏腑的活动功能，表现为气机上逆之呕吐、气虚不摄之下泄等症状。

三、如何辨识咳嗽

正因为"五脏六腑皆令人咳"导致咳嗽的伴随症状多种多样，大大增加了辨证难度及用药难度，出现治疗效果参差不齐的情况，近现代很多医家根据咳嗽的特点总结出辨识规律和方法。从以下五个方面加以鉴别：

（1）从发病时间、季节上判断，如：黄昏时咳嗽，多为阴虚；五更时咳嗽，多为饮食积滞；伤暑咳嗽，多发生在夏暑时节；秋燥咳嗽，必然发生在秋季；冬季咳甚，春夏即愈，多为阳虚咳嗽。

（2）从咳嗽的声音上判断，如：咳嗽声重，咳而有力，多为新病、实证；咳声重浊，即声音虽有力，但混浊而不清亮者，多为脾湿水饮侵肺证；咳声嘶哑，甚或失声者，多为虚证、久病；咳而呀呷有声，即喘息张口，喉中发出声音，多为痰喘。

（3）从痰之有无、多少、稠稀、颜色、咳出难易判断，如：咳而无痰者，为干咳，多为燥热伤津或阴虚所致；痰少稠黏，甚或痰黄，不易咯出者，多为燥热咳嗽；痰涎清稀色白，易于咯出者，多为寒湿或阳虚；气出或吐痰腥臭，是为肺热。

（4）从发病的原因和其他疾病的先后顺序上判断，如：妊娠期咳嗽，多为子嗽；咳嗽日久不愈，胸部饥时作痛，唇上有白点如粟者，为虫咳。

（5）从兼症的情况判断：咳嗽兼见恶寒、无汗、鼻塞或流清涕，脉浮紧或浮缓者，为风寒外感；咳嗽兼发热或恶寒头痛，痰黄黏稠而咳痰不爽，口渴咽痛，或有汗或无汗，脉浮而数者，为风热咳嗽；咳而痰多且稀，舌白滑润，不渴，脉弦滑，不喜冷性饮食者，为湿痰或痰饮咳嗽；咳而兼有表寒的恶寒发热、头痛、脉浮等，同时又兼见里热的口干、口苦、口渴喜冷性饮食等症者，为寒中包火咳嗽；燥咳胸痛，咳吐臭脓，或大量吐血，似有脓而腥臭，脉数实者，为肺痈咳嗽；咳而倚息不得卧，多为外感风寒，或阳虚，水逆，痰饮冲肺所致。咳嗽而痰中有血，或纯粹咳血，多由外感或内伤化热、化火，灼伤肺络所致。咳血证已愈或未愈期间，兼见倚息不得卧，或侧卧一边者，多为瘀血咳嗽；咳嗽兼见口苦干燥、咽喉梗痛，为肺热证；咳嗽兼见面目浮肿，可因风寒侵肺或水饮冲肺所致。若兼见喘嗽肩息，脉浮而大者，多系死证。咳嗽兼见失声，多由久嗽或平素有火，复感风寒，火为寒束，寒中包火所致。微受风寒即发喘嗽，多因素体气阴两虚，复感风寒所致。咳嗽频吐痰涎，或内伤或外感，均可导致痰的产生，但以脾虚湿困为根本原因。

四、循经论治

文中论及咳嗽治疗，"治脏者，治其俞；治腑者，治其合；浮肿者，治其经"。即治五脏的咳，取其俞穴；治六腑的咳，取其合穴；凡咳而浮肿的，可取有关脏腑的经穴而分治之。为后世咳嗽的循经论治提供了很多启示。

以少阴经为例，少阴经走行即"肾足少阴之脉，起于小趾之下，邪走足心，出于然谷之下，循内踝之后，别入跟中，以上踹（腨）内，出腘内廉，上股内后廉，贯脊，属肾，络膀胱；其直者，从肾上贯肝膈，入肺中，循喉咙，夹舌本；其支者，从肺出络心，注胸中。"提示少阴经走行：下络膀胱，走肾，贯肝，入肺，循喉咙，夹舌本，络心，注胸中。临床通常可见以下症状：①少阴经入肺，涕为肺液，若感冒先流出清涕。②少阴经走肾，若感冒出现腰酸腰痛，腰不直立。③少阴经循咽喉，若感冒先出现咽痛，观察咽壁不充血，扁桃体亦无明显红肿。④少阴经下络膀胱，若感冒后尿不出，外邪影响膀胱的气化功能。以上咳嗽相关兼症均为少阴经循行部位，表现为心咳及肾咳等症状，同理针对不同经络循行部位出现的不同症状，应用相关的引经药物可以起到事半功倍的作用。

五、咳嗽的常用证治

（1）疏风散寒法

适用于风寒袭肺证，症见咳嗽，痰白而稀，咽痒，口不干苦，舌质淡红，苔薄白，脉浮滑或浮紧。

（2）疏风散热法

适用于风热犯肺证，症见咳嗽，痰少而黏，色白或黄，咽痒或痛，口干，舌质尖红，苔薄或薄黄脉浮滑数。

（3）解表达邪法

适用于外寒内热证症见咳嗽气急，痰声辘辘，恶寒发热，无汗，咽痛声哑，烦躁不安，舌红，苔薄黄，脉滑数。

(4) 清暑化痰法

适用于暑邪犯肺证，症见暑月咳嗽，痰多，恶寒身痛，全身困倦，纳食少，小便黄，舌苔黄腻，脉浮细滑。

(5) 清燥化痰法

适用于温燥犯肺证，症见秋季咳嗽，痰少而黏，口鼻干燥，大便干燥，舌质红，苔少，脉浮细数。

(6) 清热化痰法

适用于痰热壅肺证，症见咳嗽气促，痰黄稠而量多，胸闷口干或苦，舌质红，苔黄，脉滑数。

(7) 疏肝清肺法

适用于肝郁肺热证，症见胸脘闷胀时痛，嗳气，咽中异物感，咳痰黄稠，口干口苦，大便偏干，舌质红，苔黄，脉弦数。

(8) 健脾化痰法

适用于脾虚痰壅证，症见咳嗽痰稀，活动后气少，受凉后加重，口不干，咽不痛，纳食少，大便便溏，舌质淡，苔薄白，脉细滑。

(9) 养阴降逆法

适用于肺胃阴虚气逆证，症见咳嗽气促，无痰或痰少，胸脘满闷或胀痛，或伴呃逆，舌质淡红，苔少，脉细弦。

(10) 补肾益肺法

适用于肺肾两虚证，症见咳嗽痰白，气促，活动后尤甚，口干不苦，纳食可，大便正常，小便量少，腰膝足软，舌质红，苔少，脉细数。

(11) 调中补益法

适用于五脏亏虚所致的咳嗽，症见咳嗽，畏寒，劳热，便溏，脉细。

六、临证备要

肺为华盖，肺为娇脏，肺在体合皮，其华在毛。皮毛会最先遭受病邪的侵袭，然后邪气侵入肺脏。又因为肺是娇脏，位置在上焦，距离头面部近，因此外感风、寒、暑、湿、燥、火之六淫最易通过口鼻侵犯肺脏，导致肺司宣降功能失调，肺气上逆，所以咳嗽。但致病之因不仅仅是外因，更以内因为主。脾胃虚弱者，可生痰湿；肾不纳气者，可生喘嗽；心肺气虚者，可引起喘咳，甚或呼吸困难。气血辨证在肺系疾病的诊断与治疗中尤为重要，从气血表里虚实诸多方面进行全面考虑，不独治表证。咳嗽一般由外感引起，初发病时应详辨表里，由外感而引起者，均应先解表邪，而后期内有郁热而外感风寒所谓"外寒束内热"者，又应解表寒，兼清内热，避免因失治误治而导致邪气由肺卫内陷传变。

治病须分清层次，治疗也应有步骤，①在咳嗽的治疗过程中，若过早的应用寒凉黏腻的药，常易引邪入里，病无出路，一误再误必伤正气，热愈炽，邪愈盛，关愈紧，病愈重，终至不可收拾。②肺气宜宣，若表邪未解，过早用收敛滋腻药物如贝母、款冬花、阿胶之品，易致久咳难愈。③病在气分，若早用血分药物，可发动阴血，常见衄血、咳血等症状。若病入内里，处于血分，而继服气分药物，常可耗伤阴血。④如过早使用寒凉的药品，邪气无法排出体外，则内热更甚，需用麻黄引邪外出，取其"火郁发之"之意，麻黄不宜多用，同时配伍黄芩使邪得外出。⑤如过早使用黏腻药物，则导致邪无出路，每于午后发热，此时应用炒黑芥穗，由血分引入气分，迫邪外出即可热退。⑥尚有表寒者，虽有内热，不可早用知母、石膏之品，辛燥温热之药易引动内热，火热更炽。

"五脏有六腑皆令人咳,非独肺也"。在临床治疗咳嗽的时候,主要是先辨明咳嗽的原因,把握整体观,进行辨证施治,才能取得很好的疗效。

第二十三节 读书笔记
——《诊余集》临证探微

《诊余集》系孟河医派名医余景和所著,刊于民国七年(1918年),民国二十三年(1934年)更名为《余听鸿医案》。本书所载以内科为主,多为手录历年治愈诸大症,兼及平时搜集师友间治案。文笔酣畅,夹叙夹议,深入浅出,通俗实用。实际上本书是包含了医话内容的著作。他提倡对病家负责,治病要死中求生,提出了"治病以识症为第一"的观点。反复阐述用药要恰到好处。余氏治法全面通权达变,不但精于常规治疗,对一些奇特治疗手段亦能应用自如,如催吐法、嗅鼻法等,经常起死回生,化险为夷。今举二例分析之,以冀临证参考。

一、肿胀

"常熟县南街面店内某童。年十六七。冬日坠入河中。贫无衣换。着湿衣在灶前烘之。湿热之气侵入肌肉。面浮足肿腹胀色黄已有三年。友怜其苦领向余诊。余以济生肾气汤法。熟地一两,萸肉二钱,丹皮二钱,淮药三钱,泽泻二钱,茯苓三钱,牛膝半钱,车前二钱,附子一钱,肉桂一钱,余给以肉桂一支。重五钱。时正酷暑。人言附桂恐不相宜。又云胀病忌补熟地当去。余曰此方断不可改。服六剂。小便甚多。猝然神昏疲倦。人恐其虚脱。余曰不妨服六剂。有熟地六两。一时小便太多。正气下陷。未必即脱。待其安寐。至明午始甦。而肿胀全消。后服参苓白术散十余剂而愈。

治病之方法先要立定主见。不可眩惑。自然药必中病。有一方服药数十剂。一味不更而病痊者。非老于医者不能也。余在师处。见一童年二十。尚未通精。身长仅三尺余。面黄色萎。腹胀脐平足肿。有戴姓偕来。吾师诊之。问曰、此是何人。戴姓曰,是寒舍之牧牛佣也。问曰,工钱一月若干。戴姓曰,三百文。吾师曰,不必开方。回去待毙可也。戴姓曰,此当绝症耶。吾师曰、家贫不能服药也。孙真人云。亦不治也。若要病痊非药资十千文不可。其工价每月止三百文。何得不死。戴姓曰,病若可痊。吾代出十千文。亦周全一命。吾师曰,吾当代赊。如十千文之外。吾代偿可也。即进以济生肾气汤原方。熟地六钱,山萸肉二钱,丹皮半钱,山药二钱,茯苓四钱,泽泻二钱,车前二钱,牛膝半钱,肉桂一钱,附子一钱,服二十剂。面色转红。腹肿渐消。吾师曰,再服前方二十剂。而腹膨肿。俱已退尽。诸恙霍然。吾问师曰、小儿童身。纯阳之体前后共服附桂八两。如炭投冰。四十剂不更一味。而病霍然。神乎技矣。师曰、胀之一症。宜分虚实藏府上中下。最为准的。若健脾利水是崇土制水法。脾土不能制水。土被水淹。水泛滔天。一息真阳。被其淹没。用济生肾气。水中取火。蒸动肾阳。而消阴翳。保真阳而泄水邪。为开渠泄水法。水去而土稍旺。火旺土得生气。自然胃气甦。脾运而水有所制矣。若专以崇土筑堤。恐堤高水溢。涨至胸膈。水无出路。气喘不休。其症危矣。所以方药对病。如指南之针。心中断不可疑惑。倘服三四剂不效。即更他方。病深药浅。往往误事。吾令其服四十剂。而病可痊。胸中早有成竹也。"

此案给人启示诸多：他人认为时正酷暑,不宜使用附桂及补药，易耗气伤津，余氏取《济生方》肾气汤，温补肾阳，利水消肿，药虽对证，但服后小便甚多，猝然神昏疲倦。后仍未更方，仍继服济生肾气汤，并加大熟地用量，果然收效。说明治病要立定主见，心中断不可疑惑，倘服三四剂后效果不佳，即更他方，病深药浅，往往会使病情加重，延误治疗。此案可为佐证。中医治病讲究整体观念，辨证论治。此案例说明治疗肿胀不可一味健脾，需从患者的病史、症状及体征出发，辨证论治，四诊合参及五脏之间的相互关系来治病。此案中水为阴邪，易袭阳气，肾阳为一身阳气之根本，使用济生肾气汤温阳利水，阳气盛则水行，水行则脾气渐盛，肿胀即退。如一味健脾，体内水邪难消反涨，阳气进一步被遏，病情恐加重。故治病不可过于拘泥，不应被病情表象而蒙蔽，需从根本出发，方能对证下药，避免误治或失治，加重病情。

二、呕泻虚痞

"常熟大步道巷余姓。年五十余。素嗜洋烟。时正酷暑。忽呕泻交作。邀余诊之。进以胃苓汤。加藿香半夏。明日呕泻均止。脉静身凉。毫无所苦。惟神倦好寐。脘中坚硬。按之作痛拒按。病家以为病愈。余曰、病入阴藏。微见干哕。即进大剂附子理中汤。加生姜之法。党参五钱，白术二钱，干姜一钱，附子八分，炙草五分，姜汁冲服一剂。觉脘中稍舒。再服一剂。而哕亦止。脘中已舒。吾友问曰、脘中拒按。何以反进参术。实所未解。余曰、吸烟之人。素体本弱。又经大吐大泻。断无实质内停。其脘中坚硬者。乃中虚浊阴蟠踞。虚痞於上也。霍乱之后。太阴必虚。法用理中。吐者加生姜。腹满加附子。腹痛加人参。故轻用术而加附子人参生姜。俾阳气充足。浊阴自散。哕可止而痞满自除。断无大吐大泻之后。而有实结胸者。"

此案①患者进胃苓汤后呕泻好转，脉静身凉，故患者认为病已痊愈。然余氏认为患者已病入阴脏，为真虚假实证，予以附子理中汤。②何谓真虚假实证？正气极虚之时，反见实证的假象。如内脏气血不足，运化无力，出现腹满、腹胀、腹痛、脉弦等类似实证的现象。《景岳全书·传忠录》："至虚之病，反见盛势。"③此案病人素嗜洋烟，素体本弱，大吐大泻之后气血亏虚，阳气损耗，定为虚证，而患者表现为脘中坚硬，辨证论治、四诊合参后可辨为真虚假实证，故治疗以补虚为主而不驱邪。余氏予附子理中汤温中散寒，补虚回阳，病人而愈。此案告诉我们中医最主要是辨证论治而不是辨症论治，不可仅凭患者临床表现而断定病情之虚实。正如《医宗必读·疑似之症须辩论》："至如至实有羸状，误补益疾；至虚有盛候，反泻含冤。"

第二十四节　戴安伟运用温胆汤临床经验拾萃

温胆汤具有理气化痰，清胆和胃之功效。江苏省名中医戴安伟教授推崇"百病皆由痰作祟"理论，认为许多疾病皆可从痰论治。近年来笔者侍诊戴师左右，发现其善用温胆汤主治痰火、痰湿所致的诸多内科疑难病症，效验明显。现举验案三则如下：

一、不寐案

方某，女，65岁，夜不能寐10年余，时入睡困难，时睡后易醒，甚至彻夜不眠，既往有鼻咽癌病史23年。平素精神不振，心烦，口苦，胸闷，脘痞，食纳一般，大便干，舌质暗红有紫气，苔黄薄腻，脉沉小滑。中医诊断当为"不寐"，患者久病脾虚，运化不健，酿生痰湿，郁而化热，以至痰热内扰心神，病机总属为痰火扰心，治拟清化痰热，和中安神，予温胆汤化裁，处方如下：半夏10g，竹茹10g，陈皮10g，枳壳12g，栀子15g，茯神30g，酸枣仁45g，生甘草6g。二诊时诉服药3天后每晚可入睡，睡眠时间可持续约4.5小时以上，精神好转，口苦、痞满仍作，原方加用黄连3g，苏梗10g，续服14剂。三诊时患者诉每天睡眠时间已增加至6小时以上，口苦症状缓解明显，但胃胀、心烦时有反复，在原方中加用石菖蒲10g，远志5g以固疗效。随访后续未见反复。

《古今医统大全·不寐候》："痰火扰乱，心神不宁，思虑过伤，火炽痰郁，而致不眠者多矣。有因肾水不足，真阴不生而心阳独亢，亦不得眠。有脾倦火郁，夜卧遂不疏散，每至五更，随起上升而发躁，便不成寐，此宜快脾发郁，清痰抑火之法也。"温胆汤是临床治疗痰热扰心之不寐的常用药方。戴教授在温胆汤基础上，去茯苓、生姜、大枣，易枳实为枳壳理气疏肝，加栀子清心除烦，茯神、酸枣仁宁心安神；因患者出现胃胀、痞满等症状，选用苏梗、黄连以清热燥湿、消胀和胃、疏肝解郁；石菖蒲10g，远志5g益肾强志、宁心安神，诸药合奏以养心神、化痰热，最终达到改善患者症状的效果。

二、腹泻案

刘某，男，51岁。2年前因胆结石行胆囊摘除术，后腹痛腹泻时作，每因抑郁恼怒、情绪紧张或饮食不洁而发，里急后重，便溏，日行4~5次，口干苦，夜寐差，舌质淡，苔薄腻，脉弦滑。查肠镜示：乙状结肠慢性炎症，粪便培养（-）。前医投痛泻要方不效。我师认为该患病机为胆胃不和，肠道失司，予温胆汤加减：半夏 10g，陈皮 10g，茯苓 15g，竹茹 10g，黄连 3g，木香 6g，甘草 3g。二诊时患者诉腹痛大减，大便日行 2~3 次，前方效显继服药三周而愈。

腹泻为临床常见病症。胆腑的主要作用是储藏和排泄胆汁，患者胆囊切除后，引起胆汁排泄不畅，肝失疏泄，脾失健运，运化失常，湿邪内生。而湿是导致泄泻的主要病理因素。饮食不节或情志不畅易导致湿热内生，阻遏气机，而胆胃宜降宜通，治疗当以清热化湿、和胃降逆为要。胆为阳水而内寄相火，最易化热，故治疗胆病宜"清胆"，"清胆"多用苦寒清热之品，故戴教授在温胆汤基础上加黄连。腑以通为贵，胆随胃降，故"和降法"为胆胃同病的常用治法，本案加用木香理气导滞临证注意顾护胃气，不可长期大量运用苦寒清热、降气破气之品，做到中病即止。

三、心悸案

姚某，女，58 岁。近 3 年来因家族琐事不断，心悸频发，胸闷日益严重，甚觉心跳停顿。形体肥胖、头晕口黏，胆小易怯，夜寐欠安，多梦，纳差，舌体胖大有齿痕，苔根白腻，脉沉迟稍弦。属中医病证"心悸"范畴。患者素有痰湿，情志不畅，痰郁相合，阻塞胸阳，心脉不通而致痰郁诸症。治拟化痰疏胆，宁心安神。选用温胆汤化裁，处方：陈皮 10g，半夏 10g，茯苓 20g，枳实 10g，薤白 10g，瓜蒌 10g，川芎 12g，石菖蒲 10g，远志 5g，甘草 6g。二诊时患者心悸、胸闷缓解显著，未觉心跳停顿，以上方进退加减治疗三个月，病情痊愈未复发。

患者形体肥胖，素有痰湿，且长期忧思不解，心气郁结，不能养心，而见心悸胸闷。本案为"痰、郁"兼备，戴教授予温胆汤"化痰浊、疏胆郁"，去其诱因，因热象不显，故方中未用竹茹，加用薤白、瓜蒌宽胸理气；川芎、枳实活血行气、疏通心脉；石菖蒲、远志祛除痰浊、和畅心神。

戴教授推崇"痰为百病之祟"，"痰病易得难治"，认为痰病变化复杂，无处不至，故临床众多疑难怪病均与痰有关。温胆汤作为一首经典名方因其疗效显著临床应用十分广泛。本文中所提温胆汤出自《三因极一病证方论》，由半夏、竹茹、陈皮、枳实、茯苓、生姜、大枣、甘草组成，方以半夏为君，燥湿化痰，降逆和胃；竹茹为臣，清胆和胃、清热化痰、除烦止呕；陈皮、枳实、茯苓、生姜、大枣，理气和中，燥湿化痰，降逆止呕和胃为佐；甘草为使，该方"化痰理气共施，温而不燥；清胆和胃并行，凉而不寒"为特点。在临床应用温胆汤时要抓两条主线：一是抓主要病机，温胆汤所治实为"胆胃不和、痰热内阻"证，多由情志因素诱发，气机逆乱，气血失调，脏腑失和，水液代谢失常，久而化痰、化瘀、化郁、化火，抓住"痰""气""火"三个主要病理因素及其相互兼夹，灵活变通，方能圆机活法。上述三则医案虽病症不同，但病机均为情志不畅，气郁痰阻，故使用温胆汤化裁能切中病机达而疗效显著。二是兼顾兼症，临证时不但要辨证准确，还要针对临床兼症灵活选方用药。若患者兼有腰膝酸软、口舌生疮等症状，可加用黄连、肉桂泻南补北，交通心肾；若兼有乏力、汗出、体虚易感则加黄芪、防风、白术、仙鹤草益气固卫补虚；若兼有须发早白、头晕眼花、遗精等肝肾阴虚者加用女贞子、墨旱莲；若兼有大便干结者加用麻仁、牛膝、肉苁蓉润肠通便；若兼有低热、盗汗者加用青蒿、鳖甲清利虚热。

戴教授临证之时皆能切中病机之所变，审视兼症之不同，加减化裁,用药轻灵,效如桴鼓,值得借鉴学习。

(丁尧光　整理)

第二十五节　戴安伟治疗脾胃病方面的经验

一、注重病机

"病机"一词首载于《内经》,《素问·至真要大论》言:"审查病机,无失气宜";又张景岳言:"机者,要也,变也";盖病机是指各种致病因素作用于人体,引起疾病的发生、发展与变化的机理;包括病性、病位、病势、脏腑气血虚实及其预后等。

《内经》言:"谨守病机,各司其属。"戴教授临证非常重视病机辨识,并指出不同层次的病机分析对临床实践有着不同的意义:对某种疾病基本病机的把握,便于从整体和动态的角度把握疾病发展的趋势,做到"运筹帷幄";对症候病机的辨识,可以准确地判断出患者所面临的主要矛盾,以及矛盾的主要方面,做到"对症下药";而对于具体症状的病机分析,则可以对所出方药的疗效做出一定的判断,做到"心中了了"。

如戴教授基于数十年临床实践,提出胃食管反流病的基本病机为:饮食不节、情志失调等因素作用于机体后,导致肝、胆、脾胃、肺功能失调,气逆于上,贲门失约,袭扰食管,而形成反酸、烧心等一系列临床症状,并因在此过程中形成的气、瘀、痰、火、食湿等诸多病理变化,使病情缠绵难愈。该病初起实证居多,日久可见虚实夹杂,本虚标实等。指出胃食管反流病是相关脏腑功能失调,进而导致病理产物堆积,气机上逆而发于食管的一种疾病。这种病机分析，可以使"后学晚近"立足于整体，动态的把握该病的发展态势，使后期的立法方向明确，组方灵活。而对于某个患者，在某个阶段出现"烧心、反酸、心烦易怒、嘈杂易饥、舌红苔黄、脉弦"等症状，其背后"肝失疏泄，郁而化热，克犯胃腑，胃气上逆"的病机辨识，则是拟定"疏肝泄热，和胃降逆"大法的前提。但如果患者在此基础上出现"咽中不适，如有异物梗阻"这一症状，症状病机为"由气机不畅，津液有痰饮之变化"，可以判断出疾病的治疗需要一定的时间。忆往昔，待诊于戴教授之佑时，常闻师诵："于症中审病机、查病情者"方能为"良工"。

二、精于辨证

证，即证候，是疾病过程中某一阶段或某一类型的病理概括，反映疾病的阶段本质。辨证是辨析识别症候，在全面而有重点地搜集四诊资料的基础上，分析推理、综合判断当前病变的部位和性质，并概括完整证名的思维认识过程，是中医学的特色和精髓所在。

《素问》病机十九条言："……必先五胜，理其气血，令其条达……"戴教授遵《内经》之旨，临证注重脏腑辨证和气血津液辨证相结合的方法分析，如对于"慢性胃炎"诊治，既重视肝、胆、脾、胃、三焦的脏腑功能失调的情况，又重视"气是否化热，津液是否有停而为饮，聚而成痰之变"。往昔，曾抄一病案：患者中上腹胀满，每于情绪激动及饭后为主，腹中嘈杂，大便不爽，夜寐欠安，舌红苔黄腻，弦脉。师组方为：藿香、苏梗、法半夏、白术、茯苓、柴胡、元胡、白芍、川楝子、枳壳、焦山楂、砂仁、神曲、太子参、陈皮、甘草。

以方测证，立足于脏腑，整体辨证为"肝失疏泄，克脾犯胃"，故用故立"疏肝和中"为大法；结合"气血津液辨证"，戴教授还注意到气郁有化热之象，津液有停聚之患，故在方中予以兼顾。

戴教授临床辨证，尤善对相似证情的辨识。如在胃食管反流病中，以"烧心、反酸为主症，伴有胃脘灼痛、胀满、心烦易怒"，则辨为"肝热犯胃证"；以"口苦、咽干、烧为主症，伴有胃脘嘈杂易激、胀满、心烦失眠"，则辨为"胆热犯胃证"，正如《灵枢》言"胆液泄则口苦，胃气逆则呕苦"。如对"纳差"一症状的诊断，如患者表现为"多食则胀，而食欲尚可"，则认为"脾失健运"为主要矛盾，辨为"脾病"；如表现为"食欲不佳，嗳气频频"，则认为"胃失通降"为主要矛盾，辨为"胃病"。又如上述"胃病"病人如合并"乏力、怕冷、舌淡、脉迟缓"，则辨为"胃气不足"证；如合并"咽干、舌红、少苔、脉细"，则辨为"胃阴不足"证。而对于"肝郁""脾虚"并存的肠易激患者，如"以烦躁易怒，紧张则发"为主要表现的，则认为"肝郁"是主要矛盾，辨为"肝郁脾虚证"；如以"乏力，进食生冷则发"为主要表现的，则认为"脾虚"为主要矛盾，辨为"脾虚肝郁证"。对这些脏腑所属，阴阳所偏，功能失调权重的细节辨识，直接决定着临床疗效。

另外，戴教授辨证动态灵活，在辨出主证之时，还会考虑到兼证的兼夹、复合。往昔，摘得一病案：患者胸痛、中上腹胀满，每于情绪激动时加重，偶有夜间痛，反酸、腹中嘈杂，乏力，夜寐欠安，舌质暗、苔黄腻，脉弦。胸部CT及冠脉造影已经排除心肺疾病。师予：瓜蒌皮、法半夏、川芎、香附、党丹参、制没药、柴胡、当归、白芍、川楝子、枳壳、焦山栀、砂仁、陈皮、甘草。以方测证，盖戴教授辨"气滞血瘀"为主证的同时，还注意到患者兼夹有"痰阻气机"，故在处方中予以兼顾。因此，临证时告诫学生：临床问题常常较为复杂，不能用单一的证型分析、僵化的临床思维模式分析临床问题。

（陆琼　整理）

第二十六节　戴安伟话中药治疗鼻咽癌放疗反应

戴安伟教授从事肿瘤防治工作30余载，很多疑难杂症多应手而愈，对于鼻咽癌放疗后副反应的治疗颇有心得。笔者有幸作为戴教授的学生，跟随戴师临诊，聆听教诲，现将老师治疗本病的临床经验介绍如下。

鼻咽癌是指原发于鼻咽黏膜被覆上皮的恶性肿瘤。鼻咽癌早期一般无明显症状，常见鼻塞、涕血或回缩性血涕、耳鸣及头痛等，晚期常有颈淋巴结肿大及脏器转移。鼻咽癌因其对放射治疗敏感，故临床多以放疗为首选。但放射线在杀灭肿瘤细胞的同时，又不可避免地损伤患者的正常组织或器官。临证常表现为口干口苦、涕血、头痛头晕、耳鸣耳聋、吞咽困难、张口受限等症状，严重影响了患者的预后及生活质量。随着放疗的广泛应用，其引起的副反应也日益受到医家的重视。戴老师认为鼻咽癌的治疗，当采用中西医结合的手段，西医放疗在控制鼻咽癌病灶方面有优势，而中医药的优势在于减轻放疗的毒性同时协同增效，对晚期患者有扶正抗癌作用，能提高患者生活质量。在辨证论治的基础上，运用益气养阴、清热解毒之法，收效显著。

一、辨证论治

鼻咽癌属于中医学"顽颡癌""失荣""鼻疳""挖脑痧"等范畴,中医病因病机为正气不足,肺火熏蒸,热毒痰瘀凝聚而成,其发病机理不外乎是肝气郁结,疏泄失常;肺经受热,肺阴耗伤;饮食劳倦,损伤脾胃;气阴两虚,痰瘀互结;正虚邪恋,瘀血内结。老师认为放射线系"火热毒邪",火毒之邪躁动炽烈,最易迫津外泄,灼津烁血,伤阴耗气。津伤、气虚和热盛均可导致血瘀,最终形成火毒蕴结、阴虚津亏、血脉瘀阻、脾肺气虚等。临床上常表现为口干口臭、咽喉干燥疼痛、吞咽困难、鼻咽部大量脓性分泌物等一派阴虚内热之象。"邪之所凑、其气必虚",故鼻咽癌患者放疗后的基本中医病机为热毒痰瘀凝聚,正气受损,正虚邪实贯穿疾病之始终,病变可涉及肺、脾、肾三脏。治疗上以益气养阴、清热解毒为大法,根据患者的不同症状,临床上分为以下证型辨证施治。

(1) **肺热证** 涕血、鼻塞、口略干,头颈部无转移淋巴结,无颅底骨质或颅神经受损征,舌边尖红,苔薄白或薄黄,脉略数。治疗以宣肺清热、消肿散结,方用泻白散加减:桑白皮 15g,地骨皮 15g,瓜蒌 30g,射干 10g,白芷 10g,炒黄芩 12g,半枝莲 30g,白花蛇舌草 30g,浙贝母 10g,夏枯草 30g,苍耳草 30g,辛夷 15g,炒薏苡仁 30g,石上柏 30g,山豆根 10g。

(2) **痰凝证** 颈部肿块(转移性淋巴结),不痛不红,耳堵鼻塞,无颅底骨质或颅神经受损征,舌红、舌薄黄腻或厚腻,脉滑数。治以健脾燥湿、化痰软坚,方用二陈汤加味:制半夏 10g,陈皮 10g,苍术 10g,杏仁 10g,胆南星 9g,猪苓 15g,茯苓 15g,夏枯草 30g,苍耳草 30g,辛夷 15g,炒薏苡仁

30g，石上柏30g，山豆根10g。

（3）瘀血证　鼻涕带血，头痛或面部皮肤麻木，舌、目歪斜，有颅神经受损征，舌质暗红或瘀斑点，脉弦或涩。治以活血化瘀、消肿散结，方用桃红四物汤加减：桃仁10g，红花6g，天花粉10g，当归10g，地黄10g，炙乳香、没药各10g，制香附10g，延胡索15g，夏枯草30g，苍耳草30g，辛夷15g，炒薏苡仁30g，石上柏30g，山豆根10g。

（4）正虚毒结证　鼻咽癌放化疗术后，局部病灶稳定或无明显复发征象，一般情况可，食纳可，伴或不伴气短乏力，形体消瘦或不消瘦，舌淡红，苔薄白或少苔，脉浮或细弱。治以扶正抗癌，方用四君子汤加味：炒党参15g，生黄芪20g，白术10g，茯苓10g，陈皮6g，生熟地各15g，枸杞子9g，淮山药15g，山萸肉10g，当归10g，鸡血藤30g，夏枯草12g，苍耳草20g，辛夷10g，炒薏苡仁15g，石上柏30g，山豆根9g，白花蛇舌草20g，焦楂曲各15g，炙甘草3g。

二、与辨证相结合临床应用

法从证出，药随法定。正因为如此，老师抓住了鼻咽癌主要的发病机理，即热毒瘀结，津液亏虚，因此治疗上主要以清热解毒、养阴生津立法，佐以活血化瘀、消肿散结之品。同时对肿瘤患者完整的处方用药除应该以辨证施治为主外，还应结合现代药理研究的成果，选用抗鼻咽癌和抗放射线损伤，及有放疗增敏作用的中药，以进一步控制肿瘤发展，减轻放疗毒副反应，预防放疗并发症，延长患者生存期，改善患者生存质量为最终目标。消除放射线的"火热毒邪"，老师选用具有补益脾肾、益气养阴、清热解毒之功效的中药为主，如补骨脂、生首乌、黄精、枸杞子、黄芪、太子参、麦冬、五味子、沙参、生地、石斛、芦根、墨旱莲、女贞子等。同时在临床中老师善用香附、青皮、柴胡、白芍、牡丹皮疏肝解郁，地骨皮、桑白皮、黄芩、黄柏、葶苈子等清泄肝热；用金银花、白花蛇舌草、半枝莲、苦参、野葡萄藤、石上柏、石见穿以清热解毒；法半夏、僵蚕、川贝母、桔梗、瓜蒌仁、山慈菇等化痰散结；白术、茯苓、淮山药等健脾祛湿；桃仁、赤芍、三棱、莪术、全蝎等活血化瘀。

医者能继承古代名方并运用于临床，大医者却能立足古方从而创造属于自己的"经方"。老师在不断地临床实践中总结经验，创立了针对头颈部肿瘤放疗所致的口腔黏膜反应的经验方"养阴护膜饮"：金银花 15g，连翘 9g，黄芩 15g，沙参 15g，麦冬 15g，生地 15g，玄参 15g，赤芍 10g，丹参 10g，黄芪 10g，党参 10g，桔梗 10g，牛蒡子 10g，甘草 6g。方中金银花、连翘、黄芩清热解毒；生地、玄参、沙参、麦冬养阴生津凉血；赤芍、丹参活血化瘀；黄芪、党参补气；桔梗、牛蒡子解毒利咽，引药力直达咽部；甘草调和诸药。全方共奏益气养阴、解毒护膜之功，临床疗效显著。

老师在辨证过程中，尤重视对邪正轻重的判断，根据虚实偏重再拟定相应的治法，并时时不忘攻邪，时时不忘扶正。其认为鼻咽癌放疗前及放疗中以肺热、痰凝型为多见，放疗后以气阴两虚型为多见，因此放疗前期以清热解毒、清肝泻肺、化痰散结为主，放疗后期以滋肾养阴为主，提高免疫功能。临床选方用方，无出其右。

三、医案举例

张某，男，34 岁，鼻咽癌淋巴结转移。患者于半年前无明显原因右颈部淋巴结肿大，后活检病理提示：淋巴结转移病灶，鳞状细胞癌，切片提示：原发灶位于鼻咽部，后在我科行放疗。放疗过程中症见：全身乏力、口咽疼痛，纳差，夜眠可，大小便调。舌红、苔少、脉弦滑。查体：咽后壁红肿，并散在溃疡。老师认为，患者素体肝肾亏虚，痰瘀内结，发为本病。外受射线，火毒之邪躁动炽烈，最易迫津外泄，灼津烁血，伤阴耗气。方用"养阴护膜饮"：金银花 15g，连翘 9g，黄芩 15g，沙参 15g，麦冬 15g，生地 15g，玄参 15g，赤芍 10g，丹参 10g，黄芪 10g，党参 10g，桔梗 10g，牛蒡子 10g，甘草 6g。连续服用至放疗结束，患者临床症状明显缓解，顺利完成放疗。一个月后复诊见口咽干燥，偶有乏力，纳差、夜寐差，二便调。舌红，苔薄黄，脉滑。予"养阴护膜饮"加健胃消食及安神助眠之品，连服 60 剂，后定期复查，病情平稳。

四、总结

放疗是治疗肿瘤的重要手段，古人没有放疗，所以没有这方面的理论。但根据传统的中医理论，光属阳、热、火，且治疗后机体出现阴虚、气虚，即耗气伤阴的症状表现，故放疗在治疗时属温热、温散之法，适合于治疗属"阴证"的癌，出现治疗副反应时，则表现为火热毒邪致病，治疗上则以益气养阴、清热解毒为大法，临床收效显著。

（黄辰羊　整理）

第二十七节　戴安伟运用膏方调治肺癌

中医膏方治疗疾病历史源远流长，它是以中医理论为指导，辨证论治为基础，强身与疗疾相结合，作用明显、服用方便，属于丸、散、膏、丹、酒、露、汤、锭八种剂型之一，现将戴教授用膏方调治肺癌的临床经验总结如下：

一、抓本虚标实病机

肺癌病机可归纳为本虚标实，病位在肺，涉及脾肾。肺为娇脏，朝百脉，主治节，不耐风、寒、热、燥、湿诸邪侵袭，感邪后肺宣降失调，脉络不畅，气滞湿聚，痰凝血瘀，郁而化热，故初期以邪实为主，正气尚充足，以祛邪为主，寓攻于补。膏方中可重用祛邪药，以行气祛湿、化痰散结、清热活血等以消癌毒。中晚期肺癌治疗，祛邪同时增加补益药，攻补兼施，补肺同时重视脾肾，以达增强免疫、延长生命。在病程的不同时期用药不同，肺癌术后病人多元气耗损、血虚阴伤，故膏方中重用血肉有情之品补益气血，如鳖甲、龟板、鹿茸、紫河车等；放疗患者多阴液耗伤、阴虚内热，给以滋阴清热之品，如青蒿、地黄、黄精、玉竹、麦冬、石斛等；化疗后多脾胃气虚，酿生痰湿，予以健脾化湿、和胃降逆止呕之物，如陈皮、半夏、竹茹、茯苓、山药等。

二、重辨证组方选药

肺癌初期、以肺系症状明显，如咳嗽咳痰、胸闷胸痛为主，膏方遣方用药大多轻灵流动，宣通透邪，不宜过分厚重滋腻。膏方中常选用桑白皮、瓜蒌皮、防风、桑叶、桔梗、辛夷、苏叶、细辛、紫菀、黄芩、川芎等，而少用滋腻大补之品；肺癌中晚期，或者放化疗后，脾胃受损症状明显，如面色萎黄、形体消瘦、纳差乏力为主，此时选药则多平和，常选用党参、茯苓、薏苡仁、山药、石斛、沙参、当归、半夏、陈皮、百合等；若病久及肾，如腰膝酸软、头晕眼花、咳喘者，药常用续断、沙苑子、菟丝子、天麻、杜仲、牛膝、黄精、熟地、补骨脂、紫河车、冬虫夏草等；睡眠不好者可适当加用养心安神类药，如酸枣仁、百合、合欢皮、鸡血藤、炙甘草等，或重镇安神之品，如龙骨、牡蛎、石决明、磁石等。

三、讲究君臣佐使

膏方的组方讲究君臣佐使配伍。《素问·至真要大论》提出："主病之谓君，佐君之谓臣，应臣之谓使"。又说："君一臣二，制之小也。君一臣三佐五，制之中也，君一臣三佐九，制之大也"。肺癌初期常选用二陈汤、瓜蒌薤白半夏汤、血府逐瘀汤等作为君药方以通阳行气、化痰祛湿、软坚散结，同时辅以仙鹤草、薏苡仁、莪术、三棱、夏枯草、煅牡蛎、白花蛇舌草、石上柏、半枝莲等祛邪消积；晚期常选用四君子汤、百合固金汤、沙参麦冬汤、参蛤散等作为君药方以益气健脾、补益肺肾，同时辅以黄精、山萸肉、蒺藜、紫河车、桑寄生、石斛、补骨脂、红景天等增强补益。

四、选用虫类药消癌解毒

虫类药相较之植物类药，其更灵动迅速、善于搜经通络、行气散结、活血破血、化痰祛瘀，适当选用虫类药物以达到祛除癌毒目的。现代药理学研究亦证实虫类药可起到遏止肿瘤细胞的生长、转移，加速肿瘤细胞凋亡的作用。临床上常用蜂房、守宫、土鳖虫、蟾酥、水蛭、全蝎、蜈蚣及僵蚕等。

五、参、胶合用增疗效

参类药物以补益肺脾肾,膏方中常选用党参、太子参、生晒参、人参、西洋参等;党参专补脾肺之气,可用于一般气虚证,为临床常见补气药,不易产生碍胃副作用,配伍黄芪、麦冬共奏补益之效。胶类通常选用阿胶、龟甲胶、鳖甲胶、鹿角胶,不仅助于膏体成形,还是补益药的重要组成部分。肺癌的膏方用药中,气血亏虚、肺燥咯血多重用阿胶;肺癌晚期,肾虚精亏、阴虚火旺者多选用龟甲胶或鳖甲胶;肾阳虚衰、形寒肢冷者多选用鹿角胶。另外,膏方中并不拘泥于一味胶类药物,可联合使用,相辅相成。同时注重健脾助运,防止呆补碍胃。

六、加强医患联系,动态随症指导

四季均可服用膏方,但以冬季最佳,五行学说指出"冬主收藏",此时进补膏方,顺应时令。最好从冬至起连续服用50天左右,即冬至以后的"一九"到"六九",或服至立春前结束。服用膏方时间较长,疾病又是不断在变化的,肺癌病人肺气虚弱,易复感外邪,可能新生他症,故临床上需注重患者服用反馈。若服用膏方后,出现腹胀、便溏、舌苔厚腻等脾胃虚弱症状,加用健脾化湿药剂,予山药、香砂、陈皮、佛手、砂仁等;若出现口渴、咽干、大便干结等阴虚症状,予麦冬、石斛、麻子仁、芦根、桑白皮等润燥生津;若出现较严重感冒发热、伤食腹泻等,则待急性疾病治愈后,再恢复服用膏滋药,以免"闭门留寇",使病情缠绵不愈。当然肿瘤是一种持续存在纳入慢性管理的疾病,如病情需要,膏方调治不局限于冬季,四季皆宜。

总之随着中医的发展,膏方越来越受到人们的重视。在治疗肺癌方面，膏方的方药博大，配伍灵活，携带方便，攻补兼施，具有补中寓治、治中寓补的特点。能提高患者机体免疫力，减轻放化疗副反应，提高生存质量，延长生存时间。当然面对肺癌患者，除了膏方的调治，也应常常给予心理安慰，鼓励其战胜病魔的信心，缓解恐惧、害怕等不良心理，让患者获得满足感和认同感。

（陆琼　整理）